AF747103

Troubles sensoriels et subjectivation chez les personnes autistes

Psycho - logiques

Collection fondée par Philippe Brenot
et dirigée par Joël Bernat

Sans exclusives ni frontières, les logiques président au fonctionnement psychique comme à la vie relationnelle. Toutes les pratiques, toutes les écoles ont leur place dans Psycho - logiques.

Déjà parus

Bernard MAROY, *La dépression et son traitement. Aspects méconnus*, Nouvelle édition, 2019.
Pierre DELMAS, *Petit traité de psycho-mythologie ou le pouvoir évolutif du mythe*, 2019.
Patrick ALARY, *Puisque je passais par là… De la psychiatrie de secteur à la réhabilitation polaire*, 2018.
Myriam NOEL-WINDERLING, *Vaincre vos traumatismes par la méthode IPSCi. Une histoire naturelle de la souffrance et de la guérison,* 2018.
Didier BOURGEOIS, *Le syndrome de Schopenhauer, Variante psycho-sociale des troubles du comportement à l'adolescence*, 2018.
Clément RIZET, *Les tentatives de suicide des adolescents. Du Négatif à la Subjectivation*, 2018.
Walter TRINCA, *les multiples visages du* self, *Traduit du brésilien par Pascal Reuillard*, 2018.
Sophia DUCCESCHI JUDES, *Anorexie mentale, Quand un père passe… et manque*, 2018.
Agnès VOLTA & Jean-Claude ROLLET, *Influence socioculturelle sur la souffrance psychique, Une question de place,* 2017.
Jean-Claude GRULIER, *Eugène Minkowski, philosophe de la psychiatrie*, 2017.
Christian LEJOSNE, *Un fil rouge. Ce qui relie l'œuvre d'un auteur à son enfance, selon la théorie d'Alice Miller (Abécédaire)*, 2017.
Marie-Laure BALAS-AUBIGNAT, *Identification au traumatisme des petits-enfants de survivants*, 2017.
Cécile CHARRIER, *Tous des monstres. Voir sa violence en face*, 2017.

Nathalie BARABÉ

Troubles sensoriels et subjectivation chez les personnes autistes

L'Harmattan

5-7, rue de l'Ecole-Polytechnique, 75005 Paris

http://www.editions-harmattan.fr

ISBN : 978-2-343-17136-4
EAN : 9782343171364

Remerciements

Remerciements aux patients et familles qui se sont livrés avec authenticité, ainsi qu'aux professionnels présents au quotidien, qui m'ont appris et m'apprennent encore avec bienveillance.

Merci à mes enfants pour leur patience, à mes parents pour leur relecture, à Mr Golse et Mme Amy, pour leurs encouragements, à Mr Bernat pour son aide précieuse à la mise en forme du texte. Enfin, à mon analyste, pour son optimisme serein ...

Avant-propos

Ce livre est une rencontre avec les nombreuses personnes autistes qui présentent des troubles de l'intégration sensorielle, qu'ils soient enfant, adolescent, adulte ou même bébé et qui font face chaque jour au monde avec leurs difficultés.

Il s'adresse aux professionnels comme aux parents et à tous ceux qui s'intéressent à la diversité humaine. Réunissant de nombreux exemples cliniques tout autant que des données issues de la recherche et des théories psychodynamiques sur la construction du Moi, il se veut un début de réponse quant à l'impact de ces troubles sur la constitution d'un sujet. Même s'il reste encore de nombreuses découvertes à faire sur les particularités du développement cognitif de ces personnes.

Il se compose de quatre parties :

- Dans la première partie, je présente, la nature de ce que je nomme « des difficultés d'intégration sensorielle », en m'appuyant à la fois sur des vécus et témoignages de personnes autistes et sur des données somatiques et neurologiques dans diverses recherches.

- Dans la seconde partie est exposée l'importance du travail de représentation et d'appropriation de ses propres ressentis dans la constitution du sujet, du self, de l'identité et sur le rapport aux autres, à partir d'une relecture de grands auteurs psychanalystes, ayant travaillé sur l'intégration des sens et la constitution du Moi corporel. Ces approches théoriques seront agrémentées de réflexions personnelles sur la question de l'aménagement de la construction du Moi chez ces personnes.

- La troisième partie aborde la forme spécifique du travail auprès de ces enfants avec, dans un premier temps, les points de développement à stimuler, relancer. S'y trouve abordée la question du travail qui peut être fait pour identifier, accompagner et amoindrir ces troubles et leurs impacts sur le développement de la personne : aspect théorico-clinique, pratiques auprès de petits et grands enfants, dans différentes institutions, en individuel, en groupe, avec différents exemples à l'appui, soit sous forme de vignettes courtes, soit de présentations plus longues de suivis.

Une description plus précise de la mise en place d'un groupe thérapeutique spécifique pour aider ces personnes est également présentée.

- Enfin, une quatrième partie, plus théorique sur une présentation de différentes étapes et phases de reprise de la subjectivation lors des soins est exposée. Elle s'accompagne d'une présentation d'un suivi individuel en psychothérapie d'un enfant, qui illustre ces différentes étapes et plus particulièrement, la reprise de l'exploration cognitive et le développement de la psyché alors observée.

Dans cette partie sont également abordés la spécificité du travail, les aménagements de la pratique nécessaires, et l'accompagnement des familles.

Cet ouvrage témoigne donc de connaissances, d'expériences auprès de personnes autistes en tant que psychologue clinicienne et psychothérapeute, dans différentes institutions et d'aménagements de la pratique qui en ont découlés et qui se sont avérés fructueux. Il approfondit la question du travail de renforcement du Moi à étayer dans la clinique auprès de patients très en difficulté, ayant des troubles profonds quant à l'intégration d'un Moi sécure.

Il est le fruit d'une longue expérience de psychologue clinicienne et psychothérapeute auprès d'enfants, d'adolescents et d'adultes, dans tout ce qu'elle comporte de rencontres, d'étonnements, d'ouverture à l'autre et d'accompagnements lors d'un bout de chemin de leur vie.

J'ai souhaité y aborder la question des troubles sensoriels chez certaines personnes autistes et la construction du Moi qui en a découlé, d'une part, parce que cette thématique était mal connue, il y a encore quelques années et d'autre part, parce que si ces troubles sont maintenant mieux connus, les chemins d'accès progressif à la Co modalité sensorielle et la liberté émotionnelle et relationnelle que cela engendre sont encore méconnus et ces liens qui se situent entre les différents domaines et champs de la personnalité ne sont pas suffisamment compris.

En tant que professionnelle, enseignante à l'Université, depuis 1995, j'ai fait le choix de présenter un certain nombre de profils d'enfants et d'adolescents, avec des descriptions parfois très détaillées pour plusieurs raisons. D'une part, ces belles descriptions de profils cliniques, qui ont existé au XIXe siècle, restent les plus beaux témoignages et matériels de travail pour les étudiants en cours d'apprentissage mais également pour les chercheurs quel que soit leur domaine. Les descriptions détaillées, telles que celles faites par Kraeplin, Kanner, Meltzer et Bleuler, restent pour moi, des bases incontournables de connaissances et un matériel extraordinaire pour témoigner de ces pathologies telles qu'elles apparaissent dans toutes leurs dimensions, y compris celle de leur impact au quotidien, pour la famille et permettent de revenir aux troubles de base, si un jour des essais médicamenteux, de thérapie génique, de cellules souches ou autre, voient le jour.

J'avais déjà, dans mon article sur la réversibilité du démantèlement chez un adulte autiste, pris ce parti d'une description phénoménologique au plus près des faits et états extrêmes.

D'autre part, même si je suis instruite d'un certain nombre de concepts et approches théoriques psychodynamiques et psychanalytiques, je souhaite donner en priorité la place à ce que montre l'enfant, la personne (autiste ou non), à ce qu'elle me dit, me raconte, exprime et ne pas plaquer des concepts lus, issus d'autres auteurs qui n'ont pas spécifiquement rencontré ce patient. Pour moi, chaque patient, comme chaque forme d'autisme a ses propres caractéristiques et particularités, sa subjectivation, son histoire et est susceptible de nous apprendre toujours un peu plus de choses sur l'être humain, d'où quelques descriptions minutieuses comme celles du suivi de Shen ou l'accompagnement de Florian et de sa famille.

J'aurais pu mettre des concepts, des évaluations, des cases diagnostiques, des sigles neurodéveloppementaux, des cotations quantitatives, comme cela prend forme, maintenant, dans les tests d'intelligence, tels le WISC V, pour parler de l'humain et décrire la personne sous forme d'un ensemble de sous-catégories : mémoire visuelle, de travail, facteur G, etc.

J'ai préféré à cela la simplicité des rencontres humaines et cliniques parce qu'elles reflètent mieux la beauté humaine, d'une part, ce que chacun peut apporter à l'autre, mais surtout parce que mon souhait est de mettre en avant des personnalités d'enfants, qui se sont construites et affirmées, avec leurs goûts, leurs espoirs, leurs déboires, leur courage aussi.

En bref, un témoignage d'aventures humaines. C'est aussi, pour les familles concernées, la possibilité de lire d'autres situations semblables ou non à la leur et peut-être de se vivre moins seuls, moins en difficulté pour penser, se représenter ces moments du quotidien, si éloignés du sens commun.

Enfin, toujours dans une perspective de transmission et de développement des connaissances, je propose en quatrième partie, une description plus théorique de phases de récupération jalonnant la relance de mécanismes d'introjection intracorporelle des liens, et d'accès à la Co modalité sensorielle. Ces phases ont été observées au cours des suivis de plusieurs enfants autistes traités. Elles témoignent de l'intensité de l'ouverture aux apprentissages qui en découle et de son impact facilitant sur l'intégration familiale et sociale.

Je souhaite au lecteur une bonne lecture en espérant que cet ouvrage permettra de partager un regard plus chaleureux, plus porteur d'espoir et de rêverie sur ces enfants si complexes à accompagner, par moments.

PARTIE I

Les troubles sensoriels chez les personnes autistes : les connaître

A. L'autisme : une pathologie aux différentes formes

L'autisme est une terminologie diagnostique qui évolue dans la nosographie internationale (classification) au fur et à mesure du temps, regroupant des profils cliniques plus ou moins précis ou élargis très différents quant aux difficultés quotidiennes.

Si certains troubles spécifiques se retrouvent d'un enfant ou adulte à l'autre, chaque personne autiste reste particulière avec ses qualités et spécificités propres, de par son histoire, son univers familial, son développement affectif et libidinal, ses particularités génétiques, somatiques, ses connexions neuro-cérébrales propres donnant parfois des hypo ou hyper fonctionnements.

Pour toutes ces raisons, il est important que l'enfant autiste puisse bénéficier de prises en charge multi centrées, pluri-professionnelles, qui prennent en compte, tout comme pour les enfants atteints d'autres handicaps, autant le développement cognitif que le développement et l'épanouissement affectif et familial, les capacités d'expression personnelle, l'aisance psychomotrice, l'intégration sociale, le développement d'aptitude scolaire, puis l'intégration professionnelle, lorsque cela devient le moment, etc.

Dans des structures de type « Foyer de Vie » et en I.M.E., avec des profils de troubles et de handicaps variés, le psychologue se doit d'être disponible pour entendre les inquiétudes, interrogations, moments d'angoisse, moments de joie, d'excitation intense, moments dépressifs aussi lors de leur prise de conscience de leur propre différence. Il s'agit également d'accompagner leur compréhension de leurs spécificités -difficultés ou aptitudes, leur intégration dans différents moments de vie : en récréation, quand ils ressentent une déception éventuelle de leurs parents, dans leurs envies et tentatives maladroites de jouer avec leurs frères ou sœurs, lors de leur transformation adolescente. « L'écoute » des enfants, adolescents et adultes autistes en tant que psychothérapeute se construit dans cette disponibilité à entendre, observer, restituer tous ces petits moments de leur vie qu'ils franchissent pas à pas et qui, lorsqu'ils sont accompagnés, signent une prise en charge de qualité.

Cela suppose de les voir comme des personnes, qui pensent, vivent dans leur environnement, sont surprises, parfois prises de court, s'étonnent, se questionnent, se trouvent dépourvues aussi par moments face aux attentes de notre société « normotypique » ; c'est-à-dire de chercher à rencontrer leur subjectivité.

C'est, entre autres, le positionnement psychanalytique qui considère l'autre en tant que sujet, alter ego – dans le sens littéral du terme : une autre personne, avec un autre Moi – que celui-ci ait des particularités de fonctionnement ou non, qui me paraît permettre d'aller réellement à la rencontre de chaque individualité et construction humaine.

Je remercie de ce fait, l'université Paris 7, Paris 13 et la C.I.P.P.A de m'avoir fait confiance pour ces moments de transmission et de formation, lors des cours d'enseignements et formations diverses.

Il serait dommage de chercher à changer la richesse de l'approche française, qui a toujours été multimodale et multi professionnelle dans les structures spécialisées, en exigeant une approche uniciste rééducative, juste comportementale, donc ciblant surtout ce qui se voit « extérieurement », comme le souhaitent certaines associations, ceci allant peu vers une prise en compte des données des recherches cognitives, neurologiques, génétiques et des sciences humaines qui nécessitent le croisement de regards pluriels. L'épigénétique a sa complexité et ses mystères qui englobent des notions bien plus vastes qu'un seul champ de recherche, qu'une seule discipline scientifique. Ainsi, les chercheurs en génétique reconnaissent l'impact du stress, qu'il soit environnemental (toxiques, polluants), relationnel ou chimique sur l'expression des gènes, celle-ci restant un processus maintenant connu comme dynamique, plurifactoriel et sensible à différents éléments. Il est important de croiser les données dans les différents domaines de recherche et de garder des approches plurielles en sciences humaines.

L'être humain est complexe, il faut autant tenir compte du somatique (l'origine de la force pulsionnelle selon la définition de Freud), que du psychisme et de la construction intra-psychique. Le Moi, tel que le définit Freud, régule les états de tensions internes et pulsions, tout en tenant compte des exigences de l'environnement extérieur et se constitue dans cette interface. Freud, fut un éminent neurologue avant de proposer une théorie de la construction intra-psychique. Sa théorie est construite sur une articulation subtile – et sans doute souvent trop oubliée – entre les motions et poussées somatiques (« les pulsions » : concept non éloigné de la question des influx nerveux, des taux hormonaux et des poussées internes) et la possibilité du sujet de les transformer en pensées, en représentations conscientes, pré-conscientes, devenant en partie inconscientes lors de l'intervention d'un refoulement puis, lors de l'accès à la pensée collective, fonctionnant avec l'inconscient collectif.

Cela favorisant grandement l'intégration psychique du sujet à son environnement. Freud et Yung nous enseignent comment le sujet arrive à la pensée collective et développe un accès à un inconscient collectif qui facilite son intégration.

Voyons donc cette question toujours aussi actuelle : comment un sujet peut-il se construire affectivement, psychiquement et cognitivement, en fonction de ses pulsions, ses états de tensions, ses excitations aussi bien internes qu'externes ? Et, dans le cas des personnes autistes ayant des troubles sensoriels importants, comment les aider à développer leurs capacités à comprendre et se représenter leur environnement, à communiquer et à s'intégrer ? Par quelle approche les amener à « secondariser » leurs tensions et vécus (c'est-à-dire leur donner une forme plus adéquate socialement passant plus par la verbalisation ou représentation mentale que par une action motrice stéréotypée) ?

De plus, quelles formes d'accompagnement face aux difficultés relationnelles, affectives et cognitives, proposer pour ces personnes, ces enfants, qui, s'ils peuvent donner l'impression d'être peu réactifs à leur environnement – presque imperméables à celui-ci –, n'en sont pas moins réceptifs, concernés et impactés par ce qui se déroule autour d'eux, même si cela s'exprime souvent sous une forme inhabituelle ?

Des formes d'autisme différentes

Certaines personnes autistes ont des stéréotypies (mouvements répétitifs des doigts, autobalancements), d'autres n'en ont jamais eu. Beaucoup plus d'autistes qu'on ne le croit ont des troubles du traitement des informations sensorielles (réactions aux bruits, voix, aux aliments, aux vêtements, à la lumière…) d'autres pas du tout. Certains répètent en écholalie différée ou immédiate (en écho), d'autres sont mutiques, d'autres encore parlent normalement. Certains ont surtout du mal avec la compréhension des codes sociaux et à s'ajuster au contexte (qu'ils ne comprennent pas toujours).

Certains sont très moteurs et d'autres ont du mal à enchaîner des actions coordonnées ou même à initier des gestes.

Durant mes rencontres au cours de mon travail avec des bébés, des enfants, des adolescents et des adultes autistes, trois profils se détachent particulièrement, même si leurs symptômes peuvent se croiser chez certains enfants. Ils sont significatifs pour moi de par la façon dont les difficultés se manifestent très tôt sur un versant de trop de tensions internes, intra-corporelles dues à des dysfonctionnements organiques majeurs ou de trop de tensions internes en lien avec des facteurs de stress externes : sociaux, familiaux, événements traumatiques divers dans l'histoire des figures parentales, qui « accaparent » au quotidien, etc.

En tant que psychothérapeute, la construction du Moi m'en semble impactée chez l'enfant : soit l'on observe une attention accentuée de l'enfant sur de potentielles sources d'envahissements intra-corporels et de souffrance interne au niveau du corps, soit, à l'inverse, plutôt une hyper vigilance du Moi envers son environnement extérieur : sa famille, les personnes autour de lui, dans une inquiétude d'une potentielle réactivation du stress.

Très vite cependant, comme nous le verrons les effets de l'un vont jouer sur l'autre. Je tiens à préciser qu'il ne s'agit pas de parler en termes de cause étiologique : la complexité du corps humain n'ayant pas encore livré tout son mystère mais de partir plutôt du point de vue de la personne autiste et d'observer ce qu'elle donne à voir : une hypovigilance relationnelle ou une vigilance vis-à-vis de ses ressentis corporels.

Enfin, un autre profil d'enfants autistes s'est aussi dessiné, au cours de ma pratique : celui des enfants ayant des vécus liés à des soins répétitifs intrusifs, avec parfois des effets « post-traumatiques », comme nous le verrons dans les vignettes cliniques de Jessica et Pacôme.

Pour éviter tout malentendu, je tiens à préciser que je ne parlerai pas dans ce livre des personnes dites « Asperger ».

Les deux profils qui m'ont semblés les plus distincts chez différents patients autistes sont les suivants :

- Des enfants, adolescents, adultes avec des troubles de l'intégration sensorielle importants, qui paraissent primesautiers, gênant les relations aux autres et leur rapport au monde, à l'exploration, à la cognition, lors de leur tentative d'intégration sociale. Une fois ces difficultés d'intégration sensorielles moins présentes, ces personnes autistes se montrent appétantes quant au relationnel, accessibles à une certaine logique affectivo-émotionnelle commune (normale) même si certains moments d'extase, à partir de stimuli spécifiques, peuvent se maintenir. Avec des soins qui prennent en compte la dimension relationnelle et les spécificités sensorielles, ces personnes peuvent se mettre à « saisir », comprendre spontanément par moments, ce qui se joue autour d'elles et partager d'authentiques et beaux moments relationnels avec les gens qui les entourent.
- L'autre profil concerne des enfants, adultes, autistes ayant eu un vécu dans la petite enfance ou pendant la grossesse de leur mère, très invalidant : violence pendant la grossesse sur la mère, vécu dans la rue à la sortie de la maternité, prostitution, traumatismes divers et /ou stress répété maternel pendant la grossesse (violence conjugale sur la mère, harcèlement moral au travail, déracinement), problématique de réfugiés politiques des parents, ou parents témoins de crimes violents dans leur ancien pays et pris, par moments, dans des vécus de reviviscence post-traumatiques. Cela peut être aussi des deuils répétés, toute situation pouvant apporter un état de stress sur une durée suffisamment longue pour provoquer des effets délétères sur l'attention, la détente, la joie de vivre, la vivacité physique et psychique, la capacité à être également pleinement présent dans le moment présent ! Ces personnes autistes peuvent présenter une écholalie différée, avec souvent une vigilance aux soucis des adultes, aspect inhabituel, d'habitude, dans l'autisme.

L'attention à l'environnement est accrue et on n'observe pas de troubles sensoriels ou de l'intégration sensorielle évidents, comme nous le verrons avec Kristen.

Les situations précédemment citées correspondent à des cas concrets croisés ou relatés.

Aussi sceptiques que certains pourraient être tentés de l'être concernant l'impact suffisant de tels facteurs environnementaux pour déclencher des troubles si importants, je souhaite rappeler ici, les connaissances médicales récentes portant sur l'impact des facteurs de stress environnementaux sur l'expression génétique (les facteurs environnementaux incluent la question des relations interhumaines), et sur le développement du fœtus intra utéro. Elles montrent combien les effets du stress sur l'expression des gênes et le développement cellulaire peuvent en effet être importants.

En effet, il existe sur l'A.R.N – qui participe à l'expression et à la réalisation du programme génétique codé dans l'A.D.N – des espèces de petites queues correspondant à chaque gène et qui dépassent et s'activent plus ou moins en fonction de différents facteurs. Cela conditionne l'expression ou non du gène en question : comme s'il était activé ou désactivé. Les chercheurs ont observé que les facteurs de stress répétés, avaient un impact direct sur la rétraction de ces queues, qui potentialisent à leur tour, l'activité enzymatique et cellulaire et donc pouvaient inhiber temporairement un « programme » supposé s'activer au niveau du corps humain.

Or, l'A.D.N et l'A.R.N servent à la formation du fœtus au cours de la grossesse (avec les trois et quatre premiers mois très importants pour le développement intracérébral et la myélinisation des neurones du système nerveux central) et certainement également à l'apparition de différents « cycles » dans les changements corporels tout au long de la vie.

Ainsi, il y a vers 15-18 mois de vie, après la naissance, une période aussi sensible du développement intracérébral qui correspond également à l'apparition de certains autismes à cet âge, et qui est la phase d'inversion de la synaptogénèse : lorsqu'après une importante période de prolifération exponentielle de neurones dans le cerveau, le phénomène s'inverse et une quantité importante de neurones « non activés ou nécessaires » se détruisent alors. Un professeur de médecine questionnait, lors d'une intervention publique, la façon dont cette étape pourrait se dérouler plus ou moins bien et fragiliser certains enfants.

De nombreux autistes témoignent en effet, de la façon dont leur cerveau percevrait trop de stimuli en même temps, dans une cacophonie et impression de confusion intense.

D'autres recherches montrent chez des jeunes enfants autistes le maintien d'un fonctionnement archaïque dans le traitement des informations. On sait, par exemple, que tout bébé est apte à apprendre n'importe quelle langue s'il est baigné dans ce milieu sonore à la naissance et que cette capacité se perdra à un moment donné, comme si effectivement certains circuits s'éteignaient pour affiner ou renforcer ceux, pourrais-je dire, « nécessaires au quotidien » et « en phase avec l'environnement ».

D'autres facteurs sont présentés par des familles, comme ayant pu jouer un rôle important dans l'apparition des troubles. En effet, ces familles ont vu le développement au départ « normal » de leur bébé se dégrader fortement et des troubles autistiques apparaître, suite à ces facteurs, qui leur semblent avoir été déterminants :

- des apparitions de troubles après une anesthésie générale ;

- après certains vaccins dans quelques cas rapportés aux États-Unis, visibles en vidéo sur internet.

Dans ces différents cas la question de différents facteurs à une phase de développement chimico-sensible se pose.

Pour l'instant aucun facteur isolé unique étiologique n'a pu être trouvé mais de multiples facteurs d'interférences possibles sont questionnés. Les facteurs de stress peuvent aussi être les carences affectives et délaissement des bébés, comme on peut encore le voir, hélas, dans certains orphelinats à l'étranger, où des enfants quasi-abandonnés, finissent par développer des troubles irréversibles, avec beaucoup d'autostimulations, dues au délaissement, manque de soins, d'empathie, d'affection, de stimulations en tout genre. Les modalités d'échange et de communication avec autrui, l'organisation psycho-corporelle, motrice et tonique, peuvent s'en trouver gravement impactées, à terme.

L'autisme reste un trouble complexe : certains ont des troubles fonctionnels au niveau du sillon temporal supérieur (Zylbovicius), d'autres quelques anomalies génétiques, certains semblent faire de mauvaises réactions à des substances chimiques ou molécules, d'autres, au contraire ont des améliorations suite à la prise de certains antibiotiques (impact du microbiote et du fonctionnement digestif sur le cerveau d'un adulte autiste : vidéo internet et reportage…) ou de spray d'hormones (démutisation de certains autistes avec des spray d'ocytocines, etc.). Tout cela souligne la complexité du fonctionnement humain et la multiplicité des facteurs et interactions qui s'y trouvent.

Gardons l'esprit chercheur à côté des personnes autistes pour créer le futur, s'ajuster et continuer de créer au gré des nouvelles connaissances et recherches.

Sachons soutenir « le vivant », le dynamique, l'évolutif et encourager les familles à ne pas rester sidérées sur ce mot entendu lors du diagnostic… qui, pour certains parents, fige leur capacité à imaginer, rêver, un futur pour leur enfant et un fonctionnement parental à peu près clair (une fonction parentale à peu près repérable…) auprès de leur enfant. En effet, la pathologie autistique met particulièrement à mal la fonction parentale, dans le sens où elle bouleverse l'appui sur des modes de maternage et de consolations, de réassurances, habituels.

En réponse à ces stéréotypies, évitons de répondre par une action « stéréotypique » d'application d'une approche unique, d'un protocole prédéfini unique, face à des profils si différents.

Restons ouverts aux connaissances nouvelles somatiques, chimiques, physiques, environnementales et autres qui font la spécialité et la richesse de l'intelligence humaine et sa subtilité (compétence à s'adapter et à prendre en compte de nombreux facteurs).

B. Des difficultés sensorielles spécifiques fréquentes, mais de quelle nature ?

Si beaucoup de choses sont maintenant connues, il reste néanmoins incontournable d'avoir en tête la façon dont se manifestent concrètement ces troubles et difficultés, leur nature, spécificité, non seulement à partir des nombreux témoignages des personnes autistes elles-mêmes, mais également du point de vue dysfonctionnel « organique », à partir des données des recherches neurobiologiques. Les premières données issues de témoignages permettent de favoriser l'empathie et l'identification aux personnes atteintes d'autisme. Les secondes aident à rendre plus concret » et saisissable l'inscription corporelle de ces troubles et en montrent l'aspect « ancré » et donc plus difficile et long à faire évoluer, quand les troubles sont très profonds. La réorganisation neuro-développementale possède une temporalité très individuelle et est impactée par des facteurs multiples. Cela donne souvent un parcours de progrès semé d'aléas, avec une rythmicité de progrès et stagnation à laquelle il nous faut, parents comme professionnels, nous ajuster pas à pas.

Les difficultés principales ont été regroupées sous 9 thématiques qui sont :

- les perceptions douloureuses,
- les confusions intramodales,
- les confusions intermodales et la synesthésie,
- l'absence de réaction à un stimulus,
- les difficultés à intégrer une nouvelle information, à s'adapter aux changements,
- le déclenchement de bien-être, de plaisir, avec certains stimuli,
- l'effet « coupure », que je nomme ainsi, suite à la lecture de témoignages de personnes autistes,
- les dysfonctionnements dans l'appréhension des informations spatiales et dans la vitesse de traitement des informations,
- les vécus lorsque l'ensemble des difficultés interagissent.

C. Du côté des témoignages et observations cliniques : des vécus spécifiques

1. Perceptions douloureuses ou hyperperceptions chez la personne autiste

Du côté des vécus des personnes autistes, certains stimuli peuvent être perçus trop intensément, envahir la personne ; voire même être ressentis comme douloureux.

Un exemple de cet envahissement perceptif est la perception douloureuse de certains sons et bruits extérieurs : tels que des bruits de téléphone, de machines à outil, d'électroménager. La douleur peut être si intolérable qu'à l'extrême la personne autiste peut en retour développer des comportements agressifs. Dans ce cas, souvent, ces personnes autistes se mettent les mains sur les oreilles tout en vocalisant un son lancinant et aigu afin de couvrir le bruit. En se bouchant les oreilles, ils entendent essentiellement le son qu'ils émettent et donc qu'ils contrôlent. Cela atténue fortement la perception du bruit extérieur et dans ces conditions, la douleur peut commencer à s'estomper.

T.Grandin, jeune femme ingénieur autiste, explique combien les stimulations tactiles et auditives la submergent souvent. Un bruit fort blesse ses oreilles de façon douloureuse. Lorsque le bruit ou la stimulation sensorielle devient trop intense, T.Grandin ferme ses oreilles et se retire dans son propre monde. T.Grandin parle de ses oreilles comme de microphones qui prendraient, absorberaient et amplifieraient les sons au maximum. Dès lors, soit elle "met en marche" ses oreilles et récupère un déluge de sons, soit elle "ferme" ses oreilles, semblant sourde à son entourage. Elle parle d'une incapacité à moduler les stimulations auditives. Elle découvre alors qu'elle peut évincer les sons pénibles en adoptant un comportement autistique stéréotypé rythmique. Parfois, sans s'en apercevoir elle s'absente et ne réalise que plus tard qu'elle n'a pas suivi une partie des événements. Ce fonctionnement a ses propres failles puisqu'elle est incapable de suivre une conversation au téléphone dans un environnement bruyant, car, si elle cherche à se dégager du bruit ambiant, elle se dégage en même temps de la voix dans le combiné.

Il est nécessaire, de son point de vue, de protéger les autistes de bruits qui les blessent tout en procurant une stimulation sensorielle nécessaire au bon fonctionnement de leur cerveau. T.Grandin compare la "blessure des bruits" à celle que provoque la roulette du dentiste qui touche un nerf. Ce qui explique que certains autistes se recouvrent les oreilles. Par ailleurs certaines crises de tantrum s'expliquent par l'anticipation de bruits insupportables. Ainsi, certains autistes peuvent essayer de casser le téléphone (c'était souvent le cas avec les sonneries stridentes des anciens téléphones fixes) avant qu'il ne résonne, hurler pour ne pas avoir à prendre un bateau, qui risque de siffler au départ, etc.

Cependant, un stimulus qui provoque de l'effroi chez une personne autiste, peut en fasciner une autre.

Concernant les stimulations tactiles et les contacts tactiles affectueux, le fait de la toucher enfant déclenchait une vague de marée submergeante sur son corps et par conséquent, elle redoutait les embrassades, tout en souhaitant la sensation confortable d'être tenu. L'effet sur son système nerveux était submergeant. Le lavage des cheveux lui était terrible, de même, elle mettait plusieurs jours pour ne plus ressentir un nouveau vêtement sur son corps. Les pressions fermes étaient moins perturbantes, car elles stimulaient les récepteurs de pression profonds alors que les stimulations légères excitaient le système nerveux. Les stimulations par pression profonde avaient aussi un effet calmant ; T.Grandin s'est elle-même construit une machine qui lui permettait de se "coincer" et d'être en contact tactile avec une surface dont elle maîtrisait le poids et la poussée (l'appui) sur son corps, contrôlant à tout moment l'intensité et la durée de la pression sur elle. L'utilisation de cette machine lui a permis de calmer son système nerveux dans la journée et de se détendre, ce qui lui était nécessaire pour réguler ses tensions et revenir plus disponible à son environnement et aux apprentissages. Cela a facilité des ouvertures et progrès vers l'extérieur. Toutefois elle présente encore adulte de telles difficultés. Elle témoigne de tout ceci dans ses deux ouvrages : *Ma vie d'autiste* (1994) et *Penser en images* (1997).

L'hypersensibilité auditive ou tactile est difficile à imaginer dans l'ampleur de son impact, pour les personnes névrosées ou dites « normotypiques ». Voici, rien que sur le plan vestimentaire ce que cela donnait pour T.Grandin :
« L'hypersensibilité de la peau peut poser des problèmes. Quand j'étais petite, je détestais me laver les cheveux et m'habiller pour aller à l'église de dimanche... Le shampooing m'irritait en fait le cuir chevelu. C'était comme s'il y avait eu des dés à coudre au bout de chacun des doigts qui me frottaient la tête. Pour moi, les jupons amidonnés étaient faits de papier de verre qui décapait mes terminaisons nerveuses. En fait, je ne supportais pas de changer de vêtements... » (T.Grandin, *Penser en images*, p.74).

Temple Grandin évoque aussi des difficultés lors des fins de saisons, pour changer de type de vêtements et supporter à nouveau des pantalons, par exemple ; encore maintenant, il lui faut 15 jours pour s'adapter. Il en est de même pour ses sous-vêtements neufs qui lui semblent des râpes et qu'elle lave beaucoup afin qu'ils deviennent « confortables » avec un tissu plus doux.

On voit bien ici, comment chaque moment du quotidien va en être impacté. Il en allait de même, pour elle, pour les sons. À ce propos, elle écrit :

> « Quand j'étais petite, le bruit était une source permanente de problèmes. C'était comme si la roulette du dentiste avait touché un de mes nerfs. Cela provoquait une réelle souffrance. J'avais une peur bleue des ballons qui éclatent ; le bruit semblait « exploser » dans mon oreille. Les petits bruits qui sont d'ordinaire facilement évacués me rendaient folle. Quand j'étais à l'Université, le sèche-cheveux de ma camarade de chambre me semblait faire le même bruit qu'un avion à réaction au décollage » (*ibidem*, p.75).

Elle décrit également la difficulté de nombreux enfants autistes par rapport aux bruits aigus et stridents, comme ceux d'une perceuse électrique, d'un robot de cuisine, d'une scie ou d'un aspirateur ou encore face au phénomène d'échos dans une salle de sport ou dans une salle de bain.

Elle précise que cela peut varier d'un enfant à l'autre et donne l'exemple d'enfants autistes qui peuvent être fascinés par le bruit d'une chasse d'eau et d'autres s'enfuir en l'entendant.

Elle évoque également des autistes ayant des troubles auditifs sévères et qui « ont perdu la totalité ou la quasi-totalité de leur aptitude à comprendre le langage. Ainsi un autiste lui a raconté que pour lui, le bruit de la pluie ressemble à une série de coups de feu, d'autres ont affirmé qu'ils entendaient battre le sang dans leurs veines ou le plus petit bruit dans une école. Pour eux, le monde se compose « d'une masse de bruits confuse ». (p.79)

T. Grandin évoque également le fait qu'elle a parfois des blancs auditifs, que ses oreilles « s'éteignent » et qu'il lui faut fournir un effort pour rester attentive ce qui lui est impossible si elle est fatiguée.

Concernant l'hypersensibilité aux odeurs, dans l'ouvrage *Exploration dans le monde de l'autisme*, D. Meltzer et ses collaborateurs, présentent le suivi du petit John qui a 3 ans ½ et qui utilise essentiellement son odorat (bien plus que sa bouche) pour identifier les objets. Ainsi, il flaire les coussins, les escaliers, la chaise, le thérapeute. Son odorat est également utilisé pour discerner d'éventuelles traces de passage d'autres personnes.

Voici un extrait du texte :

> « Le jeune Timmy, pendant quatre ans, flaire également certains objets tels que la pâte à modeler. Chez cet enfant chaque modalité sensorielle, semble fonctionner de façon isolée et avoir ses objets privilégiés : un jouet est systématiquement mordu, un autre sucé, le loquet de la fenêtre est sucé, la vitre de la fenêtre est léchée, une pipe en plastique est mordue, etc. La bouche et la langue sont utilisées de manière tactile, sucent des objets précis. » (Meltzer, 1980)

Il semble pour D. Meltzer et ses collaborateurs que cet enfant recherche une certaine qualité de sensation de « l'objet maternel », d'où son passage d'un objet à l'autre pourvu qu'il présente la qualité voulue.

Dans ma pratique, j'ai croisé des enfants mais aussi des adultes autistes, qui flairent les objets nouveaux et parfois les aliments, avant éventuellement de les porter à la bouche. Certains se répartissent même leur propre salive sur leur visage, comme pour s'envelopper de leur propre odeur. Ils utilisent leur odeur comme une réassurance, par moments, de la permanence de leurs contenus internes, de leur propre corps. Cela s'observe de façon extrême, lorsque, de façon compulsive, ils se mettent la main au fond de la gorge pour en ressortir un liquide acre et acide, qu'ils étalent sur leurs vêtements ou leur entourage. Cela suppose tout de même que l'enfant ait pu commencer à s'approprier un début de motricité du larynx et qu'il joue avec les contractions et le relâchement de celui-ci, dans une sorte d'agrippement-relâchement interne qui témoigne d'un investissement de la tonicité en cours. Cela marque le début d'une structuration d'un axe corporel (nous verrons plus loin cela avec G.Haag). Mais pour d'autres enfants, cela ne va pas aussi loin et ils se contentent juste de flairer les odeurs plus ou moins discrètement, comme par exemple Pierre, qui sera évoqué plus loin. Dès lors, il est opportun de se demander, face au refus des personnes avec autisme de rester à certains endroits si certaines odeurs les incommodent même si nous ne les remarquons pas.

Cela pourrait expliquer le plaisir général des personnes autistes à être dehors (outre le fait que le son s'y propage autrement). Car, nous-mêmes, après un passage dans un wagon bondé de RER, l'été, et confinés à des odeurs de transpiration diverses et souvent étrangères et incommodantes, nous aspirons à nous aérer et à nous écarter pendant un certain temps des personnes autour de nous.

Quoi qu'il en soit, certains autistes, sont systématiquement sales et enveloppés de leurs vêtements très odorants, à l'odeur âcre, quoi qu'on fasse. Ce sont souvent des personnes autistes très sensibles aux odeurs. Parfois leur proposer un parfum qu'ils apprécient, sur eux, en continu, peut les aider.

Cette hypersensibilité peut également exister sur les autres sens, comme le goût ou au niveau des perceptions proprioceptives, telles que celles des mouvements des intestins ou autres zones de son corps, lors de la digestion par exemple.

Stephanie, autiste adulte, témoigne très bien de cette hyperperception de ses sensations digestives, dans le document *Autisme vu de l'intérieur*. Or, l'hypersensibilité et les troubles lors de la digestion sont très fréquents chez les personnes atteintes d'autisme sévère.

Souvent ces enfants autistes, passent par des épisodes de pleurs ou de fortes stéréotypies, cris, après les repas. Ils ont également des problèmes de transit (constipation récurrente) et une anxiété, voire des douleurs lors du passage des selles. Cela peut les amener à se nourrir peu et à refuser aussi tout un tas d'aliments, comme pour tenter d'avoir prise et d'éviter le moment d'expulsion et de contractions redoutées.

Stéphanie, adulte autiste en donne un témoignage très clair :

> « Comme je ressens ma digestion de façon très exacerbée et souvent j'ai l'impression d'être une horloge éventrée, j'ai beaucoup recours aux aliments lisses, parce qu'ils me rassurent avant tout quand je les sens me pénétrer ». « J'ai l'impression que ça va comme ça adoucir le phénomène de perception digestive ».

Elle évoque également un processus de mastication important pour « préparer son corps » et qu'il soit « plus indulgent » vis-à-vis de toutes les perceptions exacerbées qu'elle peut ressentir.

L'hyperperception visuelle, quant à elle, se manifeste surtout sous les formes suivantes :

- Il y a d'abord, l'hyperperception de tous les détails, éléments, qui semblent « sauter aux yeux » en même temps, donnant une perception de l'espace (souvent bidimensionnelle) de type « cherchez Charlie », où les perceptions simultanées surabondent, avec des capacités hors norme de voir des menus détails ou de percevoir les plus petits mouvements et éléments. Ainsi, D.Williams (1992) témoigne des petits grains de poussière qu'elle percevait voler dans l'espace (et que nous ne percevons que très rarement et selon une certaine lumière) et dans la contemplation desquels elle pouvait s'absorber longuement. Cela la détendait.

Par ailleurs, certaines personnes autistes disent percevoir également distinctement les clignotements rapides des ampoules de Néon et que cela gêne leur concentration (en classe par exemple). On peut comprendre que si nous percevions un stroboscope de type boîte de nuit pendant un cours, nous aurions plus de mal à nous concentrer…

Ainsi, lorsqu'on travaille avec des personnes autistes et surtout des petits enfants chez lesquels on essaye de capter l'attention, il est très important de vérifier qu'il n'y a pas de néon pour éclairer la pièce, le bureau de travail et de prévoir, de toute façon, une petite lampe plus douce afin d'essayer d'ajuster la luminosité à la sensibilité de l'enfant. Connaître ces particularités est essentiel pour adapter son travail et éviter de faire des demandes à une personne autiste dans un contexte qu'elle ne peut pas comprendre. En psychothérapie, certains enfants se mettent systématiquement dans des coins sombres, à l'opposé de la fenêtre ou de dos. Un des enfants en hôpital de jour, aux yeux très bleus et très « transparents », passait son temps, dehors, en récréation, la tête repliée dans son bras, le buste enroulé, pour se protéger de la lumière éblouissante l'été. Du reste, cet enfant, de façon générale avait beaucoup de mal à se concentrer sur une activité. À un autre moment, cet enfant pouvait s'élancer tout à coup dans la pièce et la traverser de bout en bout pour se saisir d'un objet à moitié dissimulé dans un fond de placard mais dont le côté brillant lui avait sauté aux yeux. Une femme autiste témoignait que dans une pièce, si un briquet était levé, son éclat accaparait alors toute son attention et qu'il était alors difficile pour elle de se concentrer sur autre chose.

Parfois, nous oublions qu'en leur demandant une tâche lors de laquelle ils vont devoir se déplacer, certains enfants autistes vont être perturbés par le fait de passer à un endroit dans l'ombre, puis dans une pièce lumineuse. Nous n'y faisons pas souvent attention et pouvons insister auprès de l'enfant par un : « Allez, avance. », alors que peut-être il n'a pas encore accommodé visuellement un nouveau degré de luminosité. Il est toujours intéressant de laisser un temps de latence et d'adaptation plus grand aux personnes autistes – ils en ont souvent besoin – avant de conclure hâtivement qu'ils n'arrivent pas à faire l'activité demandée ou qu'ils ne veulent pas.

Dans le document *Autisme vu de l'intérieur*, une femme autiste porte des lunettes de soleil en permanence afin d'éviter les inconforts et douleurs liées à l'éblouissement. Une autre femme, Brigitte, évoque également clairement l'aspect douloureux que cela peut prendre : « Ça fait mal aux yeux des fois quand ça bouge trop », dit-elle.

L'hyperperception visuelle est montrée également dans le film *Rain Man* (1988), dont le personnage principal est inspiré par un autiste ayant réellement existé, lorsqu'il compte toutes les allumettes tombées au sol en un regard ou repère un livre mal classé, tout de suite, en entrant dans une pièce.

Ainsi, au quotidien, avec ces hypersensibilités, un certain nombre d'actes, d'habitudes anodins, peuvent devenir complexes :

- Se laver les mains, se coiffer, se couper les ongles, changer de trajet.
- Le bain, la douche, les ongles, le brossage des dents, cheveux…
- Les vêtements neufs, usés…
- La lumière dans les pièces.
- Faire goûter ou manger… le moment de la digestion
- Les « collages » physiques aux copains, aux adultes ou le refus des contacts.

- Consoler un enfant/adolescent autiste.
- Soigner, faire un pansement.
- Parler fort ou tout bas –selon la sensibilité.
- Être en groupe : le groupe peut s'avérer trop stimulant voire effractant. Parfois, certains enfants savent se faire punir pour aller dans un coin plus calme ou une chambre, se reposer.
- L'arrivée après un transport où il y avait des sensations vestibulaires (vibrations) peut être difficile lorsque le véhicule n'offre plus ces stimulations : certains enfants peuvent refuser de descendre. Il peut en être de même lorsque le véhicule s'arrête aux feux rouges, si l'enfant apprécie grandement que cela roule.
- Sortir avec l'enfant devient complexe : quels lieux privilégier ? S'il est sensible aux bruits, à la foule, ou cherche à sentir les limites des espaces, il devient difficile de trouver un lieu « adapté ».
- Les événements familiaux normaux mais source de quelques changements d'habitudes : naissance d'un puîné, venue de membres de la famille, départ d'un enfant, déménagements, etc., apportent de nombreuses stimulations inhabituelles « à intégrer ».

À ceci s'ajoute au quotidien la question de savoir quelle permanence prévoir pour quelle dose d'imprévisibilité afin de travailler sur un certain assoupissement des agrippements de l'enfant à « l'identique », aux rituels.

- Les stéréotypies : les laisser faire ou non, combien de temps ? Faut-il les considérer comme des temps créatifs ou de nécessaires temps de régulation ou apportent-ils des risques d'enfermement ?

Afin d'avancer dans la description des différents types de difficultés, je vais présenter, ici, celles qui sont liées à la confusion dans une même modalité sensorielle, puis, dans un troisième paragraphe, celles qui sont liées à la confusion entre les différents sens (intermodale ou synesthésie).

2. Dysfonctionnement du décryptage de stimuli s'apparentant à un même sens et la confusion intramodale

Donna Williams (1992), autiste écrivain, a décrit ses difficultés quant au décryptage et à la lecture des informations sonores, y compris verbales. Cela concerne également de nombreuses personnes autistes. Ainsi, nous dit-elle, lorsque les personnes lui parlaient, elle n'entendait qu'une bouillie de murmures et de schèmes de sons. Cette difficulté à distinguer les sons et la voix humaine des bruits de fond ne s'améliorait pas à l'effort. Ainsi, si elle essayait de se fixer sur les intonations, elle ne distinguait plus les mots, etc. Il peut en effet y avoir, au sein d'un même sens, des dysfonctionnements, quant à la « lecture » neuro-cérébrale des informations à traiter, comme nous le verrons dans la partie plus neurologique. Cela est très particulier et parfois très invalidant dans l'autisme.

Voici un autre témoignage de T.Grandin qui va dans le même sens :

> « Quand deux personnes parlent en même temps, il m'est difficile de me concentrer sur l'une des voix. Mes oreilles ressemblent à des

microphones qui capteraient tous les sons avec la même sensibilité. Chez la plupart des gens, l'ouïe ressemble à un microphone unidirectionnel qui ne capte que les sons émanant de la personne vers qui il est dirigé. Lorsque je me trouve dans une pièce bruyante, je n'arrive pas à comprendre ce qui se dit, car je ne filtre pas le bruit de fond » (*Penser en images*, p.76).

Elle précise que lors de fêtes de famille elle pouvait être tellement envahie qu'elle faisait des crises, tant elle se sentait incapable de trouver comment réguler.

Brigitte, adulte autiste, dans le document *Autisme vu de l'intérieur* en témoigne également, ainsi que François :

> « La cacophonie de la cafeteria, c'est comme amplifié pour vous 100 fois, ça vous donne une idée de tout ce que cela apporte (comme bruit) surtout qu'on n'arrive pas à choisir ce qui va rentrer (comme son) ; ce qui fait que cela rentre n'importe comment et que tout te rentre en même temps, on dirait. » « Cela fait que ça fait mal ! Ça fait mal aux oreilles ! » (Elle montre sa tête).

Pour François :

> « Malgré la composante répétitive qu'il y a dans le bruit, la majeure partie du son n'est que totalement aléatoire alors que c'est une forme d'onde qui me semble très, très difficile à décortiquer par le cerveau. C'est une cacophonie absolument épouvantable qui accaparc tellement ma capacité à décoder l'information qui vient de mes sens que plus rien ne passe. »

Il est intéressant dans ce témoignage de souligner ce point de bascule entre trop et plus rien : à partir d'un trop grand degré d'envahissement de la « capacité à décoder l'information », on aboutit à l'effet inverse : « plus rien ne passe ».

Il faut donc stimuler pas à pas, en évitant la sur stimulation, dans le respect du sujet, pour exploiter au mieux les capacités d'intégrer des informations en essayant avant tout d'éviter ce point de rupture où « plus rien ne passe ».

Lorsque l'on force la personne autiste à exécuter certaines tâches sans tenir compte de son hypersensibilité et de son besoin de « temporiser » neurologiquement certains stimuli par un moment de « stéréotypie » qui favorise alors un « réenclenchement » autre du système nerveux central, on ouvre la porte au forcing exagéré, voire à de la maltraitance par sur stimulation, envahissement et parfois contrainte volontaire, pour obtenir des « résultats à tout prix ». Ce qui peut advenir lorsqu'on veut « rééduquer » coûte que coûte.

Il existe en fait de nombreuses méthodes pour aider les personnes autistes : TEACCH, Makaton, les « 3 i », la méthode Denver, la méthode Son-Rise, l'A.B.A., etc. Certaines méthodes sont plus respectueuses que d'autres de la sensibilité des enfants autistes, selon qu'il s'agit de développer leur subjectivité ou de les forcer à s'adapter coûte que coûte, aux règles et formes « normotypiques ».

Si nous prenons en compte la parole des autistes et leur témoignage, il convient de stimuler les personnes autistes hypersensibles dans la zone qui se situe avant la fermeture due à la saturation des informations à intégrer, pour qu'elles aient une chance de mémoriser leurs apprentissages !

*Pour comprendre leurs ressentis, il n'est pas inintéressant de se pencher sur la complexité du fonctionnement corporel de l'être humain. Comment le contact tactile de T.Grandin avec certains vêtements peut-il lui procurer des sensations de piqûre ou de brûlure ? Comment une personne autiste peut-elle ne pas ressentir que l'eau du robinet est brûlante ? C'est en explorant la complexité du fonctionnement sensoriel que l'on peut déjà envisager certains éléments de réponse. En effet, sur la peau (au niveau du tégument), les récepteurs du tact ne sont pas les mêmes que ceux du froid, ni ceux de la chaleur (Blix, 1982). Il existe donc sur la peau des points de contact bien distincts. Il existe également des points de piqûre, plus nombreux que tous les autres et qui sont situés à des endroits précis (Von Frey). Ainsi, l'œil peut tout à fait donner des impressions de piqûre : la cornée ne possède que très peu de points de tact, mais beaucoup de points de piqûre. D'ailleurs, lorsqu'on va nager à la piscine sans lunettes, on peut faire l'expérience de ce ressenti piquant au niveau de l'œil.**

Nous verrons dans la partie suivante, à un niveau plus somatique, ce qui concerne les organes récepteurs et circuits d'intégration des informations sensorielles, mais revenons aux témoignages des personnes autistes.

Voyons maintenant ce qu'il en est, quant à la synesthésie.

3. Dysfonctionnements d'activation cérébrale, de « transfert » intermodaux et la synesthésie

Ces termes recouvrent deux fonctionnements différents : d'une part, l'incapacité de traiter deux informations venant de deux modalités sensorielles différentes, comme en témoignent de nombreux autistes et, d'autre part, une activation d'un sens inattendu, suite à un stimulus d'une autre modalité sensorielle (synesthésie).

Concernant la confusion intermodale : T.Grandin et D.Williams témoignent très bien de ces vécus.

Donna Williams, autiste, relate qu'en plus de ses difficultés auditives, elle ne pouvait utiliser qu'un seul canal sensoriel à la fois et ne pouvait pas, par exemple, ressentir les données issues du canal auditif en même temps que celles provenant des sensations tactiles. Ainsi, elle ne pouvait pas, lorsqu'elle écoutait quelqu'un, assimiler en même temps qu'un chat lui sautait sur les genoux. De même, si son interlocuteur captait son regard, elle n'entendait plus ce qu'il disait (la prise en compte de l'information visuelle occultant l'information sonore, c'est-à-dire, la faisant disparaître à la conscience).

D'autres fois, ce sont les perceptions visuelles qui engendrent des sensations tactiles, par exemple lors d'un échange de regard. Certains autistes ont parlé de sensations de piqûre survenues lors d'échanges de regard (cf. Tustin).

T.Grandin relate également dans son livre, le témoignage d'un homme disant que, parfois, ses modalités sensorielles entraient en confusion et qu'un

* Le texte en italique correspond au point de vue personnel de l'auteur sur une situation, un patient ou une théorisation.

son devenait couleur, pour lui. Par ailleurs, chez cet homme, le fait de toucher la partie basse de son visage lui provoquait une sensation auditive. Cela n'est pas sans rappeler le témoignage de D.Tammet (2006), adulte autiste hyper compétent dans certains domaines, qui voit les réponses aux calculs complexes sous forme de chiffres (qu'il n'a plus qu'à lire) ou qui voit les gens sous forme de chiffres colorés et positionnés spatialement selon les traits de personnalité qu'il perçoit en eux. Sa vision d'une personne enclenche donc l'apparition d'une image visuelle « autre ».

La synesthésie est une chose difficile à imaginer et encore plus à prendre en compte tant elle nous est « étrangère ». Cela fait partie des connaissances qu'il faut avoir pour « s'ajuster » par moments aux difficultés des personnes autistes.

Michelle (dans *Autisme vu de l'intérieur*) témoigne très bien de l'extrême difficulté engendrée par ces états de confusion puisqu'elle va jusqu'à dire que, dans l'autisme, la confusion, « c'est la même chose que la douleur ! »

4. Absence de réaction à certains stimuli « non traités », soit parce que le SN ne traite qu'une sorte de stimuli à la fois, soit pour d'autres raisons

Concernant l'absence de réactivité à certains stimuli, c'est une autre particularité possible dans les troubles autistiques qu'il est intéressant d'aborder en reprenant des notions anatomiques et physiologiques du système perceptif. La perception d'un stimulus suppose, en effet, la possibilité de réversibilité de celui-ci. Ce qui n'est pas sans me faire associer aux « boucles de retour » décrites par G.Haag, sur le plan relationnel. Ainsi, dans l'ouvrage « Que sais-je ? » sur la sensation (p.22), il est écrit que :

> « Pour qu'une action physique ou chimique révèle le caractère d'une stimulation sensorielle, il faut qu'elle provoque des modifications réversibles dans l'organisme ; la lumière visible d'intensité non exagérée est un stimulant sensoriel, car toute modification constatée pendant son action, disparaît après un séjour suffisamment prolongé à l'obscurité ; en revanche, des radiations de radium ne provoquent pas de réaction. Mais elles déterminent des modifications irréversibles de l'organisme…dont nos sens ne nous avertissent point. »

Donc, sans réversibilité de la part de l'organisme, il est difficile de se rendre compte de ce qui est en cours, en train d'arriver. Or, la réactivité des personnes autistes aux stimuli semble parfois se faire avec un temps de latence « en décalé » ou plus lentement, ce qui peut expliquer ce manque de réaction « dans un premier temps ».

Nous développerons cette particularité, lors de la présentation de données issues de recherches neurologiques. Quoi qu'il en soit, le côté paradoxal de certaines réactions : comme l'inconfort d'être touché, mais la recherche en même temps de sentir des habits qui serrent, est intéressant à mettre en regard avec des spécificités neurologiques, chez ces personnes. Au niveau tactile, chez une personne autiste, la réponse douloureuse peut-être provoquée par de très faibles pressions. Autrement dit, une pression infime peut provoquer de la douleur, comme le serait pour nous une pression extrêmement forte. Les personnes autistes ont souvent plus de mal avec les contacts physiques doux et effleurants, légers, qu'avec des pressions contre leur corps plus fermes. Aussi, la stimulation douce par contact corporel semble entraîner chez certaines personnes autistes une grande confusion neuro-sensorielle.

Par ailleurs, au niveau neuronal, il y a trois types de fibres nerveuses distinctes au niveau de la peau qui peuvent provoquer des sensations douloureuses différentes, elles aussi bien précises : les fibres nerveuses qui correspondent à la perception de sensations de piqûre, celles de l'écrasement (pincement), celles de la brûlure. On peut imaginer l'activation d'un type de douleur plutôt qu'un autre et même une sensation confuse entre ces différents types de douleur. Cela entraînerait, je pense, des comportements agressifs en retour à ces vécus douloureux. D'ailleurs, certains enfants autistes se mettent parfois à pincer intensément les adultes qui s'occupent d'eux, comme s'ils ressentaient de nouvelles gênes, de nouvelles sensations qui s'éveillent en eux, d'abord sur un mode surstimulant (rhéobase nerveuse non encore bien placée) et semblent chercher à nous parler de ces sensations de « pincement » de peau qui s'éveillent en eux (ou de piqûre).

En cas de dysfonctionnement neurologique, ceci explique qu'une personne peut être sensible à certaines stimulations tactiles, et insensible à d'autres sur un même endroit du corps : sensible aux stimulations tactiles, et insensible aux stimulations thermiques, ou l'inverse, etc. Il y a alors dissociation des sensibilités cutanées.

Tout cela permet de mieux comprendre certaines réactions paradoxales et comment certains éléments semblent non traités, non perçus par les personnes autistes. Nous avons également vu que lorsque trop de stimulations arrivaient en même temps, pour certains autistes cela engendrait une fermeture à toute perception. Parfois, cela semble être d'autres phénomènes qui se sont activés et qui nous échappent.

T.Grandin rapporte que certains autistes ne ressentent plus leur corps. Elle cite le cas de Jim Sinclair, autiste qui parfois « ne retrouvait pas son corps ». D'autres autistes, s'ils ne voient pas leurs jambes, ne « savent plus où elles sont ». Ils ne les perçoivent plus. D.Williams évoque la façon dont elle pouvait prendre connaissance de façon morcelée, partielle de ce qui se passait au niveau de son corps (p.73). De fait, elle se tâtait et se frappait parfois pour trouver les limites de son corps.

Dans ce cas, les sensations kinesthésiques, très présentes lors des autostimulations, stéréotypies, peuvent avoir la fonction de renseigner sur la position des muscles et des articulations (Pieron, p.75, cf. Bullinger). Ces sensations peuvent ainsi, par « retour » aider à se positionner et se situer dans l'espace. Cela explique l'appétence des personnes autistes pour les stimulations vestibulaires et certaines autostimulations.

5. Difficultés à s'adapter aux changements, à passer à une information différente, à intégrer cette nouvelle information

Il est plus difficile ici de partir des témoignages des personnes autistes, dans la mesure où cela supposerait qu'elles puissent voir tout de suite le nouveau stimulus tout en réalisant qu'elles ne le perçoivent pas encore… Par contre, cliniquement, on observe à de nombreux moments cette difficulté : lorsqu'on propose à certains enfants autistes une activité nouvelle non prévue, ils ont alors parfois un moment de stéréotypies intenses (*flapping* des mains ou autre) comme pour stabiliser quelque chose, couper la perception nouvelle inintégrable et permettre la sortie du chaos dans lequel cela les a plongés. Différentes recherches : celle de Laurence Barrer, mais aussi des chercheurs, comme Damasio (1978) et Mettler (1940) explicitent combien ces « temporisations », permettent au système nerveux central de « couper » une sorte de « cacophonie inadéquate », dissynchronie ; ce qui permet à l'inverse, de réenclencher une « nouvelle organisation de connexions qui, sans cela, n'aurait pas été accessible. Autrement dit, un tel comportement de la part des autistes est une adaptation qu'ils ont trouvée pour relancer leur système nerveux comme « bloqué » et ajuster son activation. Un peu comme certaines techniques corporelles d'autocontraction ou stimulation pour aider les personnes bègues à enchaîner les mots de façon fluide.

Cette fonction de « temporisation » des stimuli entrants et entrés par un recours provisoire à des stéréotypies de « stabilisation », me paraît importante à comprendre, dans la mesure où c'est également un moyen fonctionnel pour eux, de retrouver leur disponibilité et ceci indépendamment d'une éventuelle aide extérieure.

À ce propos, T.Grandin avait, quant à elle, recours à une « machine à serrer » qu'elle utilisait de façon autonome pour se rendre après plus disponible au monde environnant. En l'utilisant, elle abaissait son seuil d'excitation, régulait son système nerveux et « temporisait » les éventuelles effractions environnantes.

À d'autres moments, cette difficulté à passer à un nouveau stimulus se concrétise par de la contrariété parfois même par un ressenti douloureux chez certains autistes quand les choses n'arrivent pas comme prévu : chemin pour se rendre à un endroit différent, nouveau feu rouge sur le trajet, etc. L'intégration rapide d'une nouvelle information est toujours une incertitude. L'arrivée d'un nouveau magasin, un déménagement, même un changement de couleur de cheveu de l'entourage peut déstabiliser ou être source d'une grande tension ou excitation. Cela peut donner aux personnes autistes une forme d'humour particulier de l'incongru, quand on leur apprend à en rire.

Brigitte, dans le document *Autisme vu de l'intérieur*, témoigne de l'aspect « coupure » douloureux et déconcertant que peut amener l'imprévu. Elle donne presque un vécu sensitif particulier témoignant de ressentis douloureux. En cela, il me paraît indispensable de l'évoquer dans un ouvrage consacré aux ressentis sensoriels chez les personnes autistes. Ainsi dit-elle :

> « Je suis dans un café, quelqu'un arrive, quelqu'un que je connais, mais qui n'a rien à faire là – que je vois ailleurs habituellement – et ça ne

correspond pas... la personne et le décor ne correspondent pas... L'effet que cela fait, l'espèce de discordance... – pourtant, je le sais, une personne peut aller dans un café – mais comme je l'avais pas probablement à l'intérieur, ça... ça... » « Moi, j'appelle ça : ça m'a fait tilter » « Ma bande d'informations qui me permet de fonctionner, c'est comme si elle éclatait en fragments. C'est comme si les sens éclataient et qu'il n'y avait plus rien qui tient ».

Cela lui déclenche de telles crises de panique qu'elle a pu se cogner la tête pour tenter d'arrêter cela. « C'était très dispersé de partout » dit-elle, une panique à l'état pur au niveau des sens.

Une des petites filles autistes, qui passait un P.E.P. III, test où s'enchaînent un nombre très grand d'items, de consignes et d'objets qui se succèdent, a fini par se désorganiser complètement au niveau du regard (strabisme) – ce qui lui arrivait très rarement –, tant le nombre de nouvelles consignes enchaînées était trop important.

6. Déclenchement du plaisir ou de sensations de bien-être en lien avec certains stimuli

À l'inverse, d'autres stimuli qui seraient pour nous inconfortables ou étourdissants peuvent leur procurer un sentiment, de bien-être. Ils apprécient gouttelettes ou jets d'eau, objets tournoyants diffractant la lumière ainsi que de souvent de regarder des fixer le défilement du paysage en voiture, la rotation du tambour de la machine à laver, etc. Cela est plus particulièrement visible lorsqu'ils sont jeunes. Ils peuvent également suivre des yeux, pendant des heures, des lumières très fortes, qui provoqueraient chez nous de l'inconfort ou un sentiment de douleur.

Les choses qui peuvent leur procurer également du plaisir peuvent être aussi des suites de calculs ou algorithmes (cf. D.Tammet et son amour des nombres premiers), des abstractions mathématiques, des alignements... beaucoup de choses liées à l'ordre, qui ont un aspect « permanent » comme si elles se saisissaient visuellement plus facilement et donnaient par leur aspect « rangé » et leur forme visuelle « stable » un côté apaisant. D'ailleurs, beaucoup d'enfants autistes – et surtout les tout petits, quand ils commencent à entrer plus en relation – apprennent la comptine numérique facilement et souvent en anglais ; certainement parce la comptine est, d'une part, répétée et nommée par les différents adultes à l'identique et, d'autre part, présentée en anglais, plus lentement. Des stimuli très appréciés peuvent être inhabituels.

Le système solaire – *dont l'organisation spatiale est stable*, mais composée de multiples éléments – peut par exemple les fasciner, ou les formes géométriques.

Ces particularités amènent des vécus spécifiques qui sont encore souvent mal connus et pris en compte. Ainsi en va-t-il de la particularité suivante – dont je me suis d'abord rendu compte dans la psychothérapie d'un enfant autiste que j'ai ensuite constaté chez d'autres et que je nomme : « l'effet coupure ». Voyons ce qu'il en est.

7. Arrêt net de la pensée, impossibilité de continuer l'action en cours du fait de certains stimuli : effet « coupure », « interrupteur », « disparition »

Je ne sais pas si l'on peut parler ici d'angoisse, mais plutôt d'un stress de perte, de rupture, qui entrave la sécurité de base et l'introjection d'une permanence des choses.

Il s'agit d'un stress, d'une angoisse liée au ressenti d'avoir perdu un lien psychique en cours, une idée en tête comme celle, par exemple, d'une action motrice commencée. L'enfant se vit comme brusquement interrompu dans sa compétence à agir.

Dans les témoignages de personnes autistes, lorsqu'elles relatent un envahissement par un stimulus, le stimulus perçu, envahit tout le champ intrapsychique de la personne et fait « disparaître » tout le reste, entraînant la perte de la possible concentration sur l'activité préalablement en cours. Cela envahit la pensée, le perceptif. On se souvient du témoignage de Brigitte sur le fait que, lorsqu'il y a un élément inassimilable dans « sa banque d'informations », elle nomme l'impression d'éclatement de ses sens (de leur cohésion je pense) sous le terme de « tilter ». C'est ce que j'appelle, « l'effet coupure » : coupure vis-à-vis de ce qui était perçu avant, coupure dans l'activité jusqu'alors en cours.

On peut imaginer combien un tel phénomène, s'il est récurrent, entrave le développement de la pensée et de l'action alors commencée. Cela n'est pas sans rappeler les vécus des personnes très épileptiques pour qui, à tout moment, tout peut s'interrompre et dont les journées et activités (auxquelles elles avaient pourtant envie de participer) peuvent brutalement totalement leur échapper de par ces ruptures incontrôlables perceptives.

C'est alors souvent en travaillant à nommer la permanence de ce qui semble « parti » en permettant à l'autiste de « retrouver » son action de départ, en lui apprenant d'une certaine façon à ne pas s'arrêter à cet envahissement et à s'en dégager, qu'on le soulage de toute la pénibilité de ces dysfonctionnements.

On lui donne petit à petit la possibilité « d'ordonner et de construire » des choses et de s'éloigner du « chaos », de ne plus être sans cesse à la merci d'une effraction, par un prochain stimulus imprévu.

8. Impact sur les vécus spatiaux, lors des déplacements ou lors des explorations : liens entre le traitement spécifique des informations sensorielles et les vécus spatiaux uni/bidimensionnels dans l'autisme

Il y a un lien très fort dans l'autisme entre l'abord fréquemment uni modal, les difficultés à prendre en compte plusieurs aspects d'un même stimulus et le mode de perception de l'espace – plutôt uni ou bidimensionnel. C'est un aspect très important qui permet de faire le lien entre ces difficultés d'intégration neurocérébrale et l'aspect pauvre et réduit des explorations spontanées de la personne autiste. Il permet également de comprendre comment l'action d'amélioration de l'un entraîne automatiquement l'amélioration de l'autre.

Voyons plus précisément ce qu'il en est. C'est tout d'abord D.Meltzer qui a défini (et conceptualisé) dans son ouvrage *Exploration dans le monde de l'autisme*

(1980) ce rapport, qu'il voit entre perception, construction de l'espace et rapport au temps. Il le met alors en lien avec un processus qu'il nomme à l'époque, « le démantèlement ».

a) Abord uni modal, démantèlement et vécus uni/bidimensionnels de l'espace chez les personnes autistes : l'apport de D.Meltzer

Donald Meltzer est un psychanalyste qui a relaté avec quatre autres psychanalystes en 1975 la prise en charge, en psychothérapie de quatre enfants autistes. Il décrivait déjà à l'époque des spécificités dans l'abord spatial des personnes autistes, bien avant les recherches plus neuroscientifiques à ce sujet. Ainsi, il décrit un abord temporo-spatial uni ou bidimensionnel – pouvant évoluer vers la compréhension de la tridimensionnalité et du volume, au fur et à mesure que l'accès à la consensualité se réorganise. Il nomme ce processus, le remantèlement. À l'inverse, il définit un processus de « démantèlement », qui consiste à laisser les sens errer vers l'objet le plus attractif sensoriellement du moment, dans une seule modalité sensorielle, avec une absence de fonctionnement co-modal. Cela aboutit à une sorte de suspension mentale avec « agrippement » sur un canal sensoriel.

Il définit ainsi un abord et des vécus, unis, puis bidimensionnels qui sont toujours aussi pertinents et tout à fait en lien avec les données des recherches actuelles de L.Motton (2004) et D.Gepner (2010).

Voici brièvement présentées quatre étapes dans l'évolution de la notion de temps, qu'il met en lien avec l'évolution des processus d'identification :

1. Tout d'abord, il y a l'étape de l'uni-dimensionnalité, caractérisée par la non-pensée où l'expérience est réduite à un monde uni-dimensionnel, linéaire, condensant espace et temps, où les événements se succèdent et sont non utilisables par la mémoire ou la pensée. Les objets sont perçus comme potentiellement attirants ou repoussants et pouvant ainsi polariser l'attention.
2. La seconde étape est le temps de la bi-dimensionnalité, avec le contact peau à peau de l'objet et l'identification adhésive. Le contact sensoriel avec l'objet est très investi et les facultés de perception et d'appréciation des qualités de surface des objets se développent. Il n'y a pas de construction interne des objets, mais collage à ceux-ci avec des sensations d'arrachements, de trous, lorsque l'objet se refuse au collage, s'éloigne. Le temps est vécu comme « circulaire », cyclique, dans une confusion entre la réalité externe et la réalité psychique interne. Il y a aussi une menace de déchirement des surfaces et impossibilité de concevoir des changements durables ou une fin.
3. La troisième étape est l'accès à la tri-dimensionnalité. Elle apparaît avec la réalisation des fonctions sphinctériennes qui permettent de surveiller et fermer les orifices du moi-peau, comme ceux du corps. Ainsi se développe le concept d'un espace et la possibilité d'un contenant de cet espace. Le temps commence à prendre une direction, dans un mouvement du sujet qui va de l'intérieur de l'objet vers l'extérieur.

Cependant, il y a toujours l'illusion de la réversibilité de la différenciation sujet-objet et le temps devient « oscillant ».

4. Il y a une quatrième étape vers la quadri-dimensionnalité où la notion de développement propre et la croissance psychique s'établissent. Le futur et la fin inéluctable sont perçus. L'identification introjective apparaît : espoir de croissance et de développement, projection dans l'avenir.

Plus récemment, d'autres personnes se sont intéressées à ces questions, dans d'autres domaines de recherche (cognitivo-comportementaux). Ainsi, Mottron et Gepner travaillent actuellement sur ces questions.

b) Abord spatial et cognitif spécifique : apport des recherches de L.Mottron et Gepner

Laurent Mottron, psychiatre, linguiste, travaille sur les spécificités cognitives des personnes autistes dans leur abord, entre autres, de l'espace. Pour lui, les personnes autistes ont des capacités spécifiques différentes et il ne situe pas l'autisme du côté d'un pur handicap, mais comme des personnes ayant un autre potentiel.

- Pour L.Mottron, les personnes autistes ont un fonctionnement mental non pas déficient, mais différent, avec des potentiels encore inexploités.
- Leur discrimination perceptive est supérieure à celle des non-autistes, y compris dans le domaine de l'audition et de la perception des couleurs. Les régions temporales et occipitales du cerveau des autistes s'activent plus que chez des sujets non autistes quand on leur présente des formes, qu'il s'agisse de visages ou de mots. Si certains autistes sont très en difficulté au test du Wisc, ils se distinguent souvent par leur rapidité et efficacité au test de Raven (hyperperformance aussi sur certains jeux de tablette, alors que dans une situation spatiale, sociale normale, « en vrai », en « 3D », certains seront moins efficients).
- L'abord des visages est aussi impacté, pour Mottron, car les personnes autistes analysent plutôt les composantes individuelles et non pas à partir d'une configuration globale. Ainsi, ils perçoivent de façon égale un visage vu à l'envers comme à l'endroit (puisqu'ils l'analysent par les détails), ce qui n'est pas le cas d'une personne normale qui reconnaîtra plus vite un visage à l'endroit :

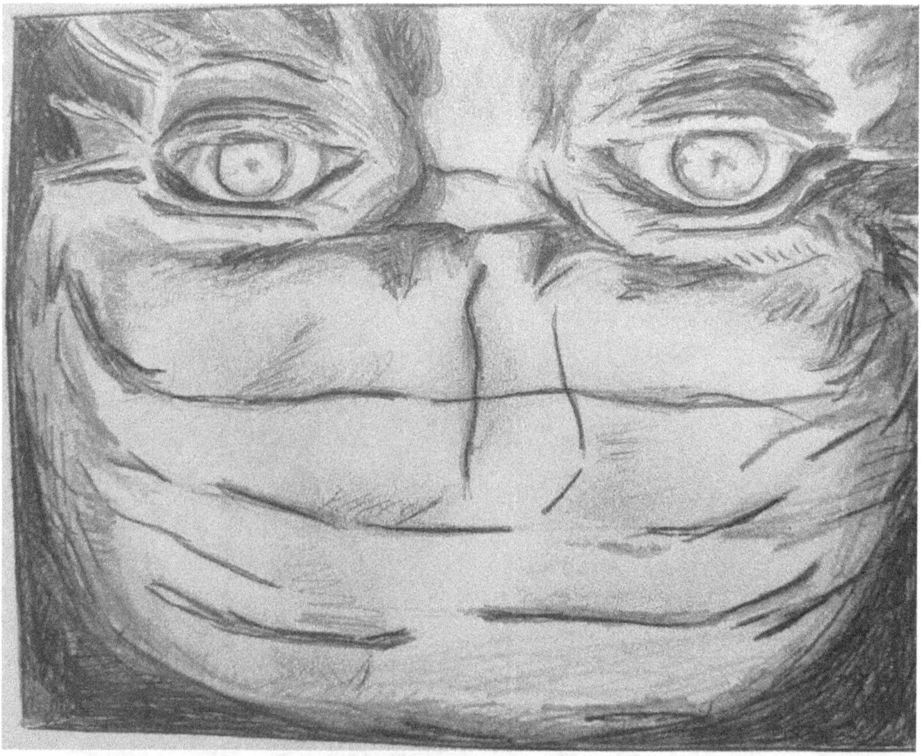

Frontal, dessin de l'auteur

- Il existe aussi une dissociation nette entre la perception statique qui atteint les niveaux supérieurs et la perception dynamique, au contraire défectueuse. D'où certainement une préférence et une affection toute particulière des personnes avec autisme pour les objets (qui bougent peu) par rapport au fait de regarder le visage de quelqu'un qui parle (le visage bouge alors beaucoup !)

Petite mise en situation :

- Si l'on se met dans la peau d'un autiste qui regarde une personne parler, mais ne comprend pas tout ce qu'elle dit et qui fixe les détails de ce qu'il voit, perçoit visuellement dans la situation, à défaut de décrypter clairement le message vocal, ce qu'il perçoit d'une conversation pourrait se résumer à la succession de grimaces :

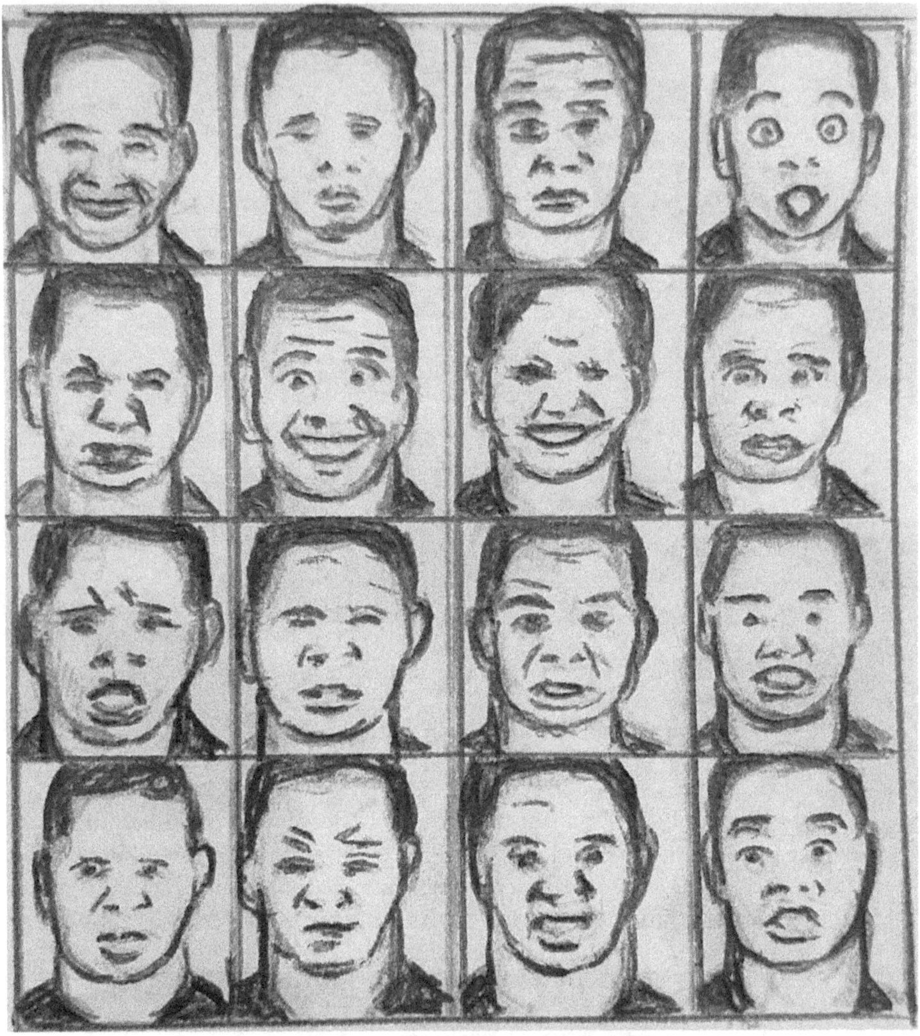

Variations, dessin de l'auteur

La mère d'un jeune garçon autiste m'a expliqué que c'est ce que certains appellent « l'effet sapin de Noël », tant recherché par certains enfants autistes, nommé ainsi dans la méthode Son-Rise, et qui consiste à rechercher à faire ainsi apparaître tout un tas de mimiques faciales en un temps rapide, juste en surprenant ou contrariant l'adulte (ce que certains normotypiques prennent pour de l'opposition-ce qui supposerait déjà de bien mieux comprendre les codes sociaux). Ce n'est pas toujours de l'opposition. L'enfant autiste a peut-être juste retenu que chaque fois qu'il faisait de travers, il se retrouve face à ce « joli spectacle de grimaces » et donc cherche à le redéclencher. Certains autistes rient beaucoup en réponse à la contrariété de l'adulte et ne semblent pas du tout en comprendre la teneur émotionnelle. C'est sûr que visuellement, si on enlève le son et l'émotion, d'un point de vue uniquement visuel c'est assez surprenant. Faute de pouvoir comprendre le sens de la situation, ce qui peut être perçu de façon plus « fiable », « récurrent », c'est cet aspect de mimiques visuelles faciales, associées ou non à une mélopée interdictrice forte ! De quoi avoir envie de le revoir une seconde fois…

Quant à l'abord particulier de l'espace, je propose une petite mise en situation, avec une scène, comme vue « à plat », en deux dimensions, avec une image d'un dessin de type « cherchez Charlie ». En effet, la saisie spatiale d'une scène plus large (un espace, paysage), se modifie lorsque l'on a une difficulté à accéder à une représentation en trois dimensions. En ajoutant l'hyperperception des détails, cela aboutit à une vision « à plat », où chaque élément se juxtapose, comme dans un dessin de type « Chercher Charlie » ou « la famille Oukilé ». Dans ce type de « saisie visuelle » de l'espace, chaque élément, détail, objet, apparaît à une distance difficile à saisir et il devient ardu de trouver son chemin tant la multiplicité des détails « saute aux yeux ». Je n'ai pas pu ici en reproduire, mais l'image ci-dessous en donne une idée !

Appréhender ainsi l'espace exige de se concentrer plus que d'habitude et c'est fatigant. L'intérêt de ce parallèle est que dans ce type de dessin, la perception de la profondeur est aplanie puisque tous les personnages ont la même taille. La taille et le volume, comme repères de distance ne sont pas possibles ! Il n'y a pas non plus de ligne qui donne une verticale (des murs, une haie, etc.), ni de ligne de sol. Pour les personnes qui ne saisissent pas la construction spatiale, il en est de même, l'espace peut s'apparenter à une multitude d'éléments disparates.

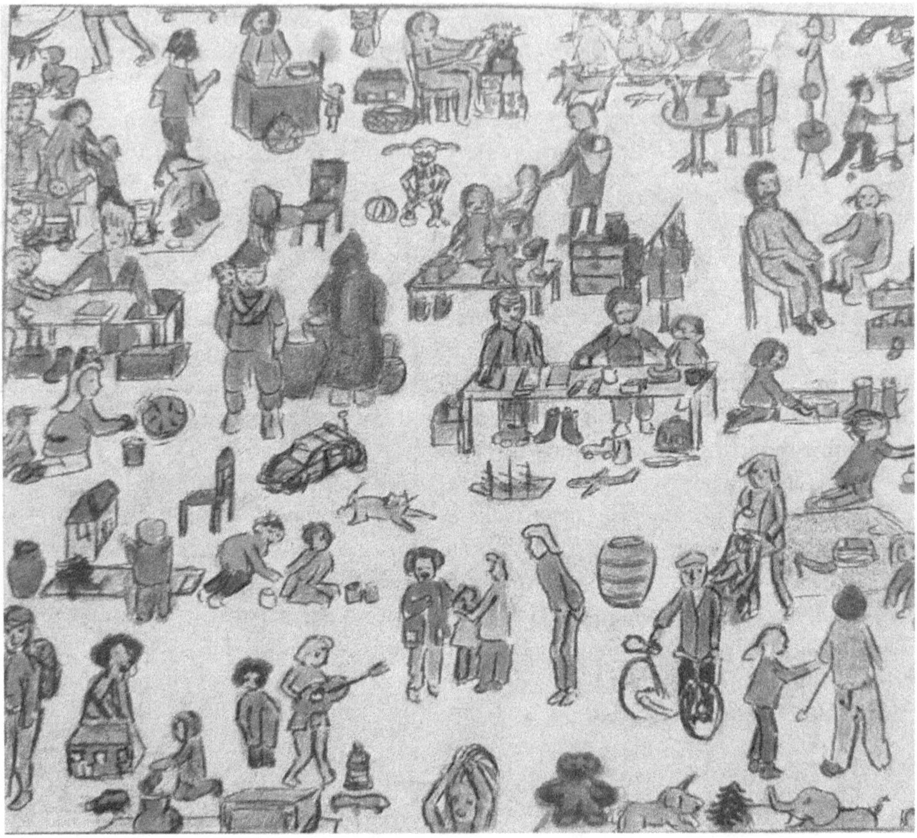

Vide-grenier, dessin de l'auteur

- De fait, les personnes autistes sont plus dépendantes, dit Mottron, de ces propriétés et détails du visage (rides d'expression, mouvements des yeux, etc.). Le focus attentionnel et la supériorité du traitement local l'expliquent, d'où leur hyperattachement et leurs crises éventuelles sur des détails « pas comme d'habitude », puisqu'ils reconnaissent essentiellement des ensembles de détails plus que des formes générales et plus que des contours. Ainsi, cela explique également, nous dit-il, le fait que généralement les personnes autistes commencent leur dessin (ou puzzle) par les détails, rarement par les contours !
- Pour Mottron, il y a une supériorité du traitement local et d'ailleurs les personnes autistes débutent plus facilement leurs dessins par des éléments locaux (détails).

Les spécificités perceptives impactent donc l'abord des éléments dans l'espace, mais aussi la mémorisation de ceux-ci ! Il faudrait presque dès lors, pour qu'un autiste avec de telles difficultés mémorise une forme générale, qu'il ait vu l'ensemble de ces détails configurés exactement de la même façon (presque sous la même lumière) plusieurs fois de suite ! On comprend le désespoir de certains enfants autistes qui essayent d'assimiler et de mémoriser quelque chose si un des éléments a changé en cours de route… pour lui, « l'objet serait comme changé et l'objet initial avec sa configuration précise "perdu", avant même qu'il ait pu réellement s'en saisir ! »

- *Il n'est pas étonnant non plus que les enfants autistes aguerris à cet exercice d'identification permanent de constellations soient très repérés et intéressés par les constellations solaires et autres systèmes spatiaux, pourtant si complexes à mémoriser, pour nous les « normo typiques ».*
- Pour L.Mottron les personnes autistes arrivent à catégoriser mais certainement par d'autres moyens que les personnes normales. Ainsi, ils pourraient effectuer les tâches en sollicitant la zone cérébrale liée à la vision et la perception, avec une sorte de sens « inné » de la reconnaissance des formes alors que chez la personne « neurotypique », on saisit d'abord l'image avec la partie liée à la vision puis, on relie au cortex préfrontal, spécialisé dans la pensée planifiée et explicite.
- Le fait de discriminer tous les détails plutôt que d'en saisir la logique globale rend également plus difficile pour les personnes autistes le fait de reconnaître, au niveau du langage, certains phonèmes selon plusieurs prononciations, voix ou accents, car cela nécessite d'oublier ces propriétés sensorielles de « bas niveau » ou « concrètes ». *Or, ces « légers » changements pour nous leur « sautent aux yeux » si je puis dire et ils ne reconnaissent pas la similitude.*
- Pour L.Mottron et son équipe, il faudrait envisager l'autisme comme un trouble lié à une spécificité perceptive plutôt que comme un déficit social.

Gepner et les difficultés autistiques de perception des mouvements rapides

Pour Bruno Gepner, psychiatre, dans l'autisme, on trouve des anomalies cérébrales structurales (anomalies de croissance cérébrale, contraintes génétiques…) avec des mécanismes développementaux compensatoires, tout comme des anomalies cérébrales fonctionnelles, entraînant des sous-connectivités ou des sur-connectivités entre de multiples aires et voies corticales ou sous-corticales. Des discontinuités et des dissynchronies cérébrales multi-systèmes en découlent. Il s'appuie pour cela sur de nombreuses autres recherches.

Cette dissynchronie entraîne des désordres du traitement temporo-spatial (DTTS) des informations sensorielles (entre autres) et surtout un défaut de perception et d'intégration en temps réel des stimuli sensoriels dynamiques rapides (B.Gepner et Féron). Cela entraîne un ralentissement du traitement cognitif, un déficit imitatif, par moments une sorte de cécité mentale, un trouble de traitement des visages, des désordres du langage, une malvoyance de l'E-Motion, etc.

Ces auteurs mettent en avant une faiblesse de la cohérence centrale (Gepner & Féron 2009, Gepner et al, 2010, Gepner, 2011).

À l'inverse, par une sorte de surcompensation, la perception des stimuli statiques et numériques serait accrue, avec une sur-connectivité.

Ainsi l'observation de mouvements, l'imitation et la reconnaissance de stimuli visuels dynamiques comme les mouvements faciaux, ou autres mouvements rapides, aussi bien que l'écoute de stimuli auditifs rapides sont difficiles pour les personnes autistes. C'est le cas, par exemple, lorsque nous parlons avec beaucoup de phrases en même temps. C'est ce que l'on voit aussi quand ces enfants se lèvent ou s'agitent dès qu'une porte s'ouvre et qu'une personne entre, amène un mouvement de déplacement spatial dans la pièce que l'enfant doit traiter, ou lorsqu'à table, ils se lèvent d'un bond si l'adulte part chercher le reste du repas, c'est-à-dire dès que se produit un déplacement dans l'espace. Voici un autre exemple : au test du P.E.P., si l'on va trop vite à proposer les items devant les yeux de l'enfant, puis à lui retirer pour en mettre d'autres sans laisser le temps à l'enfant de temporiser, il peut se retrouver dans l'incapacité de collaborer aux propositions. Un des enfants, dans une structure où j'ai travaillé, mis ainsi en situation de test P.E.P. III, a fini par se lever et prendre les perles pour aller à la fenêtre et, de dos, les enfiler sur le fil, à son rythme à lui, avant qu'on les lui reprenne, comme c'était le cas aux items précédents où les objets qu'on lui avait proposés, lui avaient été enlevés trop vite.

Pour un autre enfant, qui passait également un P.E.P., il était très clair qu'il était incapable de ne pas se retourner ou fuir à l'autre bout de la pièce dès qu'on lui présentait du matériel qui bougeait devant lui. À l'inverse, si l'on attendait un certain temps en ayant posé le matériel ou en ne bougeant plus, il pouvait venir s'y intéresser et essayait la consigne. C'était très flagrant.

Ce qu'il est intéressant d'avoir en tête c'est que comme tout système neuropsychologique trop sollicité ou submergé, cela peut entraîner une réelle souffrance physique – de même que nous avons des maux de tête quand notre cerveau sature ! Il arrive souvent que les personnes autistes se frappent la tête dans ces moments-là, comme pour évacuer quelque chose ou relancer une cohésion ou une meilleure synchronisation qu'elles semblent alors commencer à comprendre comme pouvant être retrouvée. Cela suppose, en amont, d'avoir acquis une certaine confiance dans la permanence de leur fonction d'attention et dans leur capacité à retrouver leur centre d'intérêt premier.

Ils se frappent alors comme pour « relancer la machine », comme nous quand nous donnons un coup de pied dans un distributeur ou une machine tombée en panne, pour ôter un potentiel court-circuit.

C'est souvent au bout de plusieurs mois ou années de soins (prenant en compte l'ajustement sensoriel, la non-effraction) et à partir du moment où ces enfants éprouvent des moments de meilleure synchronisation, qu'ils comprennent cette possibilité de « retrouver », revenir à leur tâche précédente et cherchent à inverser le phénomène de coupure, à envisager « une boucle de retour », une réversibilité de l'effet « coupure ».

Ils ont alors intégré comme possible cette permanence de leur Moi et manifestent avec colère sa perte momentanée en recherchant à relancer cette compétence pour retrouver une perception d'un monde cohérent et le sentiment de bien-être.

Ce qui est plus invalidant c'est lorsque les enfants ont atteint un point où ils renoncent et se détournent systématiquement. Quand ils se sont identifiés à cette « incapacité ». C'est ce qu'a pu me montrer un autre enfant autiste de 5 ans au P.E.P., qui, suite aux 50 premiers items qui se succédaient rapidement et faute de savoir quoi répondre s'est détourné au bout d'un certain temps du matériel et de la situation de test et s'est mis à s'agiter dans la salle, à chercher à s'en aller au loin, y compris en montant à la verticale des murs ! Tout ceci était trop inconnu et rapide pour lui. À l'inverse, il pouvait se poser tout de suite pour faire la tâche, bien assis à la table, dès qu'il reconnaissait et maîtrisait une tâche, mais renonçait à décrypter tout ce qui lui paraissait nouveau au moins dans un premier temps. De plus, dès que je bougeais, le fait que je me détourne ou me lève pour chercher le matériel suivant, entraînait systématiquement chez lui le fait de se détourner et de fuir cette perception du mouvement, ce qui l'empêchait de rester concentré sur la moindre activité. Il s'est plusieurs fois réfugié sur le canapé et a même cherché à se cacher des stimuli proposés en se mettant la tête sous une couverture !

En laissant le temps, après chaque consigne, que tout reste posé un moment, dans l'espace, j'ai pu le voir revenir regarder de lui-même les objets. Je lui renommais alors la consigne cette fois sans bouger, et il a pu effectuer des exercices.

Ainsi cet enfant, au premier abord, totalement agité et non compétent se montrait, en prenant en compte ses difficultés sensorielles, plus intelligent et compétent qu'il n'y paraissait. Il a pu montrer qu'il savait apparier les lettres, s'y intéresser et fait très rapidement et parfaitement des puzzles.

L'un des items du P.E.P. les plus révélateurs de ce point de vue est l'item où l'on doit bouger le lacet devant les yeux. Pour deux enfants cela a provoqué un maximum de troubles du comportement de type : fuite et agitation dans l'espace avec chez l'un, une expression sur le visage douloureuse !

Dans sa présentation, sur le Net, Gepner donne une illustration à partir d'une image d'entrée dans un tunnel dont il présente la vision soit par une personne normale soit par une personne autiste, ayant des difficultés. C'est très parlant. Il montre la distorsion de perception lors d'une perception trop rapide, forte, vive du mouvement qui aboutit à une sorte de flux de lumière presque éblouissant. Cela nous permet de mieux comprendre et nous identifier à ce que peuvent vivre ces personnes au quotidien. Il montre également des photos d'un enfant et d'un adulte à qui l'on présente un dessin animé à vitesse normale, puis à vitesse ralentie. Sur la photo de l'enfant prise pendant la projection à la vitesse normale, on voit que celui-ci se détourne, a la langue tombante et le regard flou. Avec l'image ralentie, on le voit fixer avec intérêt l'écran avec de la joie sur son visage. Sa langue n'est plus atonique et son regard n'est plus flou. L'adulte autiste a également le sourire lorsque le dessin animé est ralenti et fixe, alors que son regard est dans le vague et son visage triste, atone, lorsque la vitesse de la projection est normale. Je suppose que le contenu du dessin animé était drôle.

Mais ce que l'on voit surtout c'est combien le ralentissement permet à ces personnes autistes de suivre et de prêter attention, d'intégrer les perceptions de l'environnement, de s'y intéresser et d'être en phase émotionnellement. D'ailleurs Gepner préconise de ralentir la parole, les gestes, ou autre stimuli présenté pour aider ces personnes à se saisir de ce que nous leur présentons.

De nouveaux facteurs environnementaux suspectés sont évoqués par lui dans son cours de D.U. sur les Troubles des apprentissages de mai 2012, disponible sur internet avec d'autres recherches présentées.

9. Quand l'ensemble des difficultés interagissent : exemples cliniques issus d'autobiographies et de témoignages d'autistes

T.Grandin, à partir de témoignages de plusieurs autistes qu'elle a recueillis, donne une métaphore très parlante de la façon dont certains perçoivent le monde :

> « Le monde des autistes qui ne parlent pas est chaotique, flou. Il se pourrait qu'un adulte de faible niveau, qui n'a toujours pas appris la propreté, vive dans un monde sensoriel totalement brouillé. Il n'a très probablement aucune idée des limites de son corps, et tout ce qu'il voit, entend et touche lui parvient sous une forme très confuse. C'est sans doute un peu comme s'il regardait le monde à travers un kaléidoscope, tout en écoutant une radio brouillée par les parasites. Ajoutez-y le fait que le bouton du son est cassé… ».

Cela aboutit à des sons captés comme des bruits qui passent de façon imprévisible du grondement au chuchotement à peine audible. Elle parle d'état de panique et de terreur associés :

> « Imaginez-vous (nous dit-elle) dans un état de surexcitation, poursuivi par quelqu'un de dangereux, le tout dans un monde totalement chaotique. Il est peu étonnant que les autistes de faible niveau aient peur d'un environnement qu'ils ne connaissent pas. » (*Penser en images*, p.66).

Elle relate combien, d'après les témoignages, les problèmes de ce type (confusion) peuvent s'aggraver à l'adolescence du fait des hormones qui sensibiliseraient un système nerveux déjà surexcité. Elle évoque certains médicaments, comme les bêtabloquants et la clonidine, pour aider à calmer la surexcitation du système nerveux.

Pour faire face au chaos, des automutilations violentes peuvent apparaître : se mordre, se taper la tête. Il n'y aurait pas véritablement de perception douloureuse, suite à ces actes, dans ces moments-là, tant les perceptions sensorielles seraient déformées. À l'inverse, on peut penser que dans cette recherche de ressentis au prix de coups, la personne tente de faire advenir un ressenti d'une zone corporelle à un point précis, qui l'aiderait à sortir de son ressenti de confusion.

Stéphanie, dans le document *Autisme vu de l'intérieur*, témoigne bien de ces difficultés :

> « C'est vrai qu'au moment d'un repas dans une salle, je dois gérer le monde, je dois gérer le bruit, la lumière, je dois gérer les odeurs,

l'alimentation. Je dois gérer la communication entre tout ce monde-là. C'est vrai que pour moi, c'est quelque chose de très difficile où je me sens beaucoup sollicitée, où je dois beaucoup me préparer, beaucoup prendre sur moi. » (Stéphanie est très maigre sur la vidéo).

Mais qu'en est-il des organes récepteurs sensoriels sur un plan plus fonctionnel, plus organique ? Quelles données issues de recherches sur le fonctionnement des organes des sens et le décryptage des signaux sensoriels sont intéressantes à connaître ?

Pour répondre à cette question, je vais reprendre brièvement certaines recherches des années 1970-1980, pendant lesquelles de nombreuses investigations sur le fonctionnement des organes récepteurs chez les personnes autistes ont eu lieu. Les éléments et informations qu'elles donnent, m'ont permis d'ajuster mon positionnement et ma pratique professionnelle, lorsque je les avais lues pour ma thèse en 1995-1997 et de mieux comprendre ce que les familles peuvent vivre au quotidien. Ces données me semblent aujourd'hui toujours aussi pertinentes, même si depuis d'autres données issues de la recherche sont apparues.

L'ajustement de ma pratique sera repris en quatrième partie. Je vais donc présenter maintenant certaines recherches sur :

- les organes récepteurs,
- la conduction de l'influx nerveux,
- le traitement des signaux par le système nerveux central.

Nous verrons ainsi, par exemple, comment les recherches de J.Martineau et coll (1987) et Courchesne et ses coll (1994), préfigurent le travail de Gepner sur la question de la vitesse de traitement des informations et l'intérêt du ralentissement.

D. Du côté des chercheurs neurologues. Les recherches sur les organes récepteurs et l'intégration des signaux au niveau du système nerveux central

Dans les années 60-70, les chercheurs ont cherché d'éventuels dysfonctionnements au niveau de la réception des stimuli : anomalies dans le fonctionnement des organes récepteurs, etc. Puis les recherches se sont déplacées sur la conduction du signal (de l'influx) nerveux pour envisager, avec des moyens plus modernes (Dopler, Scanner, I.R.M…) de visualiser l'activation déclenchée au niveau du système nerveux central par ces stimuli (leur lecture, enregistrement, stockage, effet…). Voyons dans un premier temps les recherches sur les organes récepteurs.

1. Les recherches sur les organes récepteurs

En présentant différents stimuli à des personnes autistes et en comparant avec des groupes témoins, les chercheurs n'ont pas trouvé d'anomalies spécifiques concernant le fonctionnement des organes récepteurs.

En 1992, Lincoln et ses collaborateurs ont mené une étude comparative sur les capacités auditives et la mémoire auditive, chez des adolescents non retardés et chez des adultes avec des troubles du développement au niveau du langage, et chez des autistes (Lincoln & coll, 1992).

Il ressort de cette étude que les sujets autistes ont des performances très peu amoindries par rapport aux sujets normaux (groupe contrôle) et que la différence n'est pas significative.

Étudiant les réponses cérébrales auditives chez des personnes autistes, Klin (1993) ne trouve aucune preuve de dysfonctionnement cérébral auditif lié à une perte auditive périphérique dans l'autisme et suggère dès lors que certains résultats anormaux soient attribuables à un sous-groupe d'autistes atteints de troubles neurologiques et que des défections auditives puissent coexister avec l'autisme.

Cet auteur rappelle cependant qu'une plus forte fréquence d'infections des oreilles a été mise en évidence au sein d'un échantillon d'enfants autistes, par Konstanttareas et Homatidis (1987).

Sa recherche confirme les résultats d'une étude menée par June, Rapin et Tuchman (1991) qui montrait que certains enfants peuvent être atteints à la fois d'un déficit auditif bilatéral (surdité) et d'autisme, et qu'il ne faut pas négliger cette possibilité de double handicap.

Même si beaucoup de personnes atteintes d'autisme sévère ne répondent pas à l'appel de leur prénom, le problème ne semble pas venir des organes récepteurs sensoriels.

Concernant la vision, dans l'article de Phillips (1992) et celui de Ann Wainwrightsharp et S.E.Bryson (1993), l'on retrouve des particularités quant au fonctionnement et à l'utilisation de la vision par les enfants autistes, mais pas de déficit biologique de l'appareil visuel.

Un problème d'attention trop ciblée et une difficulté à changer de pôle d'attention

D'autres études sur les troubles spécifiques liés à l'autisme proposent l'hypothèse d'un dysfonctionnement de la capacité à changer de pôle d'attention, dans le traitement des informations par le système nerveux central.

Lovoas et ses collaborateurs (1971) ont ainsi observé que, dans le cadre de la présentation d'un complexe de stimuli : par exemple une présentation simultanée de stimuli auditifs, visuels et tactiles, les autistes opéraient une grande sélection et répondaient à un seul des éléments. Comme Rincover et Ducharme (1987), ils parlent d'attention trop ciblée et de difficulté à changer le pôle sensoriel sur lequel l'attention est fixée.

Ce phénomène s'étend aussi à la prise en compte d'une seule dimension d'un même stimulus (Hermelin et O'Connor, 1970).

Bien d'autres observations ont été faites suggérant des particularités du fonctionnement sensoriel de ces enfants.

Ann Wainwrightsharp et Susan E.Bryson (1993) ont étudié, par exemple, la capacité à passer d'un stimulus visuel à un autre.

Elles ont observé que les autistes avaient la même difficulté à désengager et à changer rapidement leur point d'attention à l'intérieur d'une même modalité sensorielle (qui est dans leur recherche, la vision), que de passer d'une modalité sensorielle à une autre.

D'autres recherches de Rincover et Ducharme, ont montré, dès 1987, le traitement parcellaire lorsqu'il y a trop d'informations. Ainsi, ils ont observé que lorsque l'on sépare dans l'espace la couleur et la forme d'un stimulus, les enfants autistes (et non le groupe contrôle) ne répondent qu'à une seule caractéristique.

Pour Courchesne (1987), les réponses de ces enfants sont moins bonnes dans les tâches qui demandent une attention sélective (résultats issus d'études à partir de mesures électro physiologiques).

Le problème se situerait au niveau de la capacité à utiliser l'information.

Lovaas, Schriedman, Koegal & Rehon (1971) observent généralement une focalisation de l'attention sur une caractéristique qu'ils définissent comme sélectionnée arbitrairement. Cela pourrait expliquer que la réponse des enfants autistes aux stimuli externes soit atténuée ou plus lente. Cela rejoint les observations de D.Meltzer (1980) sur la focalisation sur un sens privilégié, temporairement, lors du processus de « démantèlement », plutôt que sur l'ensemble.

Cette difficulté, cette lenteur, à « réorienter » le traitement de l'information par le système nerveux central, sur un autre point, explique les tendances à « l'accrochage sensoriel », « l'agrippement » et en partie la tendance au « sameness », décrite par Kanner. Mais pas seulement. C'est certainement aussi le risque de retomber dans la confusion des stimuli venant de toute part, avant de pouvoir à nouveau focaliser sur un point qui se rejoue chaque fois qu'il s'agit de changer d'objet d'attention pour certains autistes ayant un degré d'autisme important et invalidant.

On peut aussi se demander, en reprenant le point de vue d'Esther Bick (1975) sur la fonction rassurante chez le nourrisson de « l'accrochage sensoriel », ce que peut représenter au niveau psychologique un tel « lâchage » de stimuli.

La difficulté à désengager son attention et la focalisation sur un aspect peut aussi se poser en ces termes.

Cette « lenteur » à passer d'une information à une autre par le SNC, mise en évidence dans les années 1987, a été réexplorée, comme présenté précédemment par Gepner.

Une utilisation différente et un fonctionnement parfois particulier (les années 70-80)

Concernant la vision d'autres recherches ont été menées afin de savoir si les personnes avec autisme évitent ou non les contacts visuels ou se servent moins de ce canal sensoriel. Phillips, Baron-Cohen et Rutter, ont étudié le comportement des autistes par rapport aux enfants normaux, lorsqu'il s'agit de rechercher le regard d'autrui pour connaître les intentions de la personne en face et ont mesuré leur temps d'attention visuel.

Il s'agit d'une fonction de détection des buts qu'ils ont mis en évidence chez l'enfant normal dès 9 mois.

Les résultats de leur recherche ont été que les enfants autistes, contrairement aux enfants normaux ou mentalement handicapés, ne cherchent pas plus le regard d'une personne présente et interactive lorsque le but de son action est flou que lorsqu'il est évident. Cependant, au moment critique, les enfants autistes ont regardé la main de l'expérimentateur ou le jouet (qu'il manipulait), essayant même, parfois, de réagir de manière appropriée.

De façon générale, ces enfants autistes ne montraient pas moins de contacts visuels que le groupe contrôle : filmés librement pendant deux minutes, soixante-quinze pour cent des enfants autistes ont eu des contacts visuels. Ce résultat est important, car il nuance l'impression clinique que ces enfants évitent les échanges de regard ou les regards directs.

La conclusion de cette étude est que ces enfants regardent plus volontiers leur interlocuteur dans les yeux lorsqu'ils ont une demande à faire, que pour détecter le but de la personne en face.

Le moindre temps d'observation des personnes et d'échange de regard pourrait donc venir d'un moins grand besoin de suivre ce que l'autre fait. Il faut toutefois relativiser cette conclusion car l'enfant autiste peut suivre « autrement » ce que l'adulte fait près de lui : par exemple, en prêtant attention aux sons qu'il entend ou en utilisant sa vision périphérique. Il est de plus parfois vulnérable à la perception des mouvements rapides (cf. Gepner), et peut, de fait, ne pas vouloir regarder « directement ».

D'autres études, menées par Hermelin et O'Connor (1970), Sigman, Mundy, Ungerer, et Sherman (1986), ont montré que les enfants autistes n'évitaient pas le contact visuel. Un autre point concerne la difficulté à changer de pôle d'attention.

Un temps de latence long, une difficulté à changer de pôle d'attention Une difficulté au changement

Courchesne et ses collaborateurs ont réalisé une étude très intéressante à ce sujet et observé la précision et la rapidité des réponses des personnes autistes lors d'une tâche impliquant un changement de modalité sensorielle entre les modalités visuelles et auditives. Pour ces auteurs, concernant les modalités visuelles et auditives et, plus particulièrement les changements d'attention intermodaux, les autistes se rapprochent des patients cérébelleux et présentent, comme eux, un échec dans la précision et la rapidité des réponses, lorsque le temps entre les stimuli est inférieur à deux secondes et demie (E.Courchesne et collaborateurs, 1994).

Cela rendrait l'enfant incapable de focaliser son attention, de suivre les rapides échanges verbaux, gestuels posturaux, tactiles et faciaux qui marquent un changement de signal, dans un ensemble d'informations sociales.

Ils envisagent un mauvais développement cérébelleux qui provoquerait non seulement des déficits dans les changements rapides d'attention, mais qui impacterait aussi la coordination des mouvements.

Une étude de J.Martineau et de ses collaborateurs (1987) montre aussi des capacités d'associations intermodales auditivo-visuelles, chez les autistes ; mais elles sont également décrites comme plus lentes.

De même que pour les difficultés de changement d'attention évoquées plus haut, Cordon avait noté que le corps des autistes ne réagissait pas aux entrées auditives avec autant de précision que chez les individus normaux, mais avec un retard pouvant aller jusqu'à une seconde. Ces données sont très importantes à prendre en compte pour laisser le temps, après chaque consigne, à l'enfant, l'adolescent, l'adulte, autiste, de s'en saisir. Un petit enfant testé avec un P.E.P., m'avait, par exemple, effectué la consigne 7 min plus tard. Cela va avec le ralentissement prôné par Gepner.

Bien d'autres études neurologiques ont été effectuées.

Des études de potentiels évoqués auditifs cérébraux d'individus autistes à haut fonctionnement cognitif, montrent qu'un sous-groupe d'enfants autistes présente des anomalies de transmission cérébrale, allant usuellement dans le sens d'une prolongation du temps de réaction.

En 1985, deux modèles sont proposés par Bruneau et ses collaborateurs. Ces auteurs observent que l'hyporéactivité aux stimuli auditifs concerne les ordres verbaux et les sons forts. À l'opposé, ils observent des réactions exagérées aux stimuli auditifs intenses et d'intensité moyenne.

Ils en déduisent deux modèles : dans l'un, l'enfant se fixerait sur relativement peu de stimuli et serait incapable de (scanner) l'environnement, ce qui donne, dans les faits, l'ignorance d'autres stimuli. Un autre modèle décrit l'enfant comme submergé par les stimulations sensorielles et incapable de prêter attention aux stimuli environnementaux pertinents.

Kootz et al. (1982), parlent eux, d'arguments consistants pour des mécanismes physiopathologiques responsables du rejet d'entrées sensorielles chez les enfants non réactifs et, d'un autre côté, James et Barry (1980) évoquent une faille de maturation chez les enfants présentant une ouverture extrême aux stimuli environnementaux.

N.Bruneau, dans sa thèse sur la modalité auditive chez les personnes autistes, met en avant une hyporéactivité temporale gauche aux stimulations auditives par rapport aux enfants normaux, hypo réactivité observée par l'intermédiaire des potentiels évoqués auditifs, par la réactivité circulatoire (Doppler Trans crânien) et par le S.P.E.C.T.

En comparant les données électro-physiologiques et cliniques, Bruneau observe une amplitude des réponses temporales plus faible chez les enfants hypo réactifs au monde sonore et ayant de graves troubles en ce qui concerne la communication verbale et non verbale.

La question de la distribution et de la nature des cellules nerveuses au niveau de zones du SNC a été également étudiée et dans les années 1980, ainsi que l'hypothèse d'un manque de cellules de Purkinje (cellules clés du fonctionnement cérébelleux). Cela pourrait en effet entraîner des dysfonctionnements de l'attention, mais aussi des dysfonctionnements sensoriels, de l'autisme (Courchesne).

La lecture et le traitement des signaux au niveau du SNC vont être plus investigués.

Concernant l'audition, une étude de Wetherby et ses collaborateurs (1981) montre que les enfants autistes réagissent auditivement comme des personnes souffrant de problèmes auditifs centraux.

Ils observent ces résultats en comparant les performances des enfants écholaliques, ayant une écoute monaurale normale, à des patients ayant des dysfonctionnements du système nerveux auditif lors d'une tâche d'écoute dichotique.

Un dysfonctionnement au niveau du système nerveux central et l'hypothèse d'une mauvaise modulation des stimuli sensoriels entrants qui affecterait toutes les modalités sensorielles

Cette particularité a été soutenue par Ornitz et Ritvo (1968, 1971), Goldfarb (1961, 1963) et Bergman et Escalona (1949).

Cela se manifeste par l'absence de réactions ou des réactions exagérées aux stimuli qui renvoient à une hypo et à une hypersensibilité. Les deux types de réactions peuvent être présents chez le même enfant.

Du côté du manque de réactivité, on trouve une absence de réponse à des bruits soudains, une ignorance visuelle des personnes ou caractéristiques environnementales (ils marchent sur les objets comme s'ils ne les voyaient pas…), l'absence de réactions lorsqu'on place un objet dans la main (il tombe), l'absence de réactions aux stimuli douloureux, etc.

L'hypersensibilité, quant à elle, peut être provoquée par des bruits de sirènes, aspirateurs, aboiements de chiens ; l'enfant essaye alors de couper le son par l'application de ses mains sur ses oreilles.

Un changement lumineux ou la confrontation à un objet inattendu peut provoquer des réactions de peur.

Du point de vue tactile, on peut noter une intolérance à certaines étoffes, comme nous l'évoquions précédemment.

Des aversions pour les stimulations vestibulaires provoquées par les bousculades, les jeux d'anti gravité ou encore les ascenseurs, sont aussi décrites.

Par ailleurs, pour Hermelin et O'connor (1970), une grande conscience de perception est souvent associée à la recherche d'un fort degré de perception, ce qui expliquerait certains comportements moteurs, tels que coller son oreille le plus près possible de sources sonores, le fait de frotter ou frapper ses oreilles, etc.

Pour Ornitz (dès 1969, donc) il y aurait une rupture dans le développement des mécanismes neurophysiologiques régulant le niveau de bombardement sensoriel, d'où l'absence de réactions ou la massivité de celles-ci (Goldfarb, 1963 ; Bergman et Escalona, 1949 ; Ornitz, 1973 ; Anthony, 1958).

Par ailleurs, pour cet auteur, il faut considérer conjointement la modulation des entrées sensorielles et les réponses motrices étranges, comme cela s'observe cliniquement.

Le dysfonctionnement neurophysiologique est considéré par Ornitz en termes d'effet des stimuli sensoriels entrant sur le déclenchement de réponses motrices, dans un lien étroit entre les réponses motrices et les entrées sensorielles.

En effet, certaines stimulations engendrent des comportements moteurs d'excitation ou bien des arrêts, et une immobilité dans d'étranges positions (objets tournoyants qui provoquent des battements répétitifs stéréotypés, etc.).

Il s'agit d'une conception de l'autisme en tant que désordre de l'intégration sensori-motrice.

Résumé

Nous avons donc jusqu'ici vu avec ces chercheurs, en neurologie, l'observation des particularités suivantes :

- des hypo ou hyperréactivités.
- une grande sélectivité (Lovaas et ses collaborateurs, 1971).
- une difficulté à changer de pôle d'attention.
- une préférence pour les récepteurs sensoriels proximaux chez certains autistes : le toucher, l'odorat, le goût, plutôt que les récepteurs distants tels que la vision et l'audition (G.Oldfarb, 1956, S.Chopler 1965, O'Connor 1971) – ce qu'on retrouve dans la clinique des enfants autistes les plus en difficulté.

Voici par exemple, le résumé de deux recherches sur les potentiels évoqués auditifs à partir des électro-encéphalogrammes.

2. Deux recherches sur l'intégration du signal auditif (électro-encéphalogrammes et comparaison des potentiels évoqués auditifs et des potentiels corticaux)

Buchsbaum, en 1976, suggère que le système nerveux central (CNS) module l'intensité des signaux entrants. Il a observé 16 enfants autistes dont 11 garçons, âgés de 3 à 7 ans ½. Le recrutement s'est fait à partir du DSMIII (APA, 1980). Dix des enfants étaient suivis dans un centre pédopsychiatrique et six venaient de l'extérieur. Le quotient de développement non verbal moyen était de 53, avec le Brunet-Lezine et le test Borel-Maisonny. Un test d'audition a été préalablement effectué.

Un groupe contrôle de 19 enfants normaux, dont 12 garçons, âgés de 3 à 8 ans, a été observé.

L'EEG a été enregistré à partir du site Cz. À partir de deux électrodes supraorbitales qui ont été posées. Des stimuli de 750 Hz, pendant 200 ms étaient envoyés à partir de deux haut-parleurs placés à 50 cm de chaque oreille. La tonalité était variable : 40, 50, 60, 70 et 80 dB. La moyenne des potentiels auditifs était calculée à partir de 40 essais, à chaque niveau d'intensité du stimulus.

L'intensité a eu un effet sur le groupe contrôle : les potentiels évoqués auditifs augmentaient. L'effet a été similaire pour les 3-5 ans et pour les 6-8 ans. La moyenne des amplitudes n'a pas changé entre le groupe contrôle et les autistes ; mais l'amplitude des potentiels était plus variable dans ce dernier groupe.

Il constate que deux groupes se différencient :

- Un premier groupe de 5 sujets présentant une amplitude de potentiel plus élevée et ne présentant pas de modification dans l'amplitude des potentiels évoqués auditifs avec l'augmentation de l'intensité du stimulus,
- Un groupe de 11 enfants autistes ayant des amplitudes de potentiels similaires aux enfants normaux à 40-50 décibels et plus basses à de plus fortes intensités (60-70-80 dB).

Sept enfants de ce groupe ont présenté une variation des potentiels évoqués auditifs avec l'augmentation de l'intensité des stimuli et quatre n'ont présenté aucune modification au niveau de leurs potentiels. La moyenne d'âge du premier groupe était plus jeune : 4,4 ans, contre 5,3 ans pour le deuxième groupe. Les données pour le premier groupe suggèrent que ces enfants sont très sensibles aux stimulations et répondent continuellement même si les intensités varient.

Le deuxième groupe d'enfant montre des réactions faibles lors d'intensités faibles, tout comme les sujets normaux ; l'effet de l'intensité du stimulus étant moins important pour ces enfants que pour les enfants normaux ;

Cela se voit plus entre 40 et 70 dB, car à 80 dB des différences entre les enfants normaux apparaissent.

Pour cet auteur, c'est le SNC qui modulerait aussi l'intensité des signaux entrants.

Dans un article de 1980, Novick et ses collaborateurs publient également des résultats de recherches sur l'intégration auditive chez les personnes autistes par l'intermédiaire d'électro-encéphalogrammes et plus exactement par l'étude et la comparaison des potentiels évoqués auditifs et des potentiels évoqués corticaux.

Menée sur cinq enfants autistes et cinq enfants normaux, ils présentent une étude qui montre des potentiels évoqués auditifs normaux chez quatre des enfants autistes.

Concernant les potentiels évoqués corticaux, ils ne trouvent pas de différence pour les potentiels positifs à +60 et les potentiels négatifs à -100, dans leur fréquence d'apparition et d'amplitude ; en revanche, les potentiels positifs à +200 et à +300 sont moins importants dans le groupe des enfants autistes. Novick et ses collaborateurs proposent l'hypothèse que la diminution des potentiels à + 200 chez les sujets autistes témoigne d'une spécificité au niveau de l'intégration auditive, probablement à l'intérieur des aires corticales secondaires.

Les enfants autistes ayant été capables de réussir les exercices de discrimination et de détection des stimuli manquants, cela suggère que ces données inhabituelles sont dues à un fonctionnement spécifique plutôt qu'à un défaut de motivation ou d'attention.

Cela conforte l'idée que les troubles auditifs autistiques concernent l'enregistrement, l'inscription et le stockage de l'information stimuli.

Simson et al., en 1976-1977, situent à l'époque, l'origine des potentiels à + 300 chez les sujets normaux, au niveau du cortex pariétal inférieur.

Novick et ses collaborateurs proposent, dans un article de 1979, que l'atténuation de ce potentiel soit due à un défaut de connexions entre le cortex entorhinal et l'hippocampe avec le cortex pariétal inférieur.

Cela en lien avec d'autres recherches (Hauser et al., 1975), qui observent chez certains patients autistes, la présence d'une atrophie de l'hippocampe.

Ce phénomène de réduction de l'amplitude des potentiels à +200 et de suppression de ceux à +300 est aussi rapporté chez des patients schizophrènes.

De nombreuses recherches s'orientent désormais sur l'intégration des stimuli au niveau du système nerveux central.

Un dysfonctionnement dans l'activation et l'intégration au niveau du S.N.C.

De nombreuses recherches vont alors être menées quant à la localisation d'une zone dysfonctionnelle intracérébrale, qui vont évoluer en fonction des nouvelles connaissances et nouveaux outils exploratoires disponibles.

Peronnet et ses collaborateurs (1974-1977) montrent que des lésions du lobe temporal peuvent réduire ou faire disparaître les potentiels négatifs à 100 et positifs à 200, étayant la proposition de Vaughan et Ritter (1970).

Ces potentiels proviennent du cortex auditif, proche du plan temporal supérieur. Ils évoquent, pour expliquer les troubles des potentiels auditifs cérébraux, mis en avant par les recherches de Novic et coll., non pas un manque d'attention ou de motivation, mais un défaut de connexion entre le cortex enthorinal et l'hyppocampe avec le cortex pariétal inférieur.

Vaughan et Ritter, vont également tenter de localiser la zone cérébrale à l'origine de ces potentiels. (Vaughan et Ritter, 1970). En 1976,1977, Simson et ses collaborateurs situent l'origine des potentiels +300, chez les sujets normaux dans le cortex pariétal inférieur (cf. ma thèse).

En parallèle aux recherches plus « invasives » se situent des données comparatives cliniques avec des patients cérébrolésés sur certaines zones bien précises (Damasio) et dont les troubles ressemblent aux troubles autistiques.

Ainsi, en 1978, Damasio et ses collaborateurs reprennent certains symptômes de l'autisme dans une analogie avec les signes et les conditions connues des pathologies neurologiques adultes.

Ils tentent d'expliquer les troubles moteurs, de l'attention et les réponses anormales aux stimuli auditifs, visuels et vestibulaires en termes neurologiques.

Pour ces chercheurs, beaucoup de particularités autistiques peuvent correspondre à des signes neurologiques classiques indiquant un dysfonctionnement du ganglion basal, particulièrement le neostriatum, et des structures proches du lobe frontal. Ces difficultés apparaissent aussi souvent, avec des intensités des arrangements syndromiques variables dans les pathologies humaines dégénératives, inflammatoires, vasculaires, néoplastiques, dues à des substances chimiques, impliquant ces structures.

Ainsi, les mouvements asymétriques de la partie basse du visage, notable lorsque l'enfant sourit ou parle spontanément mais non lorsqu'il bouge son visage à la demande, leur font également penser aux paralysies faciales émotionnelles ou aux paralysies faciales réversibles, dont ce symptôme est le point de départ.

Cela s'associe souvent avec des mouvements volontaires de la partie basse du visage, avec des mouvements symétriques de sourires ou de cris, qui peuvent être le signe de lésion dans le système corticobulbaire.

Diverses régions, qui seraient potentiellement lésées, sont ainsi évoquées : le cortex sensorimoteur qui intègre le système moteur non pyramidal, localisé dans les lobes frontaux (mésial), l'activité du système limbique, intimement lié avec les états affectifs et le contrôle émotionnel, les structures (periallocorticales) transitionnelles (transitionnal).

Les troubles de la communication et du langage tels que la répétition immédiate, en écholalie ou retardée, un langage peu structuré et des défauts et retards dans l'utilisation du lexique et de la syntaxe, des phrases répétitives stéréotypées, un côté défectueux du contrôle respiratoire pendant la parole, la tendance à réduire le nombre de mots au minimum nécessaire pour être compris se rapprochent, pour ces auteurs de la symptomatologie autistique.

La compréhension va d'une incapacité complète à comprendre ou à prêter attention aux sons, à une bonne compréhension du langage quotidien, familier, avec une incapacité à comprendre les abstractions et les associations complexes.

Dans l'autisme, la compréhension et l'expression sont touchées, mais, contrairement aux sourds ou aux enfants aphasiques, les enfants autistes n'essayent pas de compenser par des gestes ou expressions faciales.

Ces défaillances verbales de l'autisme présentent une ressemblance avec le syndrome de mutisme ou l'inhibition verbale relative qui apparaissent pendant le retour des capacités suite à des lésions du lobe frontal (mésial) et qui, comme dans l'autisme, sont toujours accompagnés de défaillances profondes de la communication non verbale.

Ces défaillances ne proviennent pas de l'aire du langage primaire, mais viennent d'une absence d'initiative à la communication.et d'une absence d'orientation envers les stimuli. Elles font davantage penser à un trouble moteur d'origine plus haute, du contrôle perceptif ou plus généralement au niveau de l'organisation cognitive.

Ces auteurs évoquent d'autres références neurologiques, telles que les lésions unilatérales de l'aire motrice supplémentaire qui provoquent une aspontanéité des patients, la possibilité de répéter des mots et des phrases correctement et de comprendre des ordres simples, une pauvreté des mimiques, une plasticité, la non-utilisation des gestes pour compenser, de mime ou de postures corporelles pour communiquer. Ces patients ne peuvent pas contrôler le volume sonore et parlent d'une voix aiguë.

Actuellement, je ne sais pas si l'on parlerait encore d'hypothèses en termes de lésions ou plutôt en termes d'activation ou de non-activation biochimique (hormones, synapses, etc.). La science évolue.

Au niveau vestibulaire, d'autres données intéressantes ont été décrites

L'observation, lors de recherche d'enfants autistes, a montré des anormalités des fonctions vestibulaires telles qu'un nystagmus postrotatoire diminué et une tolérance accrue au tournoiement.

À l'inverse, les enfants autistes semblent dépendre des données somato-sensorielles pour percevoir des instructions et apprendre comment mener à bien une tâche qui implique des stimulations visuelles et auditives.

Contrairement aux enfants retardés mentalement, les enfants autistes préfèrent les stimulations somato-sensorielles sur la vision et l'audition.

Pour ces chercheurs, les enfants autistes, sauf effets secondaires dus à d'autres pathologies, ne présentent pas de troubles perceptifs primaires, mais des anormalités comportementales, à la fois sur le plan clinique et dans les tests neuropsychologiques, qui indiquent un défaut dans le maintien des conditions optimales pour recevoir et traiter les entrées perceptives.

Leur recherche de persévération et d'immuabilité est une réponse adaptée d'un individu ayant un trouble du fonctionnement cérébral aux demandes de son environnement. Cela reflète la tendance de l'organisme à faire ce qu'il sait faire correctement.

Les crises de tantrum et de détresse face à des changements rappellent des réactions catastrophiques décrites chez certains patients ayant des syndromes chroniques des lobes frontaux et qui apparaissent lorsque ces patients sont confrontés à des situations pour lesquelles ils ne possèdent pas la réponse adéquate apprise et qui sont incapables de créer une nouvelle réponse appropriée.

Les comportements compulsifs, stéréotypés et ritualisés doivent être vus comme un moyen d'éviter cela mais aussi d'obtenir d'un système biologique perturbé une homéostasie. Point de vue que l'on retrouve dans la thèse de Laurence Barrer, qui a étudié et observé l'effet « restructurant » des mouvements stéréotypés et des moments de « décrochages », dont elle a mis en exergue la fonction de temporisation et de relance du système nerveux, afin de trouver une meilleure approche de la situation, jusqu'alors impossible à aborder de façon constructive.

Ce que les enfants autistes et certains patients ayant des syndromes des lobes frontaux sont incapables de faire, selon ces auteurs, est de trouver seuls des moyens d'adaptation permettant de modifier les contingences extérieures.

Cette capacité était envisagée par Mettler, comme une fonction des lobes frontaux. Pour lui, cette zone du cerveau, active le processus d'organisation de réponses appropriées aux aspects complexes de l'environnement, en relation aux buts les plus complexes de l'organisme.

Tous ces auteurs évoquent de nombreuses zones qui pourraient être atteintes ou lésées (cf. ma thèse). Ont ainsi été évaluées et évoquées les zones intracérébrales suivantes :

- des lésions du cortex pariétal inférieur (Novick et coll),
- des lésions du lobe temporal (Peronnet et coll, 1974-1977),
- un défaut de connexions entre le cortex enthorinal et l'hyppocampe (Peronnet et coll, 1974-1977, Novick et coll, 1979),
- une particularité de fonctionnement ou d'activation de la fonction inhibitrice frontocentrale (Buschbaum, 1976, Bruneau, 1980, Dustman et ses coll., 1982),
- un mauvais développement cérébelleux (Courchesne et coll. 1994),
- un retard de maturation métabolique des lobes frontaux (Zylbovicius, 1995),
- un volume réduit des lobes pariétaux (Courchesne et coll. 1993),
- un dysfonctionnement dans le fonctionnement de la zone du sillon temporal supérieur (Zylbovicius…),
- une atrophie de l'hippocampe (Hauser et al, 1975).

Ces auteurs concluent qu'il n'est pas possible de citer actuellement une structure atteinte de façon prédominante.

Parmi les causes possibles de l'autisme, ils envisagent :

- une infection périnatale (des cas d'autismes ont été décrits chez des patients ayant une (rubella) congénitale, une encéphalite (encephalitis measles), un cytomégalovirus…
- une détresse cardiorespiratoire périnatale (l'hypoxie pouvant causer des dommages spécifiques du cerveau),
- une déficience de l'irrigation du cerveau, une détresse périnatale sévère,
- une hydrocéphalie,
- un trouble génétique qui perturberait le fonctionnement de certaines structures du système nerveux central., un déficit de maturation des neurones de certaines structures, par exemple le mésocortex ou des structures responsables de la production des neuromédiateurs ou neuromodulateurs, une susceptibilité accrue de ces régions à des agents neuropathologiques (infection, changements métaboliques) (A.R.Damasio, 1978).

Une étude plus globale du fonctionnement cérébral, à l'aide de techniques d'imagerie cérébrale (Zilbovicius, 1995) met en avant un retard important, au cours de la petite enfance, de maturation métabolique des lobes frontaux.

À 3-4 ans, le niveau de maturation frontale des autistes en D.S.C est celui normalement observé à 18 mois. Cela se normalise chez les enfants de plus de 5 ans.

Mais on observe alors une réponse anormale aux stimulations auditives : les réponses corticales des enfants autistes activent le cortex associatif postérieur droit, au lieu des zones du langage à gauche.

Une autre étude de Courchesne et de ses collaborateurs (1993) met en avant un volume réduit des lobes pariétaux chez une partie des autistes.

Actuellement, la thèse d'une anomalie postnatale du développement du cortex cérébral et des systèmes activateurs est très étudiée.

La recherche de comportements compensatoires

Dès 1974, Ornitz propose l'hypothèse d'une compensation motrice chez les personnes autistes, par les mouvements répétitifs et étranges qui serviraient à donner sens aux données sensorielles, et à donner sens aux objets tout aussi bien qu'au propre corps de l'enfant (dans sa globalité ou ses parties) par un retour kinesthésique sensori-moteur.

Cliniquement, de brefs épisodes d'intense fixation sont aussi décrits et beaucoup de comportements donnent l'impression d'une recherche de stimulations vestibulaires et proprioceptives : ce sont les tournoiements, balancements, battements de mains, balancements de tête, etc.

Cette question de comportements de recherche d'un retour kinesthésique sensori-moteur a été déclinée par différents auteurs, comme vous avez pu, jusqu'alors, vous en rendre compte.

Dans une recherche très intéressante, Kohen-Raz, Volkmar et J.Cohen (1992) ont étudié la répartition du poids du corps au niveau des pieds de ces enfants et leur rapport à l'équilibre (et au déséquilibre). Cette recherche est d'autant plus intéressante qu'on observe souvent les personnes autistes marcher sur la pointe des pieds ou se percher en équilibre sur des surfaces en hauteur, souvent sans tomber et sans signe de vertige.

En étudiant la répartition du poids du corps au niveau des pieds, ils ont constaté une faculté inhabituelle à garder son équilibre dans des situations délicates et une absence de vertige chez les sujets autistes. Ces auteurs parlent d'une utilisation préférentielle du système de contrôle postural somato-sensoriel primaire, au détriment du mécanisme de contrôle postural visuo-labyrinthique.

Il y a une réaction paradoxale au stress postural. Ce contrôle postural de ces enfants est différent de celui des enfants normaux et retardés mentaux par trois points :

- Leur réponse au stress est paradoxale.
- La répartition de leur poids du corps est inhabituelle : ils utilisent un ou trois des points d'appui constitués par les talons et les orteils.

- Ils utilisent préférentiellement un système de contrôle postural somato-sensoriel primaire.

De plus, ces enfants ne présentent pas de vertige lorsqu'ils balancent leur corps avec une durée inhabituellement longue, ce qui témoigne d'une hyposensitivité de l'irritation vestibulaire.

Cette faculté à garder son équilibre dans des situations délicates et cette absence de vertige rappelle la question d'angoisse spatiale de chute décrite par F.Tustin et, dirais-je, d'un fonctionnement kinesthésique et vestibulaire surinvesti en l'absence de repères tridimensionnels dans l'espace – difficulté que nous avons pu voir avec Gepner.

D'autres études concernant la sensorialité et le système vestibulaire ont été publiées.

Une revue de la neurophysiologie du système vestibulaire révèle en effet que le noyau vestibulaire module directement ou transmet des influences modulatrices sur les réponses motrices au moment des entrées sensorielles et sur les entrées sensorielles au moment des sorties motrices, d'où des recherches à ce niveau.

Or, chez les enfants autistes, Ornitz (1974) observe des anomalies des réponses aux stimulations vestibulaires lors de l'éveil ou du sommeil, correspondant à une intrication étroite du système visuel et du système vestibulaire, dans un dysfonctionnement neurophysiologique : la modulation de la réponse oculomotrice (nystagmus) lorsque la fixation visuelle est possible, est bien plus importante chez les enfants autistes que chez les enfants normaux.

Par ailleurs, cette réduction peut être obtenue en stimulant la rétine par une lumière dans des conditions où la fixation est empêchée, ce qui implique des mécanismes non seulement oculomoteurs, mais aussi oculo-sensoriels (Ornitz, 1974).

La possibilité d'un dysfonctionnement des connexions centrales du système vestibulaire avec le cerebellum et le cervelet est aussi évoquée par cet auteur.

Les recherches menées ensuite concernent beaucoup plus ce dernier point, c'est-à-dire l'étude des mécanismes cérébraux concernant l'intégration sensorielle. Mais cette corrélation entre les dysfonctionnements dans l'intégration des perceptions sensorielles et les recherches proprioceptives et stimulations vestibulaires, va se trouver abordée et développée sur un aspect très concret par le Dr Bullinger, qui a mis en place toute une méthode d'évaluation et de soins des enfants autistes. On retrouve également cette corrélation dans le Profil Sensoriel de Dune.

Pour les enfants les plus jeunes, il est important, avant de donner une explication psychologique au comportement de l'enfant, de prendre en compte la maturation du cerveau, comme le rappelle Le Dr A.Freedman et ce qu'il y a de possible, pour le bébé, à un certain point de son développement. Il faut ensuite prendre en considération les changements de nature qui se déroulent dans le système nerveux central durant les premières années.

La myélinisation (qui permet à l'influx nerveux de se déplacer plus vite) est une précondition nécessaire au fonctionnement d'une voix neuronale. Il présente ainsi un tableau des différentes étapes de la myélinisation au cours des premières années.

À 6 mois, le fonctionnement visuel atteint approximativement les capacités de l'adulte, mais la myélinisation des radiations acoustiques ne commence pas avant la naissance et finit vers 4 ans, aussi ceci est-il en relation directe avec la non-démarcation des enfants sourds dans les premiers mois de leur vie. Ainsi, la maturité du système auditif est plus tardive, d'où une moins grande influence sur l'établissement des premières relations.

Pendant les premiers mois, les enfants sourds n'ont pas l'air différents ; la relation symbiotique se tisse du fait que la fonction auditive n'assure pas de rôle prévalent dans les émanations, les échanges du bébé, avant un âge plus tardif.

Inversement, l'importance de la vision dans l'établissement des premières relations explique, en partie, la plus grande fréquence de cas d'autisme chez les enfants aveugles que chez les enfants sourds.

Pour D.A.Freedman, les mises en place neurologiques ne coïncident pas fortuitement avec les phases de symbiose et de séparation individuation.

Si des premiers liens mère-enfant, ont pu s'établir ainsi qu'une distinction soi-objet, on peut penser que l'enfant, sans utiliser le système auditivo-vocal, pourra établir un processus de communication qui passe par le langage.

Par contre, si les premiers liens mère-enfant, puis, la distinction soi-objet ne sont pas bien établis, l'enfant reste incapable d'utiliser la parole à des fins de communication, ce qui explique l'écholalie.

Ainsi, l'enfant sourd, parce qu'il se différencie bien et qu'il a intériorisé des représentations internes, est capable d'entrer en relation avec des objets externes et est motivé pour communiquer.

Pour cet auteur, la prise en considération de l'état du développement neurologique possible, à chaque âge, est importante.

Si l'on peut penser que des troubles du développement et une psychopathologie puissent s'étayer, s'ancrer, sur le domaine biologique et neurologique, pour y trouver leur expression et y ancrer un « mé-fonctionnement », il est alors important de considérer, ce que l'enfant a, à disposition, au niveau organique.

Et les interactions comportementales où les réactions attendues de la part du bébé lors d'un échange correspondent en fait, à son état maturatif, même si nous n'en sommes pas conscients.

Si ces données constituent une possibilité explicative, elles ne donnent qu'un éclairage restreint sur la motivation des comportements autistiques, car chaque autiste présente des réactions aux stimuli externes qui lui sont propres et, pour un même stimulus, la réaction est différente d'un autiste à l'autre et d'un moment à l'autre. Pour comprendre ces réactions, il est nécessaire de prendre en compte d'autres données telles que le contexte, l'état émotionnel de l'enfant, etc. Ces données sont plus difficiles à objectiver, mais elles n'en sont pas moins nécessaires pour décrypter un comportement, qu'il soit autistique ou non.

D'autres recherches investiguent l'impact de substances chimiques, multiples et variées présentes de plus en plus dans notre environnement (y compris maintenant dans les nappes d'eau souterraines) et qui posent des questions quant à la multiplication de certaines pathologies dont l'autisme.

Des chercheurs expliquaient récemment dans les médias que le placenta ne joue plus sa barrière de filtre pour le bébé et que l'on retrouve dans le cordon ombilical des femmes enceintes plus de 250 substances chimiques toxiques... Autant dire que l'impact actuel de perturbateurs endocriniens et substances chimiques nocives sur l'être humain présents dans l'environnement reste encore très mal connu.

Dans les récits et témoignages de parents d'enfants autistes, nous retrouvons la description de réactions délétères de jeunes bébés à certains produits chimiques semble-t-il (vaccins, suite d'anesthésie générale...). Il est encore difficile d'en comprendre les mécanismes.

Conclusion de la partie I

Les connaissances sur le développement et le fonctionnement psycho-corporel humain ne font qu'augmenter et se complexifier. L'homme évolue de plus dans un environnement sans cesse en mutation qui impacte aussi à sa façon son organisme. Nous n'avons pas toutes les réponses aux dysfonctionnements que nous constatons cliniquement. Dans ce cadre, il est important de rester à l'affut des futures données et connaissances sur l'être humain (somatiques et psychiques) et de garder dans nos perspectives et approches une ouverture aux nouvelles et futures données non encore connues. Le savoir est un champ toujours en évolution, qui se nourrit de la complexité, d'une subtile alliance entre le connu (passé), le présent (les phénomènes observés) et ce qui sera découvert ensuite (les découvertes à venir). Ainsi on peut laisser la surprise de nouveaux éléments nous questionner dans nos « savoirs ». Dans le champ de l'autisme, par exemple, certains éléments restent encore à explorer ou nous confrontent aux limites du champ de notre savoir actuel. Ainsi :

- L'effet surprenant de spray d'ocytocine inhalée par des personnes autistes mutiques et qui leur a permis, temporairement, de dire quelques mots, reste encore difficile à cerner quant aux subtiles implications et régulations corporelles que cela met en exergue.
- Des familles témoignent également de l'effet positif d'un antibiotique agissant sur le système digestif dans la réduction des troubles du comportement de leur enfant autiste (traitement actuellement impossible à donner en continu). Cette donnée coïncide avec les récentes recherches sur l'impact du microbiote digestif sur le fonctionnement cérébral et s'articule également avec les recherches montrant des différences importantes dans les microbiotes digestifs et les bactéries présentes selon les individus allant, actuellement, jusqu'à définir 4 profils de personnes (un peu comme lorsqu'on a défini 4 groupes sanguins).

D'autres recherches sont présentées dans ma thèse de 1999 et dans d'autres ouvrages plus spécialisés en neurologie qui ont été publiés depuis. Je n'en ferai pas état, ici, de façon exhaustive : ce serait, d'une part, bien difficile étant donné le nombre de recherches dans l'autisme, d'autre part, ce n'est pas non plus mon propos.

Je souhaite maintenant aborder deux questions fondamentales : quels impacts peuvent avoir ces troubles sur la construction du sujet et comment les accompagner ? Ces fonctionnements spécifiques sont-ils à bloquer ? À interdire ? À comprendre ? À prendre en compte ? Mieux connaître, s'ils sont compensatoires ? Pour notre part, nous choisirons de les comprendre, de les prendre en compte.

Je vais maintenant évoquer en quoi ces particularités d'intégration du sensoriel déstructurent et impactent les tentatives habituelles de communication, de soutien, d'échange, d'apprentissage et de transmission parents-enfants.

Mon champ de travail et de référence étant la psychanalyse, je vais présenter dans un premier temps, la façon dont le sensoriel sous-tend la construction du Moi, les rapports à l'autre, mais également le rapport au Monde.

Nous verrons ensuite, en partie IV, avec F.Tustin, G.Haag et M.Mahler, des objectifs de construction psycho-corporelle à faire évoluer et la reprise d'un travail de subjectivation, lors des soins.

Puis, je donnerai des exemples cliniques d'enfants, de prise en charge proposée et l'évolution observée, avec une quatrième partie sur des étapes de subjectivation au cours de la prise en charge, d'un point de vue plus théorique.

PARTIE II

Comprendre leur impact sur le relationnel et le cognitif

Pour aborder cette question de la subjectivation chez l'enfant autiste, voyons tout d'abord ce qu'il en est chez l'enfant normal avec les apports de S.Freud, M.Klein, D.Winnicott, W.Bion, D.Anzieu, et D.Stern.

Quelles sont, les différentes fonctions de la sensorialité dans le développement du jeune enfant ? Quel est l'impact de la sensorialité sur la construction du Moi et sur le développement cognitif de l'enfant ? Comment les processus d'intégration de la sensorialité et d'accès à la co-modalité sensorielle se mettent-ils en place et quelles spécificités cela amène-t-il pour les enfants présentant de telles difficultés ?

Voyons tout d'abord, avec S.Freud, Bion, M.Klein, combien le développement de la pensée et des représentations mentales aide à intégrer les ressentis et nécessite, pour se mettre en place, une certaine permanence de « bons moments », chez le jeune bébé, en quantité suffisante. Ce développement reste très sensible à une impermanence ou insuffisance de ressentis de bien-être.

Comme un serpent qui se mordrait la queue, cette construction du Moi du sujet et de ses capacités cognitives impacte à son tour sur la résistance aux effractions environnementales (sonores, émotionnelles, etc.) ou aux excitations internes. Dans l'autisme, il s'agit de trouver comment sortir de ce cercle vicieux et, en termes plus psychanalytiques, étayer un renforcement essentiel du Moi et de ses fonctions « pare-excitantes ».

L'ajustement perpétuel physique et psychique des personnes de l'entourage (fonction alpha de Bion), la qualité du « holding » (Winnicott) et de « l'object presenting » restent des leviers importants pour accompagner et soulager ces personnes, les aider à faire face et, à supporter aussi leurs ressentis.

Des perceptions et ressentis, à la localisation et à l'identification des ressentis

Considérons tout d'abord, l'apport de certains auteurs psychanalystes concernant l'intégration d'un Moi corporel « fiable » et l'émergence des représentations et de la pensée lors d'échanges relationnels. Nous allons évoquer ici les travaux de S.Freud, M.Klein, Bion, Winnicott, D.Anzieu et Stern, dans cette deuxième partie, puis, en début de troisième partie, l'apport de F.Tustin et G.Haag à ce sujet, sous un angle qui sera alors celui de la forme du travail à relancer avec ces personnes autistes.

A. Sigmund Freud et la transformation des « inputs » en représentations cognitives

Qu'en est-il dans la théorie freudienne de la transformation des sensations en représentations ?

Dans la théorie freudienne, les sensations internes ou externes sont à la base de l'activité psychique : « Toute notre activité psychique part de stimuli (internes ou externes) et aboutit à des innervations », nous dit Freud, qui était, à son époque, un éminent neurologue. (*L'Interprétation des rêves*, p.456).

Les variations de tensions des pulsions sont ressenties par le ça avec acuité. Le réveil pulsionnel a un aspect sensitif dans la théorie freudienne. Ces tensions ressenties sont éprouvées consciemment sous forme d'impressions de plaisir et de déplaisir.

Ainsi, nous dit Freud, « les auto-perceptions-impressions cénesthésiques et impressions plaisir-déplaisir régissent despotiquement le cours des phénomènes à l'intérieur du ça » (*Résultats, Idées, Problèmes*, p. 73).

Le sensoriel est en étroite liaison avec le psychique et l'univers pulsionnel. Si le sensoriel peut être transformé en représentation, en traces psychiques, il tire son essence même et son origine dans le somatique. Les impulsions liées aux stimuli sont définies comme la part somatique du concept de « pulsion ».

Habituellement, les perceptions laissent dans l'appareil psychique des traces qu'il nomme « traces mnésiques » et qui sont utilisables par la mémoire. Il postule l'existence de deux systèmes différents : un système externe (superficiel) qui reçoit les stimuli perceptifs, mais n'en retient rien (sans mémoire) et un système qui transforme l'excitation momentanée en traces durables.

Se définiraient plusieurs systèmes de traces des perceptions qui correspondraient à des classements (stockages) différents : « La même excitation, transmise par les éléments P (Perceptifs), se trouve fixée de façons différentes. » (L'Interprétation des rêves, p.458) Ainsi, il y aurait des traces qui s'assembleraient par simultanéité dans le temps, d'autres, par ressemblance, etc.

S.Freud envisageait déjà des systèmes d'activation qui s'activaient ou non, à partir des sensations internes et externes, jusqu'à mettre au travail le système des représentations mentales et de la mémoire. Il évoque une labilité des associations entre représentations et émotions et différents types d'associations possibles des traces mnésiques entre elles (nous parlerions aujourd'hui, en termes d'activation ou non de certains circuits et zone cérébrale : la mémoire, etc.). Ces « associations » entre les perceptions dans la mémoire et leur évolution dans le temps seront largement étudiées par S.Freud et mises en exergue par le développement d'une théorie sur les traces conscientes, pré-conscientes et inconscientes. L'apport de S.Freud sur les mystères et possibilités du fonctionnement psychique est grand.

Freud développe la question des associations entre les représentations des « objets » de relations et les émotions ou « affects » que ceux-ci évoquent. Ces représentations et affects liés aux objets (totaux ou partiels) se tissent et se défont, se recomposent, de façon dynamique en fonction des aléas et circonstances de vie et de ce qu'il appelle « le travail psychique ».

Pour Freud, les liaisons entre les représentations sont mouvantes et susceptibles d'être rompues, changées.

Par ailleurs, la mentalisation ou plutôt la psychisation, dans la théorie freudienne, se met en place petit à petit, grâce aux échanges relationnels.

Autre point très important, l'activité de pensée a une fonction régulatrice très importante car elle permet d'évacuer les tensions, de les réduire de par l'énergie qu'elle nécessite. Ce qui est un des objectifs d'amélioration recherché avec les personnes autistes dans la mesure où pour nous, psychanalystes, aider les personnes autistes à se représenter les choses, à développer leurs représentations, est une façon indirecte de travailler à l'abaissement de leur tension interne et leur agitation ! Dans la théorie freudienne, l'activité psychique doit permettre, avec la sublimation, de suspendre la décharge motrice et d'évacuer l'énergie pulsionnelle, les tensions, suffisamment pour que la personne renonce à l'acte en cas d'action interdite et se suffise de son évocation ou fantasme.

Nous verrons en partie IV, comment, dans l'autisme cet aspect de la pensée et de l'accès aux représentations peut parfois induire, dans un premier temps une agitation paradoxale, qui se réduit souvent ensuite pour permettre quelque chose de plus « normotypique ».

L'activité de penser, pour Freud, ne sert pas uniquement à évacuer les tensions, elle devient également source de plaisir et gratifiante en elle-même.

Dans cette première description de l'appareil psychique, S.Freud propose une instance, qu'il nomme « Préconscient » qui critique les excitations, les données des traces mnésiques sensorielles et décide de les laisser parvenir ou non à la conscience. Pour parvenir à la conscience, les excitations doivent avoir une certaine intensité, ce qu'il fait dépendre en partie de l'attention.
Il envisage également la possibilité de perceptions, ressenties, autoproduites par le sujet, à partir d'une excitation interne qui suivrait alors une voie rétrograde et produirait une excitation jusqu'à l'extrémité sensorielle : d'où les rêves ou hallucinations.

Nous parlerions actuellement d'activation de l'aire visuelle ou sensitive par activation de circuits effectivement spécifiques, mais qui seraient plus localisés au niveau du système nerveux central. Toutefois on peut émettre l'hypothèse que ces activations s'accompagnent de production d'agents chimiques et neurotransmetteurs qui activent sans doute indirectement plus globalement les zones du corps plus éloignées et concernées (les organes récepteurs), même si nous ne connaissons pas encore toutes les subtilités du corps humain.

Pour S.Freud, différents facteurs peuvent interférer de façon négative sur le développement de la libido et sur l'investissement de la pensée. Il évoque surtout deux facteurs quantitatifs : la quantité de frustration réelle et la quantité d'attraction suscitée par les objets infantiles (*La Vie sexuelle*, Œuvres choisies, p.7).

Autrement dit, le développement harmonieux de la libido et de la personnalité du sujet est tributaire de la quantité de tension et d'excitations à gérer. Pour comprendre cette relation, il faut revenir à la question du travail du « Moi ». Le Moi est garant d'une activité psychique possible de par la gestion qu'il fait des différentes sources d'excitation, de tensions. Il se trouve au milieu de « forces mécaniques ». Il peut être mis à rude épreuve, attaqué par des « excitations extérieures trop puissantes ». Quant aux excitations internes, si elles « ne peuvent l'anéantir », elles peuvent détruire son organisation dynamique particulière et le ramener à être une fonction du ça. (*Abrégé de psychanalyse*, p 75).

On voit ici comment une excitation interne trop intense peut désorganiser la mise en place d'un fonctionnement psychique. Pour un enfant ou adulte beaucoup plus « sensible physiologiquement » ou ayant des difficultés à intégrer les stimuli, la quantité d'excitation sera augmentée et rendra le travail du Moi et l'apaisement par l'accès aux représentations plus difficile.

La force des sensations et des tensions influe sur les facilités d'accès à la mentalisation.
Si Freud évoque un aspect quantitatif, on peut se demander, si la forme même qualitative des tensions : l'inconstance et l'imprévisibilité des poussées d'excitation dans certains cas d'autisme, ne pourrait pas également gêner le fait que l'activité psychique prenne facilement le relais, comme dans les effets traumatiques de stress répétés, à long terme. Ainsi, la variété de formes, l'imprévisibilité et l'aspect désorganisé des perceptions empêchent aussi l'excitation de présenter une forme suffisamment reconnaissable, une continuité d'aspect, qui serait identifiable, répertoriable par le Moi, laissant la personne autiste vulnérable, vite envahie, débordée par des éléments bruts perceptifs chaotiques et plus difficilement catégorisables.

L'importance de la perception d'une continuité dans le développement du nourrisson est une thématique très finement abordée par G.Haag, dans son apport sur le développement du très jeune enfant et sur les troubles de la construction du Moi dans l'autisme infantile. Ainsi, comme nous le verrons ultérieurement, elle insiste sur l'importance d'un rythme dyadique de nourrissage et de soin qui s'accorde entre la mère et son bébé et qui constitue une première forme, dirais-je, de « pare-excitation ». La mère ajuste le rythme de ses aides et « services » au rythme des besoins du bébé. Suffisamment longtemps pour que les moments de tensions internes les plus forts (dus à la faim, à la fatigue, à la soif, etc.) soient les moins envahissants et effractants possible.

Si l'on imagine une excitation instable, mouvante, on peut imaginer combien il serait difficile pour le Moi, d'identifier une excitation et sa réponse. Il y aurait ainsi dans la recherche de permanence et d'immuabilité pouvant aller jusqu'à se mettre en crise en cas d'imprévu, la recherche désespérée de moments de perception « d'invariants », nécessaires à la représentation mentale de l'expérience, faute de quoi le soulagement de la tension n'advient que difficilement, voire pas du tout et laisse l'enfant soumis à l'intensité des ressentis du moment présent.

B. Mélanie Klein et l'importance de la discrimination des expériences bonnes ou mauvaises

De par son expérience analytique auprès d'enfants très jeunes, Mélanie Klein affirme que le nourrisson développe une vie psychique dès le moment de sa naissance. Elle postule dès le tout début de la vie, l'existence d'un Moi (ego) :

> « Nous pensons que le nourrisson lutte avec des pulsions (impulses) de haine et d'amour envers le sein qui le nourrit, ceci dès sa naissance, et que, dès le tout début, il existe un moi (ego), cependant fragmenté et rudimentaire, pour organiser la vie psychique du nourrisson. »
>
> (Hanna Ségal, élève directe de Mélanie Klein, 1987, p.16).

La construction des « objets internes » c'est-à-dire des représentations mentales des premiers objets de la pulsion, que Mélanie Klein situe très tôt dans le développement, est un processus dans lequel les sensations occupent une part très importante.

Ainsi, les sensations réelles (externes) contribuent à l'émergence de représentations (internes) mais ces dernières ne sont pas des répliques exactes de la réalité. Autrement dit, les objets internes (mentaux) du nourrisson se constituent progressivement à partir des expériences externes réelles autant qu'à partir des expériences subjectives de l'enfant (vécus fantasmatiques). Ainsi, dit Mélanie Klein :

> « Ce qui se construit de façon interne n'est pas un tableau des parents réels et des expériences réelles, mais des situations et personnages fantasmatiques, ressentis comme étant intensément bons ou intensément mauvais. »

Concernant plus spécifiquement le fonctionnement de la pensée, elle observe que les petits enfants aiguillonnés par l'angoisse essayaient constamment de « cliver leurs objets et leurs sensations », de façon à retenir les bonnes sensations et à introjecter les bons objets, tout en éliminant les mauvais objets et en projetant les mauvaises sensations (feelings). Elle conceptualise plus tard ces processus de clivage, de projection et d'introjection en tant que « défenses les plus précoces du moi contre les angoisses psychotiques primitives datant des premiers mois de la vie » (ibidem, p.18).

Autrement dit, les sensations émanant d'un même objet s'organisent dans la psyché du très jeune enfant ou dans la psyché fonctionnant sur un mode très primitif, selon des processus psychiques particuliers.

L'enfant crée ainsi des objets partiels fantasmatiques qu'il perçoit comme des événements physiques réels.

Les objets psychiques construits sont peu distingués des objets perçus physiquement, concrètement palpables.

Il n'y a pas de différenciation entre fantasme et réalité pendant la phase où le nourrisson est dominé par le principe du plaisir-déplaisir. La perception par le Moi de la réalité externe est altérée. Quant au fantasme, il est modifié par l'impact de la réalité externe.

Il y a donc tout un travail psychique qui s'effectue entre les sensations de départ et l'émergence d'une représentation mentale.

L'organisation de la sensorialité s'entremêle avec les constructions, le travail psychique. Pour cet auteur, à ce stade, les fantasmes sont perçus comme étant en liaison avec le domaine du corporel, avec le soma :

> « Ces fantasmes originaires sont vécus comme des phénomènes à la fois somatiques et psychiques puisqu'ils dérivent des pulsions à la frontière entre l'activité corporelle et psychique ». (*ibidem*, p.18)

Concernant les modes de pensée primitifs, Mélanie Klein va plus loin dans ses descriptions et définit ainsi divers mécanismes psychiques, comme présents chez le très jeune bébé, tels que la projection, l'identification projective. Ceux-ci vont contribuer à une première forme d'organisation de la sensorialité.

Ainsi, nous dit M.Klein : très tôt chez l'enfant, il y a la possibilité psychique de séparer temporairement des parties non désirées de la personnalité et de les « déposer » dans un objet, une personne, à l'extérieur de l'individu. Ainsi, l'enfant peut projeter à l'extérieur ses tensions, son agressivité, sa colère, sa faim, etc. C'est ce mode de pensée qu'elle définit comme « l'identification projective ». Par ailleurs, elle précise que par clivage (mode pensée définit par Freud), la satisfaction d'un besoin peut aussi être ressentie comme une évacuation de ce besoin, c'est-à-dire par un clivage entre « le sein qui donne faim, fait mal » et « le sein qui satisfait », l'arrivée du deuxième peut donner la sensation d'avoir chassé le premier. Ainsi, on peut avoir par clivages successifs : un sein « doux », un sein « amer », un sein « désiré ».

Dès le très jeune âge, les qualités clivées-douceur, amertume, aigreur-peuvent être extraites du contexte et par la suite appliquées dans d'autres situations ou réalisations. Ainsi commencent la connaissance et l'organisation des qualités sensorielles chez le jeune enfant.

Nous suivons le point de vue de Mélanie Klein en ce qui concerne le besoin chez tout sujet de trouver des formes d'organisation figuratives, mentales, des données sensorielles variées. Dans notre démarche, l'intérêt de la théorie de M.Klein vient du fait qu'elle illustre la liaison qui s'effectue très tôt entre des sensations agréables et un contexte relationnel. Elle montre également la tentative du très jeune enfant de maintenir les vécus agréables et d'évacuer les vécus désagréables comme première activité psychique qui monopolise intensément le jeune bébé. C'est un apport très riche pour la clinique des enfants grands prématurés, des bébés, des enfants qui ont eu des soins intrusifs ou abandonnés, placés temporairement, confrontés à des situations difficiles et chez qui les mécanismes de survies psychiques par la projection et l'introjection et la mise en place d'objets internes auxquels ils se raccrochent, vont prendre une ampleur importante dans leur assise sécuritaire et rester parfois des fonctionnements auxquels une partie de leur Moi peut être identifié.

Mais pour revenir à la question de l'autisme, de par leurs particularités neuro-développementales, certains enfants autistes semblent mettre en place, assez tôt des formes « d'évacuation », plus spécifiques, afin de maintenir la cohésion de leur Moi et garder des « bons objets internes ». Je trouve personnellement que l'observation phénoménologique de tels processus spécifiques n'est pas assez développée et qu'il serait intéressant de développer ces aspects des formes que peuvent prendre les évacuations projectives, chez le jeune enfant autiste et qui servent à retrouver, comme le montre si bien Mélanie Klein, un certain équilibre interne. Je rejoins en cela Mottron sur l'importance d'investiguer les particularités des personnes autistes au lieu d'essayer uniquement de les « normer » ou de les faire disparaître. L'abord de la dissynchronie et de la « suspension » de l'attention volontaire dans le démantèlement mis en exergue par Meltzer, puis plus approfondies dans son aspect neurologiquement essentiel par Laurence Barrer, avec la fonction « temporisante » pour le psychisme que cela représente, me paraît un exemple très intéressant d'évacuation des « mauvais objets » ou plutôt pourrait-on dire « des mauvaises synchronies », en vue de ne garder que de potentiels « bons objets » ou « synchronies plus adaptées ». Cela constituerait ainsi une première forme de « travail psychique », dans l'autisme.

Dans le clignement également des paupières fait par certaines personnes autistes et que T.Grandin ou D.Williams, citent comme façon de ralentir le monde pour éviter le « trop » perceptif et l'envahissement, nous retrouvons une forme active de « transformation d'un stimulus externe afin d'en faire une perception, une représentation « internalisable ». De même pour l'enfant autiste cité dans ma thèse, qui se mettait dans un placard noir alors que le groupe d'enfant chantait, j'évoquerai là aussi une mise à distance figurée physiquement, qui se rapprocherait d'une tentative de projeter à l'extérieur le groupe bruyant et inquiétant pour garder le « bon objet groupe pas trop effractant » en lui (encore dans une phase où la perception et la représentation de l'objet s'étayent sur l'éprouvé corporel et le fait de pouvoir « ressentir » celui-ci concrètement et de mieux le distinguer, du fait des vécus de confusion.

Ce qui suppose que l'enfant commence à intégrer, intérioriser, des fonctions pare-excitantes qu'il perçoit dans les temps de soins. L'enfant expérimente physiquement l'engagement et la possibilité de dégagement, ce qui met au travail un éprouvé de pouvoir mettre à distance et étaye la récupération d'une sensation d'enveloppe, peau, barrière protectrice.

Cette récupération est en lien avec la justesse de « l'accordage » du soignant à son hypersensibilité.

Voyons ce qu'il en est de l'importance des explorations et des jeux dans la constitution d'une représentation d'un dehors et d'un dedans, dans la différenciation du Moi et du non-Moi, avec Winnicott, et qu'en transposer dans la clinique de l'autisme.

C. Le « *holding* », « *handling* » et « *object presenting* » Winnicottien et leurs fonctions de rassemblement des éléments perceptifs

Dans la théorie de Winnicott, la mère, au début, répond aux besoins de l'enfant de telle sorte qu'elle lui donne l'illusion de symbiose, de ne faire qu'un avec elle. Progressivement des frustrations sont données à l'enfant et le recours à l'activité mentale devient l'un des moyens disponibles à l'enfant pour faire face à la défaillance maternelle – avec le recours aux satisfactions auto-érotiques.

L'activité psychique, la mentalisation, naît de la désillusion, de la perte du sentiment d'omnipotence. L'enfant doit petit à petit intégrer la séparation entre lui et sa mère.

Winnicott présente un espace-temps, intermédiaire entre le temps d'illusion et de désillusion qu'il nomme « l'aire transitionnelle » et qui, mise en place par l'enfant, lui permet de créer une pseudo-réalité tout en prenant en compte des éléments de la réalité (Winnicott, 1971). C'est un espace de réappropriation par l'enfant des contingences extérieures et qui concourt au « processus illusion-désillusionnement ».

La création de cette aire intermédiaire permet de soulager *« la tension suscitée par la mise en relation de la réalité du dedans et de la réalité du dehors »* (Hanna Segal, 1987, p.24). L'émergence d'une aire transitionnelle va faciliter la mentalisation et la constitution de certaines représentations.

Winnicott pointe l'activité de jeu comme étant caractéristique de cette aire transitionnelle.

D'autres activités témoignent également de l'aire transitionnelle, ainsi, à l'âge adulte, elle subsiste sous d'autres formes que le jeu, toujours en tant que « mode d'expérimentation interne ». Ce sera, par exemple, la vie imaginaire, la création artistique, etc.

Le terme « transitionnel » sert à souligner la transition que doit effectuer l'enfant en passant de l'état d'union avec sa mère à l'état où il est en relation avec elle. La création d'une aire transitionnelle est un signe de bonne santé psychique et constitue pour les psychanalystes d'enfant souvent un important progrès de l'enfant quant à son développement émotionnel et cognitif. Il ouvre spontanément la voie à l'accès au symbolique, à l'abstraction, à l'imaginaire, etc.

Comment cet espace potentiel d'expérience où l'enfant peut reproduire, trier, assimiler les vécus émotionnels et expériences peut-il se mettre en place pour ces enfants qui ont peu accès au symbolisme humain ? A-t-il la même forme ? Comment les amener à jouer avec « l'expérience brute » ? J'ai pu observer un tel travail de reprise et de figuration des expériences brutes chez plusieurs personnes autistes : enfants, adolescents, que j'ai appelé : la « figuration mécanique et sensorielle » (je le développe en partie IV), en tant que mode de figuration, d'expérimentation, de la présence et de l'absence d'objets, à ceci près que dans l'autisme, il s'agit moins « d'objets totaux » que « d'objets partiels » ou des qualités de l'objet morcelé. Cela peut donner lieu à un jeu d'absence et de présence avec uniquement les traces sensorielles des objets sur le corps propre. Ce qui peut passer inaperçu aux yeux de l'environnement et pourtant une tentative de figuration est en cours. Cet espace d'expérience, cette aire « de mise « en jeu » des choses pour expérimenter comment elles s'articulent, dans l'autisme, peut se limiter, dans un premier temps, à figurer l'objet par ses effets sensoriels – d'où la terminologie que je propose de « figuration sensorielle et mécanique », que j'ai proposée dès 1999 (cf. Nathalie Barabé, *thèse 1999).*

L'apport de Winnicott concernant l'importance de ces jeux pour évacuer les tensions liées aux exigences de la réalité reste tout à fait pertinent. En outre, ces jeux, dans l'autisme, seraient plus exploratoires envers les objets physiques, les mécanismes, leur réversibilité, leur permanence aussi. Ils se rapprocheraient ainsi de l'expérimentation non pas de « signifiants formels » comme nous le verrons plus loin avec D.*Anzieu, mais de structures formelles stables et identifiées par une capacité de transformation réversible et prévisible ; une sorte de double-forme articulée autour d'un axe de transformation, à l'image du couple « pile et face », dans une première exploration d'une mise en relation binaire de deux éléments vécus auparavant comme disparates. Une sorte de « signifiant de permanence » ou de « mise en rapport », que l'enfant viendrait créer, recréer, expérimenter, jusqu'en consolider sa compréhension de la « stabilité » que suppose tout processus réversible. Cela le rapprocherait de l'aspect fonctionnel des objets car il pourrait alors comprendre la nature identique de deux états différents d'un objet (un robot qui mixe et râpe en même temps, une porte qui est ouverte ou fermée, une lumière éteinte ou allumée, un bocal avec ou sans son couvercle, etc.), bien que cela puisse donner, visuellement, deux images différentes. Cette compréhension nouvelle permet que les crises soient moins nombreuses quand les objets ne sont pas comme « d'habitude ».*

Ainsi, on peut assister à de véritables espaces d'explorations « transitionnels » et de réelles expériences psychiques sous formes visuelle et ludique, quand les enfants ouvrent et ferment les portes à répétition, regardent fascinés les portes battantes d'une boutique s'ouvrir et se fermer, comprennent le lien entre le bouton de la machine à laver et le tambour qui tourne ou le bruit du tambour qui tourne et la mousse ou encore, autre aspect de cet exemple, le mélange des tissus et couleurs visibles par le hublot… Cela suppose qu'ils commencent à accéder à la mise en lien de deux formes pourtant totalement différentes – surtout d'un point de vue autistique, pour des enfants, personnes qui mémorisent tous les détails ! La possibilité de se représenter un lien entre deux formes visuelles différentes est souvent d'une grande complexité pour les personnes autistes qui sont sujettes à l'envahissement et la confusion, et qui fonctionnent en mémorisant chaque forme une à une. On voit également avec l'apport de Mottron, combien dans cette hyperperception des détails, percevoir le lien intrinsèque entre deux formes est complexe et suppose une meilleure stabilisation dans les perceptions (la première perception doit pouvoir se maintenir dans la psyché quand la seconde arrive !). Cela est donc un signe important de grande progression et du fait que la personne autiste commence à pouvoir sortir de l'effet « coupure » que provoque souvent la surstimulation, l'envahissement lorsque différents éléments sont présents. Ici, deux éléments peuvent tenir et donc se comparer, se penser simultanément, se relier. C'est le début d'accès au raisonnement logique : cause-conséquence avec tout ce qu'il représente d'entrée dans le raisonnement « normotypique ».

Parfois, même certaines personnes autistes vont commencer à comprendre le lien entre une phrase (drôle) ou une situation drôle et le fait que tout le monde rit... et accéder ainsi au plaisir partagé de l'humour. Cela va beaucoup les aider à se sentir plus apaisés en famille et en société, car ils seront moins stressés par l'aspect uniquement sensoriel d'éclats de rire collectifs intempestifs. Deux familles différentes m'ont relaté la crise longue de leur bébé ou jeune enfant autiste, suite à un éclat de rire en famille : la montée sonore soudaine et les mouvements des convives qui se mettent à rire de façon jusqu'alors totalement imprévisible a submergé leur enfant qui s'est montré difficilement consolable. Une famille avait même consulté son médecin généraliste suite à cela, comprenant que quelque chose d'anormal se passait avec leur enfant. Si cela peut sembler anecdotique, c'est pourtant la répétition au quotidien de telles effractions face aux imprévus qui aboutit chez ces personnes à des mouvements de retrait autoprotecteur ou d'évitement.

Ceux-ci sont liés au stress d'avoir à côtoyer les autres ou des situations qu'ils ne comprennent pas. Souvent, pour eux, il va y avoir du bruit, du mouvement de façon trop « aléatoire ».

Dans la théorie de Winnicott, on a également un lien très étroit entre l'organisation du sensoriel et le contexte relationnel. Ainsi chez l'enfant, au fur et à mesure des réponses de son entourage à ses besoins, une unification de ses sensations se met en place. L'intégration des différentes données se fait grâce à l'entourage.

Cela est ainsi décrit par Winnicott :

> « L'activité et les sensations, dans toutes leurs manifestations, qui forment le bébé particulier que nous connaissons, se rassemblent parfois, si bien qu'il y a des moments d'intégration où le bébé est une entité, quoiqu'encore très dépendante. Nous disons que le soutien du moi de la mère facilite l'organisation du moi du bébé. » (Winnicott, 1992).

À partir de la sensation d'être, on a « le self » qui se met en place et qui deviendra une personne.

Winnicott insiste sur le fait « qu'il est impossible de décrire un nourrisson ou un petit enfant sans décrire les soins qu'il a reçus et qui ne se différencient de l'individu que peu à peu ».

Pour Winnicott, dans les qualités du portage se trouvent également une transmission intergénérationnelle subtile : les qualités du contact sensoriel véhiculent, témoignent d'un certain investissement psychique de l'enfant par son entourage et permettent la transmission de fantasmes parentaux pendant les interactions. On rejoint ici la question des transmissions fantasmatiques intergénérationnelles.

On peut dès lors mesurer la difficulté d'inscription du lien mère-enfant et les manques que provoquent les difficultés à supporter d'être pris dans les bras chez un bébé autiste, pour la mise en place de tout ce développement. Cela a un impact fort sur le fait que chacun puisse profiter des premiers soins, que la mère puisse se sentir pleinement « mère » et maternelle, lorsqu'elle « take care », prend soin du bébé, le porte, interagit avec lui ; mais cela a un impact également sur la transmission transgénérationnelle des gestes – laissant mère, père et bébé en souffrance de pouvoir s'appuyer sur les moments « facilitateurs du lien » habituels.

Ces difficultés de l'enfant peuvent ainsi créer, au fur et à mesure une importante mise en doute et déconstruction des gestes innés de maternage, laissant par moments le parent dans une solitude immense et sans étayage et repère transgénérationnel, pour s'ajuster dans le quotidien. Il faudra alors au parent, intellectualiser ses gestes par moments, en fonction de ses lectures et informations sur la maladie, pour trouver l'accordage, c'est-à-dire, « lire » ce que son corps ne devine pas (le fait que l'enfant ait mal si on le touche, etc. On peut penser que le fort engouement pour certaines méthodes utilisées par certains parents, comme des « appuis indispensables », voire incontournables, parfois même incritiquables, viennent en compensation et servent de fonction « d'appui » en tant que « savoir » venant suppléer à ces difficultés. D'ailleurs, cet étayage sur des guides uniquement comportementaux, « indiqués », donnés par un autre environnement, perçu comme pouvant être plus « spécialisé » « adéquat », peut parfois tourner à l'agrippement lorsque la méthode suivie devient impossible à remettre en question, tant le besoin de ne pas éprouver une nouvelle fois l'absence de repères, le doute et le risque d'effondrement et d'épuisement dans une grande impression de solitude est grand. Petit à petit toutefois, au fur et à mesure des progrès, la personnalité même du patient pourra reparaître. En attendant, il peut arriver que le parent (ou même un professionnel) mette en avant transitoirement, une « approche formatée » de prise en charge et non plus les données issues de l'observation de son enfant, tant les troubles sont massifs et difficiles à penser.

En tant que professionnels, nous sommes souvent confrontés à cette souffrance et devons, autant qu'il est possible, ramener le regard du parent vers son enfant, présent en rendez-vous, plutôt que vers des certitudes amenées par une unique méthode dont les bénéfices pour certains enfants autistes sont généralisés dans certains sites ou associations et font oublier la singularité de cet enfant et la multiplicité des formes d'autisme et des constructions des circuits neuronaux et dysfonctionnements internes possibles. Comme nous le verrons dans les différents exemples en troisième partie, l'autisme se rencontre chez des enfants et personnes aux profils très différents.

Bien des questions, au quotidien, se bousculent : comment lui donner sa place à cet enfant ? Comment lui faire ressentir qu'on l'aime ?, Comment lui faire ressentir cette place qu'on souhaite lui donner si, dans le portage, il ne la ressent pas et se « coupe » ?

*Habituellement, « la mère d'un tout-petit communique avec son enfant par les intonations de sa voix (les mots sont mieux perçus dans un second temps), par sa façon de le porter (*holding*), de le manier (*handling*) et de le bercer. Elle communique aussi avec lui par sa respiration et les battements de son cœur et par son adaptation à l'évolution progressive de ses besoins quotidiens. »* (Dr Spock, 1992).

On voit ici à quel point la consensualité est sollicitée dans les premiers mois de vie de l'enfant.

Winnicott décrit également, à cet âge, un état de non-intégration qu'il définit ainsi : « Le contraire de l'intégration est soit un défaut d'intégration soit la désintégration à partir d'un état d'intégration. » (Winnicott, 1992, p.305)

C'est plutôt à cet état de non-intégration, de non-mantèlement, que j'assimile les personnes autistes ayant de grands troubles sensoriels. Toutefois, notre propos est de plutôt montrer qu'il existe des formes d'intégration des vécus chez les sujets autistes particulières, et qu'il est possible de développer une meilleure intégration du Moi, quel que soit l'âge.

Voyons maintenant l'impact des troubles sensoriels sur le développement des interactions précoces soutenant la pensée et le développement cognitif avec W.Bion.

D. W.Bion et le développement de la capacité à se représenter les expériences et ressentis « bruts » vécus

Dans son abord théorico-clinique, Bion s'intéresse plus particulièrement à théoriser le processus de transformation des éléments sensoriels en éléments de pensée. Il distingue, d'une part, les éléments non pensables, « bruts », dont les données sensorielles font partie, d'autre part, les éléments transformés, pensables. Ainsi différents contenus, éléments sont catégorisés.

Bion qualifie les données issues des sens et les émotions d'éléments-bruts ou les éléments-bêta.

Il définit ensuite les « éléments-alpha » qui correspondent à des éléments bêta digérés, des préconceptions, disponibles pour les pensées. Par ce qu'il nomme la fonction-alpha, les impressions des sens, de l'expérience émotionnelle sont transformées et « mises à la disposition de la pensée consciente et de la pensée du rêve… » Ainsi s'opère l'intégration des données sensorielles :

> « La fonction-alpha opère sur toutes les impressions des sens et sur toutes les émotions dont le patient a conscience. Lorsque la fonction alpha est opérante, des éléments-alpha sont produits qui sont susceptibles d'être emmagasinés et de remplir les conditions des pensées du rêve. Si la fonction-alpha est perturbée, donc inopérante, les impressions des sens dont le patient a conscience et les émotions qu'il éprouve demeurent inchangées. Je les appellerai les éléments-bêta. Contrairement aux éléments-alpha, les éléments-bêta ne sont pas ressentis comme des phénomènes mais des choses en soi. Les émotions sont également des objets des sens. » (Bion, 1979, p.25).

Cependant, lorsque les éléments bruts ou éléments-bêta ne sont pas « élaborés » en éléments-alpha, ils s'accumulent et ne sont pas disponibles à la pensée. Ce sont des faits « non digérés » que W.Bion situe hors des souvenirs qui, eux, sont disponibles à la pensée.

Les impressions des sens peuvent donc changer de nature et devenir des éléments-alpha. Ces derniers possèdent alors un contenu latent qui peut être interprété :

« La fonction alpha transforme les impressions des sens en éléments-alpha qui sont semblables, et peut-être même identiques, aux images visuelles auxquelles les rêves nous ont familiarisés, à savoir ces éléments qui, d'après Freud, livrent leur contenu latent une fois que l'analyste les a interprétés. » (Bion, 1979, p.25).

Cette fonction alpha est portée, dans un premier temps, par l'environnement maternel du bébé, qui, par exemple, interprétera les pleurs venant du bébé (expression brute) en termes de faim, soif, besoin de sommeil ; transformant ces pleurs en « éléments à penser ».

Cette fonction alpha qui transforme les éléments sensoriels (ou éléments-bêta) en éléments de pensée, mémorisables, nous ouvre la voie de la compréhension de ce que pourrait être ou de ce qui pourrait arriver à un organisme qui, ne profitant pas de cette fonction de transformation-alpha, accumulerait des données, des vécus sensoriels, sans pouvoir les penser ni en garder une trace mnésique, un souvenir. La prise de conscience des expériences émotionnelles ne serait pas possible et, sans accès à la pensée vigile consciente, il n'y aurait pas de possibilité d'apprendre par l'expérience : *« L'apprentissage par l'expérience suppose que la fonction-alpha puisse opérer sur la prise de conscience de l'expérience émotionnelle. »* Seules les impressions de l'expérience transformées en éléments-alpha peuvent être emmagasinées.

Par ailleurs, les raisonnements conscients et le refoulcment seraient aussi impossibles :

« La fonction-alpha est indispensable à la pensée, dans l'inconscient, quand il devient nécessaire de décharger la conscience du fardeau de pensée que représente tout apprentissage. » « S'il n'existe que des éléments-bêta, qui ne peuvent être rendus inconscients, il n'y a ni refoulement, ni suppression, ni apprentissage. » (Bion, 1979, p.27).

Plus précisément, les excitations sensorielles elles-mêmes, ne pourraient pas être pensées, triées, mises en mots, discriminées, ni être accessibles à la conscience. W.Bion marque bien la différence entre le fait de percevoir et celui d'avoir conscience. Ainsi, le fait de percevoir tout en étant incapable de la moindre discrimination, état qu'il qualifie d'hypersensibilité, *« ne constitue pas un contact avec la réalité »*, nous dit-il.

Cette théorie d'une sensorialité non pensée, non accessible, non consciente, tout en étant très massive, nous intéresse beaucoup. Elle rejoint les données d'hypersensibilité observable chez les personnes autistes dans certaines hypothèses neurobiologiques et dans les théories sur la pensée, la conscience, le langage.

En effet, selon cette théorie de W.Bion, on se trouve devant l'hypothèse d'un organisme hypersensible qui parfois ne peut pas soulager les tensions accumulées par les impressions sensorielles et émotionnelles au moyen d'une déroute des quantités d'investissement dans la pensée.

Au sujet de cette hypersensibilité, Bion parle même d'inaptitude à rejeter ou à ignorer la moindre excitation. Avec la théorie de la fonction alpha, on peut comprendre comment une personne peut éprouver des sentiments, mais ne peut en tirer profit ; ainsi nous dit-il : « les impressions des sens signifient certainement quelque chose, mais le patient se sent incapable de connaître cette signification. » (Bion, 1979, p.35)

On pourrait rapprocher cette description théorique d'un état autistique. Des vécus de confusion sont également abordés par W.Bion : pour lui l'accumulation des éléments-bêta peut engendrer, un sentiment de confusion. Ainsi, nous dit-il dans la clinique, « cet écran d'éléments-bêta ne se distingue pas à première vue d'un état confus… « Il y a alors un flot d'expressions et d'images disjointes. » (Bion, 1979, p.39)

Nous avons donc une personnalité hypersensible, ne pouvant pas prendre conscience des excitations reçues et vivant « dans un flot d'expression et d'images disjointes… »

Quels sont alors les moyens qui restent au sujet pour se débarrasser de cette accumulation d'éléments-bêta ?

Pour débarrasser la psyché d'un accroissement d'excitations, les éléments-bêta peuvent s'évacuer dans un passage à l'acte ou par identification projective, dit W.Bion.

Le passage à l'acte permet de décharger l'accumulation d'excitation et l'identification projective, ce que nous avons vu avec Mélanie Klein, de projeter les éléments désagréables, la tension, à l'extérieur.

Ainsi, dit-il : « Les éléments-bêta ne peuvent qu'être évacués et vraisemblablement par l'intermédiaire de l'identification projective. Ces éléments-bêta sont traités par un procédé d'évacuation semblable aux mouvements musculaires, aux changements de mimique, etc. qui, pour Freud, servent à décharger la personnalité d'un accroissement d'excitations… » (Bion, 1979, p.31)

Les éléments-bêta sont projetés à l'extérieur.

Le psychisme se sépare temporairement des parties non désirées de la personnalité et les « dépose » dans un objet, une personne, à l'extérieur de l'individu et ceci, par la pensée. Ce mécanisme aide à tolérer les tensions. Le mécanisme d'identification projective est provoqué par les contingences extérieures, lorsqu'elles rendent la décharge motrice impossible :

> « L'activité qui, sous la domination du principe de plaisir, tend à décharger la personnalité d'un accroissement d'excitations est remplacée, dans la phase de domination du principe de réalité, par l'éjection des éléments-bêta indésirables. » (Bion, 1979, p.31)

Dans sa théorie, Bion distingue la fonction-alpha, qui transforme les éléments-bêta en éléments-alpha, des éléments-alpha eux-mêmes ; c'est-à-dire qu'il émet une distinction entre les protopensées et « l'appareil à penser les pensées ». Ainsi, Bion envisage une troisième possibilité : celle d'une personne qui a des pensées mais /qui ne dispose pas de l'appareil de « pensée » qui lui permettrait d'utiliser ses pensées, « de les penser ». Dans ce cas, la frustration s'intensifierait lorsqu'il y aurait ajournement de la décharge : malgré la tentative de se débarrasser « des objets, des proto-pensées ou des pensées » aucune capacité de penser ne vient soulager la tension (Bion, 1979, p.104). Aussi, Bion distingue, dans l'activité de parler, l'aspect décharge motrice : « employer la musculature pour débarrasser la psyché des pensées » (Bion, 1979, p.103) de l'activité de communication des pensées.

Cela me semble tout à fait pertinent en ce qui concerne la fonction du babillage ou la reprise par les personnes autistes des « musiques de conversations », des mélodies des mots, sans en prononcer un seul, comme s'il s'agissait d'une étape d'intégration et d'utilisation de la possibilité offerte par les sons vocaux de décharger musculairement une partie de la tension.

Bion aborde ensuite d'autres phénomènes susceptibles de susciter ou d'entraver la fonction-alpha.

Une émotion violente telle que la haine ou l'envie attaque la fonction-alpha.

En effet, pour se défendre de la violence de l'envie, lorsqu'elle engendre agressivité et haine, l'enfant peut essayer d'empêcher toute prise de conscience de ses sentiments ou bien effectuer un clivage entre le plaisir d'une action, d'une personne présente qui s'y associe ou bien cliver un objet et la personne qui le procure. L'enfant organise alors sa personnalité de telle sorte qu'il puisse jouir des conforts matériels sans être obligé de reconnaître l'existence d'un objet vivant (au sens psychanalytique) d'où proviennent ces bénéfices.

Cette possibilité de cliver une satisfaction de désir de la personne qui peut le satisfaire me semble très proche du mécanisme à l'œuvre dans l'utilisation de la main d'autrui, par les personnes autistes, pour réaliser une action qu'il souhaite, sans considération apparente pour la personne qui se trouve « au bout de cette main ».

On a alors une destruction de la fonction-alpha et le sein désiré devient inanimé, ainsi que le nourrisson, précise Bion. À l'insatisfaction du besoin d'amour et de compréhension correspond une recherche de conforts matériels renforcée avec une préoccupation qui s'installe sur la quantité et non plus sur la qualité.

Bion envisage aussi la possibilité d'une éventuelle intolérance excessive à la frustration, ainsi que d'un changement quantitatif (dû à une contingence extérieure) de celle-ci qui peut alors revêtir un caractère exceptionnel. Du côté psychique, la défaillance peut être provoquée par une envie, une peur et une avidité telles que toute satisfaction soit empêchée. Quelle que soit la cause, la défaillance est ressentie comme réelle et une solution réelle sera recherchée.

Bion évoque alors deux possibilités : la fuite ou la tentative de modifier la situation.

La « fuite » relationnelle ou plutôt l'évitement et l'indépendance restent des manifestations comportementales importantes dans l'autisme.

Ainsi, dans la théorie de Bion, les données et les impressions des sens fournissent la matière première pour la formation des pensées.

Ensuite, grâce à la relation mère-enfant l'enfant se voit proposé des préconceptions et des représentations mentales (« avoir faim », « être fatigué », etc.) à partir d'une lecture de ses « données brutes », de ses expressions, et ceci dans le but de produire une conception de la réalisation appropriée à l'apaisement.

Ces préconceptions et conceptions sont intériorisées par l'enfant pour former des abstractions qui elles-mêmes stimulent la croissance en éléments-bêta et alpha. Il sera bien sûr beaucoup plus difficile pour un parent « normotypique » de proposer à son bébé une lecture

« atypique », « autistique », de ses comportements s'il n'est pas informé, au préalable, des difficultés et spécificités liées à cette pathologie et à son enfant.

De fait, la fonction parentale d'appui, de contenance par la pensée, d'empathie, est fortement égratignée et la transmission transgénérationnelle des gestes de maternage « habituels à la famille », va être fortement mise en difficulté.

La fonction alpha décrite par Bion permet aux impressions des sens de devenir des « objets » de pensée, des « préconceptions », utilisables dans les rêves mais aussi dans les pensées de sorte que l'attente de la réalisation d'un désir et l'augmentation de tension qui s'en suit deviennent plus supportables grâce à la pensée. Cela est en accord avec la théorie freudienne qui attribue à la pensée la possibilité d'aider le sujet à supporter l'accroissement de tension.

En effet, nous dit Freud, la pensée est dotée de qualités qui permettent à l'appareil psychique de supporter l'accroissement de tension pendant l'ajournement du processus de décharge, c'est-à-dire lorsque l'action, la décharge motrice est immédiatement impossible du fait des contingences de la réalité extérieure (Freud, in Formulation sur les deux principes du fonctionnement psychique).

Le principe d'identification projective en est un exemple. Il permet, en effet, de séparer temporairement des parties non désirées de la personnalité (et donc des ressentis non souhaités) et de les « déposer » dans un objet, une personne, à l'extérieur de l'individu (voir précédemment Mélanie Klein).

Développer les représentations mentales de l'enfant, sa pensée propre, ses connaissances, est une des clefs de son mieux-être. Cela facilite son rapport à l'attente, à la frustration, mais lui permet également de se dégager des ressentis trop forts, en apprenant à les repérer, les connaître, les catégoriser, en en faisant une sorte de médium malléable dont il peut ou pas se rapprocher, se détourner, chercher à les maîtriser, les explorer ou à les délaisser au profit de systèmes de représentation plus complexes et moins aléatoires, voir, les transformer en un récit, une histoire, la leur, celle de leur subjectivité. Il passe ainsi d'une position passive à une position active, d'un corps subi, par moments, à un corps qui agit sur son environnement, crée. C'est ce type de possibilité que nous cherchons à développer chez la personne autiste afin qu'elle puisse recourir aux représentations et à la pensée, pour soulager son trop-plein de tension interne autrement que par ses seules stéréotypies.

E. Production de « flux sensoriel » et sentiment d'enveloppement : l'apport de Didier Anzieu

Didier Anzieu apporte un éclairage différent et supplémentaire par l'accent qu'il met sur le contenant des pensées et les ressentis corporels plutôt que sur le contenu.

Il définit ainsi un préalable à l'activité psychique : la constitution d'un « Moi-peau » (entité somato-psychique), qui permet au psychique de se déployer sans risque. Le fait de se sentir bombardé, dans l'autisme par des sons, des images, des odeurs, correspond, dans l'approche de D.Anzieu à un défaut de solidité de ce qu'il appelle « le Moi-peau ».

La théorie de D.Anzieu, sur le Moi-peau est fondée sur une métaphore du Moi en tant que fonctionnant sur un mode similaire à la peau, d'où la notion de Moi-peau.

Il s'agit d'un étayage métaphorique qui situe l'ancrage du Moi-peau dans la phase de symbiose mère-enfant, lorsque cette dernière assure les fonctions de protection et de bien-être, de « contenance », envers son jeune enfant.

Ainsi, D.Anzieu parle d'un double étayage du psychisme : sur le corps biologique et sur le corps social.

Dans ce modèle d'organisation du Moi et de la pensée, D.Anzieu donne une place prépondérante à la sensorialité tactile.

Ainsi, Anzieu définit un ensemble d'enveloppes dont l'enfant fait l'expérience dans sa relation avec sa mère : des enveloppes tactiles, de douceur, de chaleur, enveloppes sonores, visuelles, olfactives.

En définissant des enveloppes corporelles qui seront introjectées pour constituer l'enveloppe psychique, D.Anzieu axe sa théorie sur une topographie du fonctionnement psychique et sur l'opposition des contenants psychiques aux contenus.

Pour D.Anzieu, la peau n'est pas un organe, mais un « ensemble d'organes différents » (Didier Anzieu, 1995, p.35) : le sens du toucher, de la pression, de la douleur, de la chaleur… passent par lui. C'est l'organe des sens sans lequel on ne peut pas vivre.

D.Anzieu accorde à la peau une fonction capitale : celle de servir des représentations de l'appareil psychique du Moi et de ses principales fonctions.

Ainsi, les fonctions d'enveloppe contenante et unifiante, de barrière protectrice et de filtre que remplit la peau sont également valables pour le contenant psychique, le Moi-peau psychique.

L'auteur parle « d'établir un parallèle plus systématique entre les fonctions de la peau et les fonctions du Moi », tout en cherchant à préciser « pour chacune le mode de correspondance entre l'organique et le psychique ».

Il se situe dans la lignée de Freud lorsque celui-ci fait dériver les mécanismes de défense et traits de caractère de transformations d'activités corporelles et qu'il attribue aux pulsions du Ça des racines provenant des instincts biologiques, au Surmoi, des racines acoustiques et, au Moi d'être formé à partir de l'expérience tactile.

D.Anzieu définit, pour le Moi-peau les fonctions suivantes :

1. La fonction de maintenance du psychisme, de soutènement (à partir de l'axe de soutien de la peau et des muscles).
2. Une fonction contenante (sur le mode de la peau qui contient les viscères, etc.)
3. Une fonction de pare-excitation, de protection.
4. Une fonction de définir, de délimiter, d'individuer le Soi.
5. Une fonction qui est de permettre l'intersensorialité, en définissant un espace intersensoriel sur un territoire commun.
6. Une fonction de surface de soutien de l'excitation sexuelle. Il précise à ce sujet que faute d'une décharge satisfaisante, cette enveloppe d'excitation érogène peut se transformer en enveloppe d'angoisse.
7. Une fonction de maintien, de sauvegarde de la tension énergétique interne ; une fonction de recharge libidinale.

8. Une fonction de surface d'inscription des traces.

L'étayage de la construction, de l'organisation psychique sur le corporel et plus spécifiquement sur le tactile est donc extrêmement important dans la théorie de D.Anzieu.

Pour cet auteur, dans l'autisme, il n'y a pas de construction suffisante de ce Moi-peau, mais une défaillance massive.

En effet, l'auteur définit au niveau du Moi-peau, une face interne et une face externe. Or, l'autisme correspondrait à une transformation réelle du Moi-peau au cours de laquelle l'écart entre les deux faces externes et internes est aboli et l'interface imaginée comme une paroi double.

Nous allons reprendre à ce sujet la description dynamique que reprend D.Anzieu d'un ouvrage d'Annie Anzieu (Annie Anzieu, 1978, p.129).

> « On peut faire l'hypothèse que la sensibilité de ces orifices, orientée vers l'extérieur du corps par l'objet qui en fait un passage, provoque chez l'enfant tout petit une confusion : le contact interne du corps et de son contenu contre la paroi cutanée qui lui donne ses limites n'est pas différencié du contact cutané externe contre les objets environnants. Cela revient à dire que l'enfant est pénétré par les images visuelles, les sons, les odeurs… »

L'enfant vit alors son corps comme un lieu de passage où passent ses fèces, son urine, le lait ou son propre cri en plus du reste ci-dessus mentionné. L'enveloppe interne peut donc, elle aussi, être attaquée et perforée par des perceptions-objets.

Ainsi, nous dit-il :

> « Certaines situations d'angoisse font de ce phénomène fantasmatique une persécution permanente, qui violente et agite l'intérieur corporel du nourrisson, et contre quoi il devient nécessaire de clore tous les orifices contrôlables, par n'importe quel moyen. » (D.Anzieu, 1995, p.155).

D.Anzieu distingue différentes étapes fantasmatiques accompagnant la mise en place du Moi-peau.

Tout d'abord, une première étape de constitution du fantasme qu'il nomme « fantasme intra-utérin » et qui correspond à « un fantasme d'inclusion réciproque, de fusion narcissique primaire » (ibidem, p.85). Il situe le comportement autistique à ce niveau : « Les enveloppes autistiques traduisent la fixation au fantasme intra-utérin », écrit-il.

Une deuxième étape vient ensuite, dans le développement, un fantasme de peau commune. C'est la symbiose.

Puis, il y a effacement de cette peau commune et reconnaissance de sa propre peau et de son propre Moi.

Avec l'angoisse, des fantasmes de peau arrachée, de peau volée et de peau meurtrie et meurtrière peuvent apparaître.

Les éléments de la théorie de D.Anzieu qui se rapprocheraient et éclaireraient le plus nos résultats sont le fait que l'absence de constitution d'un Moi-peau structuré entraîne une difficulté voire une impossibilité de lier les différentes modalités sensorielles entre elles. Didier Anzieu parle du Moi-peau en tant que surface psychique « qui relie entre elles les sensations de d*iverses* *natures et les fait ressortir comme figures sur ce fond originaire qu'est l'enveloppe tactile.* » Il désigne ainsi la fonction « d'intersensorialité » du Moi-peau qui « aboutit à la constitution d'un sens commun » (*ibidem*, p.127). Il relie le démantèlement, c'est-à-dire « un fonctionnement indépendant, anarchique, des divers organes des sens », à une carence de cette fonction.

La peau : elle « sépare et unit les différentes sensorialités » (ibidem, p.39).

Pour Didier Anzieu, le Moi-peau fonde la possibilité même de la pensée.

Un des points très importants de la théorie de Didier Anzieu, sur lequel il nous paraît important d'insister, est le rôle décisif de l'interdit du toucher chez la personne normale, pour l'accession à la pensée. Par l'interdit du toucher, l'enfant est obligé de renoncer au primat des plaisirs de peau, puis de mains. Il est alors amené à transformer l'expérience tactile concrète en représentations de base (nous sommes donc à un niveau de pensée sur les qualités de l'objet). Ce niveau de représentation est le fond sur lequel vont pouvoir s'inscrire des correspondances intersensorielles. Les qualités tactiles de l'objet, par exemple, vont pouvoir être « pensables », appréhendables à partir de la vue (apparence rêche, douce ou lisse de l'objet). L'interdit du toucher encourage la mise en place d'équivalents et de conceptions intersensorielles.

Par ailleurs, l'interdit du toucher contribue à différencier le corps propre du corps des autres. Il agit comme une contention pulsionnelle des élans agressifs, voire destructeurs ou sexuels, risquant d'entraîner une quantité d'excitations trop difficile à gérer parce que trop massive.

Toutefois, dans la pathologie autistique, les difficultés de perception de son propre-corps et de l'espace, de l'autre, autour de soi, rendent parfois difficile cet interdit du toucher. Il est parfois nécessaire qu'auparavant, l'enfant autiste intègre mieux ses propres sens et la différenciation des corps – ce qui passe parfois par des explorations tactiles – avant de poser cet interdit.

Autrement dit, la confusion perturbe la forme de cette étape et de cet apprentissage.

Un autre des apports de D.Anzieu est le concept « d'enveloppe sonore » qui consiste à utiliser le son comme une enveloppe permettant une sécurité identitaire.

Ce que l'on peut observer quand on voit des patients autistes arrêter leurs crises ou stéréotypies et être plus centrés lorsqu'ils écoutent une musique mélodieuse, à laquelle ils « adhèrent » ou qu'ils reprennent en écho, comme si le chant les enveloppait, les aidait à se sentir rassemblés, « contenus ».

Cela correspond bien aux réactions observées lors de l'écoute musicale.

Pour D.Anzieu, il existe des proto-pensées qui sont des mixtes « d'impressions sensorielles, posturales, cénesthésiques, kinesthésiques, de collage-montages de morceaux bruts, d'affects et de fantasmes » (D. Anzieu, 1994, p.6). Il les rapproche de la notion de « pictogrammes », définie par Piera Aulagnier (1965). Ces proto-pensées sont à la fois intérieures et extérieures à l'esprit, « mobiles » et se situent dans une aire entre la confusion et la différenciation soi-non-soi. Il s'agit « d'un état originaire ».

La personne autiste est souvent traversée par un tel état de non-« organisation ». Au fur et à mesure que l'activité de penser et de représentation se construit et s'enrichit, une auto-organisation qui génère des catégorisations se met en place.

Se construit ensuite le penser, en tant qu'auto-organisation qui rend les pensées pensables. Le penser est un producteur qui gère des catégorisations, par exemple, des expériences sensorielles et en facilite l'assimilation, la compréhension et la prise de distance par un dégagement dû au passage de l'expérience brute, à la représentation de mots (ou à la représentation visuelle de l'expérience, dans l'autisme). Comme en témoigne Temple Grandin, les personnes avec autisme peuvent Penser en images !

Pour cet auteur, *« il n'y a rien dans l'esprit qui ne soit passé par les sens, si ce n'est l'esprit lui-même ».*

Les données des sens ne sont cependant pas assimilées telles quelles. Selon cet auteur, l'expérience de la motricité est ajoutée à celle de la sensorialité et l'expérience de la temporalité est ajoutée à celle de la spatialisation. De plus, « l'esprit se construit en construisant ses objets selon une spirale interactive » (D.Anzieu, 1994, p.13).

Pour que ce processus de psychisation, de mentalisation ait lieu, Didier Anzieu insiste sur la nécessité de l'existence préalable d'un cadre. Il distingue lui aussi très clairement « l'appareil à penser les pensées » des pensées elles-mêmes, c'est-à-dire du contenu et définit différents niveaux de pensée :

- les pensées sur les états qui affectent le corps, englobant actions, passions, sensations, perceptions, affections, imagination, humeur…
- les sentiments d'existence, d'identité, de valeurs personnelles,
- à un niveau plus abstrait, les concepts, les jugements.

On voit dans cette approche du développement humain combien les ressentis et perceptions sont étroitement liées, chez la personne et encore plus l'enfant, à la construction du développement cognitif !

Nous allons maintenant, plus précisément avec D.Stern, aborder la question de l'impact sur la communication interpersonnelle précoce, parent-enfant, des troubles de l'intégration sensorielle.

F. L'impact sur la communication interpersonnelle précoce : comment trouver l'accordage dans ce chaos ?

Stern est un médecin psychiatre qui a beaucoup travaillé sur la communication précoce parents-bébés et a décrit des formes précoces de communication spécifiques, qui soutiennent grandement la mise en place de l'intersubjectivité – souvent mise à mal dans la pathologie autistique.

Il présente une forme d'interaction parents-enfants spécifique de la toute petite enfance qui favorise l'accès à l'intersensorialité et guide le bébé vers l'approche des symboles et des abstractions. Elle sert également l'accès à l'empathie.

Il met en effet en exergue une fonction importante de l'environnement maternant qui initie l'enfant à la compréhension des formes abstraites et le guide vers la communication interpersonnelle de ses états internes. Ce sont de multiples moments de la journée où l'environnement maternant souligne et reprend, sous une forme légèrement modifiée, une expression de vitalité de l'enfant. Par exemple, il en reprend le rythme et l'intensité tout en introduisant une variation de tonalité. Un autre exemple est donné lorsque l'adulte reprend un mouvement dynamique du bébé (tendre le bras, redresser la tête…) par une verbalisation qui souligne le geste : « Hop ! », en reprenant la même intensité dans la voix que celle du bébé dans son geste et le même rythme rapide !

Cela amène d'une part le bébé à percevoir ce qu'il vit, mais aussi à percevoir « la forme globale » de ce qu'il émet (initiation à l'abstraction) et à la ressentir comme partagée – puisque reprise par autrui qui lui montre par la différence introduite qu'il s'agit d'un dialogue et non pas d'un écho.

Ces moments qu'il qualifie « d'accordages » sont importants pour l'accès à l'abstraction. Ils supposent toutefois que le bébé accède à la consensualité et à la prise en compte simultanée de différents éléments (rythme, geste, voix…) et en perçoive « l'assemblage », la forme globale. Cela est souvent difficile pour certains autistes et peut être facilité si on ralentit les choses, comme le montre B.Gepner.

Stern définit une première forme d'analogons et de métaphores non verbaux. Ces analogons apparaissent au cours de ce qu'il définit comme « l'accordage ». Il s'agit, pour Stern, d'un moment d'intense communion.

En effet, une des composantes comportementales, mise en évidence par cet auteur et concernant la qualité de « mère suffisamment bonne » est la possibilité pour la personne maternante d'établir ce qu'il nomme « l'accordage affectif ». L'accordage affectif est une succession, un enchaînement de comportements réciproques. Il se déroule de la façon suivante :

- Tout d'abord, le parent doit « lire l'état émotionnel du nourrisson » (Stern, 1989, p.182) à partir de son comportement manifeste.
- Ensuite, il doit présenter un certain comportement qui, bien que ne se réduisant pas à une imitation stricte, correspond sous certains aspects au comportement manifeste du nourrisson.
- Enfin, le nourrisson doit être en mesure de comprendre que la réaction parentale correspondante a un rapport avec sa propre expérience émotionnelle initiale et pas seulement avec l'imitation de son comportement…

De ce fait, le comportement de la personne maternante n'est pas une imitation du comportement exact du nourrisson. Bien que soit souvent utilisée la même modalité que le nourrisson, il y a constamment des modifications introduites. Ces modifications vont s'accroître, particulièrement après le stade du huitième mois. La différence introduite par le partenaire dans l'interaction s'accentue et l'on arrive à un accordage affectif plus typique avec un comportement qui souligne l'état émotionnel de l'enfant sans précisément copier la modalité utilisée ou la forme. L'identité entre les deux comportements devient plus abstraite.

L'accordage affectif devient la reprise d'un comportement manifeste du nourrisson, dans une autre modalité, par la mère, toujours dans le but de souligner, reprendre l'état émotionnel de l'enfant.

Ainsi, nous dit-il, si les *« expressions peuvent différer dans leur mode ou leur forme, elles sont dans une certaine mesure interchangeables en tant que manifestations d'un seul état interne reconnaissable.* »

Le niveau d'intensité du comportement est le même des deux côtés, par exemple, la force du mouvement du bébé est reprise dans la force de la vocalisation de la mère et les mêmes modifications d'intensité : par exemple, reprise d'une dynamique *crescendo-decrescendo*, dans le temps. La durée du comportement est identique, ainsi que la forme, qui concerne la caractéristique spatiale du comportement.

Ainsi, l'accordage affectif participe au développement et à l'approche du monde des symboles.

La réponse des mères pour expliquer cet accordage est « d'être avec » le nourrisson, « partager », « participer à », « prendre part à » (Stern, 1989, p.192).

« L'accordage affectif est, alors, l'exécution de comportements qui expriment la propriété émotionnelle d'un état affectif partagé sans imiter le comportement expressif exact de l'état interne… » (Stern).

Il s'agit d'une première forme de « métaphores et d'analogons non verbaux ». Stern parle de « pas essentiel vers l'utilisation de symboles… » (*ibidem*, p.208)

Il définit ainsi l'accordage et son intérêt dans la structuration du sujet : « Le comportement d'accordage reconstruit l'événement et déplace le centre d'attention vers ce qui sous-tend le comportement, vers le caractère de la sensation en train d'être partagée. » (*ibidem*, p.186). Ce schème relationnel a comme fonction d'inscrire l'enfant sur le chemin de la communication de ses états internes. Elle inscrit l'enfant et la mère dans un lien interpersonnel émotionnel.

> « Il est clair que la communication interpersonnelle, telle qu'elle est créée par l'accordage, va jouer un rôle important dans la découverte par le nourrisson que les états émotionnels internes sont des formes de l'expérience humaine, partageables avec les autres humains. » (ibidem, p.196).

Nous sommes au cœur d'un processus de mentalisation, de psychisation.
L'inverse est aussi vrai : si l'on « fait seul l'expérience d'états émotionnels qui ne subissent jamais d'accordage, et ils seront isolés du contexte interpersonnel de l'expérience partageable. »

Le vocabulaire employé par Stern n'est pas innocent, il parle de déplacement et de reconstruction, ce qui rejoint la terminologie freudienne sur les processus psychiques.

À partir d'une expérience émotionnelle partagée, d'une communion entre l'enfant et sa mère, émergent habituellement, chez le bébé bien portant, des formes abstraites et des processus de pensée, même si Stern situe ce comportement hors de la conscience.

Pour D.Stern, contrairement à l'empathie, l'accordage se fait hors conscience et presque automatiquement, alors que l'empathie implique la médiation de processus cognitifs. Or, au niveau de la sensorialité, « l'accordage affectif » joue un rôle très important.

Fonctionnant à partir du rythme, de l'intensité et de la forme comportementale, qualités qui sont abstraites au niveau du psychisme, indépendamment de la perception initiale auxquelles elles sont liées, l'accordage affectif sert l'intersensorialité et la possibilité d'extraire des invariants, de faire des liens, des analogies d'une modalité sensorielle à l'autre. D.Stern parle de « représentations abstraites de propriétés amodales ». Ces représentations permettent de « faire l'expérience d'un monde unifié à travers nos perceptions. » (Stern, 1989, p.196).

Il s'agit donc de représentations abstraites des caractères perceptifs. Cette capacité de transposer une propriété d'une modalité à l'autre se fait très tôt chez le nourrisson.

Une expérience montre que les bébés sont capables de transférer la forme d'un objet fixe du mode tactile au mode visuel : une tétine granuleuse est donnée les yeux bandés à des bébés ; puis, on leur retire le bandeau : les enfants regardent plus longtemps parmi deux tétines présentées, celle qu'ils ont eue en bouche.

Selon D.Stern, lors des accordages affectifs, ce sont les affects de vitalité qui sont le plus mobilisés. Ils ont un caractère émotionnel dynamique, cinétique.

En effet, il distingue deux formes d'affects : les affects « catégoriels discrets » tels que tristesse et joie, et les affects de vitalité comme explosions et disparitions. L'accordage ne concerne que les seconds.

Les propriétés dynamiques ainsi perçues sont engrammées, « saisies » en tant qu'émotions, dans ce contexte, émotion de vitalité et sont qualifiées en « formes virtuelles de sensation » (Stern, 1989, p.206).

Concernant le passage de la sensation à l'émotion, D.Stern nous rappelle que ce que nous sentons, c'est l'affect de vitalité et non les différents éléments perceptifs qui en témoignent. Pour lui, la traduction de la perception en sensation se fait automatiquement :

> « Nous tendons automatiquement à transposer des propriétés de la perception à l'émotion, en particulier quand celles-ci appartiennent au comportement de l'autre. Par exemple, en voyant un geste du bras de quelqu'un, nous pouvons regrouper les propriétés perceptives d'accélération, de vitesse et d'amplitude expressive. Mais nous ne sentirons pas le geste en fonction des propriétés perceptives de rythme, d'intensité et de forme, nous le sentirons directement comme énergique. »

C'est-à-dire en termes d'affects de vitalité.

> « Ainsi, la traduction de la perception en sensation, dans le cas du style dans l'art, implique la transmutation des perceptions "véridiques" (harmonie des couleurs, résolutions linéaires et ainsi de suite) en formes virtuelles de sensation telles que le calme. Une traduction analogue de la perception du comportement d'une autre personne en sensations implique la transmutation de la perception du rythme de l'intensité et de la forme, à travers le frayage transmodal, en affects de vitalité ressentis en nous-mêmes. » (Stern, 1989, p.204).

On passe de la perception de ce que fait autrui à la sensation de ce qu'il peut vivre.

D.Stern parle en termes de « traduction », de « transmutation » et de « formes virtuelles ». Cependant, la possibilité d'avoir recours à l'accordage affectif lors d'interactions n'est pas une constante. En effet, pour D.Stern, la « gamme de l'accordage » a certaines limites.

Ainsi, il est peu plausible de pouvoir s'accorder à « de la colère dirigée contre soi », précise-t-il. Dans ce cas, on ne partage pas la colère avec l'autre, car, si on ressent le comportement de l'autre, on est engagé dans sa propre colère. Une barrière peut s'installer lorsqu'il y a des menaces, de mauvaises intentions. Cela empêche la communication.

Du côté de la mère comme de l'enfant, peuvent également s'installer des divergences, des différences qui rendent plus aléatoires les moments d'accordage.

Ainsi, nous dit-il : « certaines personnes sont d'une manière prédominante "auditives", "visuelles" ou "tactiles", et de nombreux chercheurs ont fait l'hypothèse que des différences de sensibilité aux stimulations dans chaque modalité sensorielle pourraient être à l'origine d'une mauvaise harmonisation dans la régulation du niveau d'excitation entre mère et nourrisson (cf. Greenspan, 1981) » (Stern, 1989, p.244).

D.Stern évoque également des aptitudes constitutionnelles".

Dans le cas d'inaptitudes sévères, D.Stern ne propose pas de diagnostic ou d'évolution précise, toutefois, il évoque alors une éventualité extrême, qui n'est pas sans rappeler le tableau clinique de l'autisme :

> « Dans le pire des cas, on pourrait prédire des troubles globaux du développement (retard mental avec traits autistiques). Ni un soi noyau, ni un autre noyau ne pourraient s'être complètement constitués, et le lien interpersonnel social serait massivement compromis. L'unité de la sensorialité si tant est qu'elle puisse se faire, se formerait lentement à travers l'expérience. Les relations causales passeraient largement inaperçues. Le monde des perceptions serait désorganisé et partiellement non structurable. » (*ibidem*, p.244).

D. Stern ajoute que la mémoire serait également limitée et la continuité de l'expérience serait minimale, ceci impactant les relations avec le monde animé et inanimé. Il précise même que les troubles seraient : « si globaux qu'il serait impossible de dire à quel déficit tel trouble fonctionnel spécifique est attribuable. » (*ibidem*, p.244).

Ce qui nous paraît intéressant dans la théorie de D.Stern, c'est la mise en évidence de formes d'analogons sensoriels renvoyés par l'environnement, de « formes échos » qui, tout comme l'écho, amplifient et accentuent l'émission sensorielle tout en lui donnant une forme personnelle propre à la spécificité de l'espace environnant : par exemple de la montagne si nous reprenons notre métaphore de l'écho. On pourrait également rapprocher cela du retour des ondes de la chauve-souris, retour qui vient « dessiner » la forme de l'objet, de l'obstacle, « l'identité » de celui-ci, de l'espace autour de l'enfant. La mère ferait fonction « d'onde de retour » qui permettrait d'accéder petit à petit à une silhouette psychique identitaire.

D'autre part, c'est à partir de ces formes renvoyées, ces « échos déformés » que s'introduit progressivement la différence soi/ non-soi.

On passe ainsi très progressivement, comme nous le décrit D.Stern, du double à une forme abstraite équivalente qui amène petit à petit la prise en compte de la différence.

L'accordage affectif se situe donc du côté des représentations de l'état émotionnel.

Pour nous, cette fonction de l'environnement de création de sorte de doublets pour accompagner le bébé et le guider vers l'abstraction est une fonction importante d'étayage de la pensée chez l'enfant, tenue par l'environnement.

Il s'agit de la lancer ou la relancer chez l'enfant ou la personne autiste. Pour les psychothérapeutes analystes, il s'agit de conduire la personne autiste à la communication interpersonnelle émotionnelle, car cette qualité et cette forme d'échanges ont beaucoup d'importance sur le développement cognitif, relationnel et émotionnel de l'enfant.

Nous verrons comment, avec les personnes autistes ayant des difficultés d'intégrations sensorielles, mettre l'accent et travailler de nouvelles formes d'accordage, pour relancer les processus de co-création, l'imitation et surtout le passage de la reprise en écho à la différenciation (la forme différenciée). On pourrait envisager l'accordage décrit par D.Stern comme *« une reprise déconfusionnante »*.

Conclusion

Je garde en tête, au travers de ces différentes lectures, les points suivants, qui me semblent importants pour la reprise développementale à étayer et l'ajustement du travail auprès des personnes autistes :

- La fonction de dégagement et donc de protection des vécus que possède la pensée, le développement des représentations et opérations mentales.
- L'importance d'ancrer cet étayage de la pensée et de l'articuler, dans des moments de partage relationnels positifs et ajustés
- L'aspect déconfusionnant que permet le développement de l'appareil psychique.
- L'importance de la reprise dans des mises en scène « après-coup », saynètes, pour l'équilibre de la vie émotionnelle et pour aider à faire face aux contraintes extérieures, permettre une mentalisation, dans un second temps, l'acquisition par l'expérience (Winnicott).
- L'importance de la reprise par autrui, à l'identique, puis avec quelques changements, pour stimuler la communication mais surtout introduire, progressivement au symbolisme, à l'abstraction, lors de moments dits « d'accordage ».
- L'impact de la force des sensations ou tensions internes sur les facultés d'accès à la mentalisation.
- L'étayage de la co-modalité sur le sentiment d'être enveloppé, rassemblé, lors d'une expérience intense qui fait fonction de rassemblement pour le self : souvent une expérience partagée de forte intensité émotionnelle et appelant la co-modalité !

- L'aspect persécuteur et destructeur de l'impermanence et de la désorganisation des perceptions.
- Une question sur des formes d'évacuation, d'accordage, de jeux et de recherches de doubles « spécifiques ».

Voyons maintenant comment accompagner ces enfants, adolescents et adultes. Quels soins leur proposer ? Et comment ces différents points du développement que nous avons abordés se présentent et se développent lors des suivis.

PARTIE III

Les accompagner : prendre en compte les difficultés et ajuster la pratique professionnelle

Dans ma pratique, en plus des auteurs et chercheurs précédemment cités, je me suis appuyée sur 3 piliers du développement psycho-affectif qui se mettent normalement en place tôt chez l'enfant et sont à relancer pour renforcer la cohésion du Moi-corporel :

Tout d'abord, la nécessité de percevoir la stabilité de sa propre existence, pour construire une sécurité de base, à partir de laquelle les savoirs pourront s'ancrer et se garder, axe de travail issu de la lecture de F.Tustin.

Ensuite, l'importance du processus d'introjection intracorporelle des liens défini et mis en exergue par le Dr Haag dès 1988, qui concourt à compléter la structuration du Moi-corporel et à développer l'intersubjectivité. Elle présente également des étapes évolutives de récupération chez des enfants autistes suivis en psychothérapie psychanalytique (G.Haag, 1995).

Enfin, la relance de l'exploration libre de l'environnement avec son impact sur la construction du Moi chez l'enfant, comme l'a très bien théorisé et décrit Margareth Mahler avec son importance pour le développement cognitif.

Ces différents acquis étant souvent absents dans la clinique de l'autisme, les voir émerger chez les enfants autistes, ou personnes autistes plus grandes, c'est toujours la perspective de les tirer vers la compréhension normotypique de notre monde (de façon plus intuitive que cognitive, pour ceux qui tentent « d'apprendre par cœur les choses », comme Shovenec qui « étudie » les gens et leurs comportements comme objet scientifique).

Amener l'enfant autiste à comprendre le monde interpersonnel des relations humaines, à partager les vécus émotionnels et affectifs, étapes de la petite enfance, est toujours un grand progrès et d'une grande richesse pour lui, s'il ne les a pas déjà expérimentés et intégrés. Les troubles sensoriels et la confusion ont pu trop accaparer l'enfant à cet âge et lui donner d'autres sources d'attention et de préoccupation.

Lorsque ces processus et étapes apparaissent ou se réenclenchent chez la personne autiste, c'est tout un pan de rencontre et de compréhension avec les personnes « normotypiques » qui se déploie, se met en place et cela améliore grandement sa capacité à s'intégrer dans notre société et à communiquer émotionnellement et affectivement avec « nos repères », nos conventions, nos échelles de valeurs, nos présupposés aussi.

La connaissance des étapes de la petite enfance décrites par M.Mahler est donc loin d'être anecdotique, tout comme le processus d'introjection « intracorporelle » des liens mis en exergue par Mme Haag. Ils améliorent considérablement l'accès à l'interpersonnalité lors des rencontres humaines.

Je vais donc commencer par ces points et auteurs.

A. Des processus à relancer

1. Importance de la permanence du ressenti de soi pour l'intégration du self : l'apport de Françès Tustin

Chez le nouveau-né, le premier sentiment d'existence est constitué par un flux de sensations corporelles qui traversent ou entourent le corps, comme un prolongement des sensations in utero. Le « moi ressenti » est expérimenté en termes de liquides et de gaz. Le nouveau-né émerge d'un milieu liquide et ses premiers aliments et excréments sont associés aux liquides et au gaz, comme le souligne F.Tustin.

Ce sens primal du « moi » doit être bien établi avant qu'une conscience stable du « non-Moi » puisse être tolérée. Or, pour F.Tustin, dans l'autisme, il y a une prise de conscience traumatisante de la séparation corporelle avec la personne maternante, traumatisante dans la mesure où celle-ci survient à un moment où l'enfant n'a pas intériorisé sa continuité d'existence, ni introjecté l'objet maternel (gardé quelque chose des bons soins en lui). Faute d'avoir développé un sentiment sécurisant de sa propre persistance dans son être le nourrisson est renvoyé à des angoisses de ne plus vivre de façon continue.

F.Tustin différencie l'autisme qu'elle nomme « psychogénétique », de l'autisme avec des causes organiques.

Pour ma part, je trouve que lorsque des difficultés organiques sous-tendent l'autisme, la même difficulté d'éprouver un sentiment de continuité se pose pour le bébé et pour l'enfant, comme j'ai pu l'évoquer avec l'effet « coupure ». Cet éprouvé est même quasiment incontournable. Le lien que fait F.Tustin entre cet éprouvé de discontinuité et la difficulté autistique à être en présence d'une autre personne, que l'on perçoit comme séparée, me parait très intéressant à retenir pour le travail avec des personnes autistes. La perception de la différence d'avec l'autre, renvoie à une certaine solitude, qui, pour être supportable, suppose que le Moi soit suffisamment intégré, cohérent, et stable pour ne pas se sentir soumis à des vécus d'impermanence, à un certain ressenti de délitement spatial et corporel. Les troubles perceptifs précoces amènent des impermanences des perceptions (interférences fréquentes, envahissements, coupures de la concentration...) tout autant que les crises d'épilepsie répétées chez l'enfant, entraînent des discontinuités dommageables pour l'intégration du self et d'une sécurité de base. Comme par compensation, s'observent chez ces enfants des conduites de collage adhésif aux personnes ou à des gestes et comportements qu'ils répètent.

À ce sujet, F.Tustin donne une fonction importante aux stéréotypies et obsessions : celle de servir l'instauration d'un sentiment de continuité.

Elle précise, au fur et à mesure de ses écrits, que ces enfants qui deviennent autistes possèdent tous une sensibilité particulièrement vive, inhabituelle, qui rend l'enfant vulnérable – on pourrait dire aussi démuni ! – au moment de la différenciation progressive mère-enfant, revenant sur ses descriptions premières où elle séparait les enfants ayant des troubles au niveau du cerveau et dont les lésions étaient repérables des autres, des autres dont l'origine de l'autisme serait purement psychique et sur lesquelles elle axait son travail, plus particulièrement.

Pour F.Tustin, l'enfant autiste, se sentant menacé de discontinuité, tente de rétablir l'illusion d'une continuité corporelle en s'accrochant à ses propres sensations, en les recherchant ou en se mettant en continuité avec des objets soigneusement choisis pour leurs qualités sensorielles – utilisant ces objets comme des parties de leur corps. Reprenant les observations et propos d'E.Bick, et de Meltzer, F.Tustin rappelle que le nouveau-né, ne pouvant définir les frontières de son propre self corporel, a tendance à adhérer à la surface du corps de sa mère ou d'autres surfaces, de telle sorte qu'il puisse avoir la sensation d'une définition corporelle et éviter la sensation de se répandre vers l'extérieur. L'enfant autiste présente ce phénomène de collage vis-à-vis des objets, et plus particulièrement vis-à-vis des objets durs. En pressant les surfaces de son corps contre la surface d'un objet dur, l'enfant autiste se sentirait « tout boutonné » et en sécurité. La sensation que la surface de la peau adhère à une autre surface dure compense leur terreur de s'effondrer ou de se déverser. La conjonction des sensations dures, bien délimitées, donne en retour l'impression d'avoir un corps bien déterminé. F.Tustin nomme ce phénomène de mise en « équation adhésive ». Lors de ce processus, aucune attention n'est portée à la fonctionnalité de l'objet. L'enfant ne s'intéresse qu'à obtenir les sensations qu'il souhaite à partir de l'objet.

Ces objets durs, aux contours rigides pour l'enfant, deviennent, dans les moments de collage adhésif, ce que F.Tustin appelle « les objets autistiques ». La définition d'objets autistiques s'étend aussi à certains contenus corporels durcis qui sont gardés dans un orifice du corps : les fèces, la langue retroussée, la face interne de la joue durcie.

Elle introduit également le recours, chez ces enfants, à la production de formes fluctuantes, de flux, autour de leur corps, ou avec leur corps, qui viennent donner un sentiment d'entourance doux : lors des tournoiements, *flapping* des mains sur le côté des yeux, qui viennent « border » l'espace ; l'enfant, à cet effet, peut utiliser des sécrétions également de son propre corps : sa salive pour humidifier son visage, laisser son nez et sa bouche couler en permanence pour des ressentis par l'humidité, chercher de l'eau pour se mouiller à certains endroits du corps aux lavabos, etc. Ces « sensations-formes autistiques » sont autogénérées par des activités tactiles telles qu'effleurer, frotter, étaler, tournoyer, osciller, faire des bulles de salive ou dans son nez, etc. Ce qui intéresse l'enfant dans tout ceci, c'est le ressenti d'une constellation de sensations tactiles qui circulent autour des surfaces de son corps de façon réconfortante et apaisante. Ces sensations ont un effet calmant mais détournent l'attention du monde extérieur et retardent ainsi l'évolution cognitive.

La vision de ces comportements, comme une réponse de l'enfant autiste à ses propres difficultés est une perspective très intéressante donnée par F.Tustin qui pose ainsi la question de l'aspect fonctionnel de certains comportements stéréotypés pouvant paraître, au premier abord, vide de signification, de logique structurelle.

Dans cette lignée, les travaux de Laurence Barrer (travaux de thèse, présentés à la C.IP.P.A), précisent ce processus. Dans sa recherche, à partir de vidéos de personnes autistes, elle observe, après des stéréotypies, combien ces personnes se réengagent ensuite de façon plus adaptée dans une action qu'elles n'arrivaient pas à mener auparavant et qui était à l'origine de la « crise » de stéréotypies. Ces films démontrent que les stéréotypies permettent au système nerveux, de couper ou de réactiver différemment « un circuit défaillant » et de réengager ensuite l'action en cours de façon plus adaptée. La fonction potentiellement restructurante des stéréotypies est donc un processus à double face : elle est constructive si l'enfant l'utilise ponctuellement pour « couper » et réengager de façon plus constructive son système perceptif, moteur et cognitif, mais elle ne doit pas devenir une activité compulsive envahissante et s'autosuffisant à elle-même car elle coupe la personne de l'exploration de son environnement.

C'est un point de l'accompagnement des personnes autistes sur lequel les professionnels doivent être vigilants : laisser un temps pour le dégagement par les stéréotypies lorsque le sujet sature, mais rester vigilant à ce que la personne autiste ne s'y perde pas et revienne vers l'exploration de son environnement !

À noter que souvent le recours aux photos ou pictogrammes raccourcit de beaucoup le temps des stéréotypies et aide l'enfant autiste en difficulté à se réengager plus vite sur autre chose : l'activité en photo.

Voyons maintenant ce qu'il en est de la construction et de l'étayage de la consensualité dans les premières relations parents-bébé avec G.Haag, psychiatre, psychanalyste française.

2. Importance des moments d'échanges relationnels privilégiés pour la stimulation de l'abord co-modal : l'apport de Geneviève Haag. De l'échange à l'introjection intracorporelle des liens : un travail à relancer

Pour G.Haag, l'émergence à la consensualité se construit lors des échanges relationnels primaires qui y contribuent grandement. Cette construction va se faire à travers des mécanismes d'introjection.

Elle s'intéresse plus particulièrement à la « construction de l'appareil de relation » chez le très jeune enfant et plus spécifiquement à la façon dont les liens pulsionnels s'inscrivent dans la tonicité et la muscularité pour former le « psycho-moteur » au sens fort du terme ; ainsi cet auteur parle « d'incorporation intracorporelle des liens ».

Pour G.Haag, le psycho-moteur et le psycho-tonique incorporent des liens à partir de la rencontre libidinale, dans toutes les articulations. À un niveau plus élaboré, elle situe le « modèle digestif de l'incorporation préludant aux introjections » qui « utilise davantage des éléments mentalisés à l'intérieur de ce Moi-Corps » qu'elle qualifie alors de déjà « psychique ».

Elle donne une grande importance aux échanges de regard dans des moments relationnels intenses comme des moments « charnières » dans l'intégration intracorporelle des liens.

C'est, entre autres, cette constitution du Moi-corporel qui ne parvient pas à se faire ou se défait trop facilement dans l'autisme.

Voici donc quelques éléments de son travail et de son enseignement sur la façon dont le relationnel concourt aux jonctions psycho-toniques et psychomotrices dans la première année de la vie.

Pour G.Haag, les décharges motrices du bébé, dès les premiers mois de vie ne sont pas si indifférenciées que cela, en dehors de la désorganisation des états de rage. Les « décharges motrices symétriques ont déjà une forme ».

De plus, normalement, dès les premiers temps de vie extra-utérine, le bébé éprouve, lorsqu'il est porté dans les bras, une concomitance d'éprouvés : l'éprouvé tactile du contact-dos s'allie à la plongée dans le regard de la personne maternante et au biberon/mamelon présent dans la bouche. Cela permet l'émergence d'une impression et d'une perception d'une « toile de fond pensante » soutenant la cohésion du Moi et la co-modalité.

Pour cela, il faut que le regard soit perçu comme « doux » c'est-à-dire alliant la force pénétrante à la douceur.

Cette perception d'un contact tactile dorsal en lien avec un regard est également souvent associée à des sensations douces de lait « chaud dans la bouche », puisque le moment de nourrissage constitue un temps fort de la relation.

Elle parle, chez le tout-bébé, de l'association du contact-dos avec l'interpénétration du regard et l'enveloppe sonore, porteuse de modulations à fort message émotionnel, à laquelle s'est ajouté, pendant le nourrissage l'interpénétration bouche-tétine.

Ces temps d'interpénétration du nourrissage permettent également à l'enfant de ressentir l'idée d'une intersection, d'une articulation.

Se met progressivement en place, une introjection progressive « des relations corporelles et psychiques d'interpénétration » qui permet à l'enfant de se constituer et d'investir son squelette interne, indispensable au développement de son tonus et à son sentiment de solidité interne.

Pour le Dr G.Haag, l'autiste se situerait en deçà avec l'obligation de « se coller à » en surface pour ne pas se répandre ou tomber sans fin. Il en est ainsi lorsque l'enfant investit son thérapeute comme soutient interne de sa propre identité, se collant à lui, dans une angoisse de séparation arrachante ou plutôt désintégrante (disloquante).

Pour G.Haag, ce collage « donne l'espoir de pouvoir reprendre certains aspects d'un développement "arrêté" dans la relation symbiotique normale impliquant le corps à corps *». C'est ce processus qu'il s'agit de relancer.*

En effet, dans le développement normal, entre 4 et 7/8 mois, il y a également une étape de confusion de l'hémicorps dominant (en général le droit) avec le corps et les fonctions maternelles. Et souvent lorsque l'on quitte un bébé de 7/8 mois, pendant les soins, le côté droit du bébé se tend vers le soignant comme aimanté.

À cela vient se lier rapidement une perception d'une harmonie rythmique « embrasant », « rassemblant le corps » : l'harmonie qui se crée entre le rythme du débit du lait donné au biberon ou au sein et le rythme de succion du nouveau-né.

Concernant l'importance du contact tactile dorsal, il faut rappeler qu'in-utéro, surtout à la fin de la gestation, la surface de contact la plus importante, qui épouse la cavité utérine est celle du dos. Par ailleurs la sensibilité cutanée du nouveau-né est très importante. La naissance produit un effet de dépouillement, d'écorchage, dû à la perte du contact aqueux et des enveloppes, souligné, en son temps, par E.Bick. D'ailleurs, souvent, dans les premières semaines, jusqu'à 2 mois, la dénudation provoque des cris, des agrippements ou une trémulation plus ou moins importante.

Pour G.Haag, ces sensations reçues par le jeune bébé lorsqu'il est porté dans les bras et données par le contact du dos et de la nuque sur le corps, le bras, la main de la mère, ou divers plans soutenant l'enfant pendant le change, constituent des données basales permanentes à laquelle on ne pense même plus. Or l'impotence statique du tronc et de la nuque du nouveau-né est très importante et c'est le corps de l'adulte qui fait soutien, arrière-plan d'appui dorsal pendant tout un temps.

Certains enfants autistes, quant à eux, s'allongent ou se traînent à plat dos au sol, comme dans une recherche de cet arrière-plan. Ainsi, beaucoup d'entre eux, recherchent à un moment donné de la prise en charge un contact dorsal tactile important : s'asseyant sur le thérapeute, le dos plaqué sur son buste, ou se plaquant sur les sièges, au sol (préférentiellement sur des surfaces dures). D'autres enfants, après des moments intenses partagés avec le thérapeute, portent leurs mains derrière leur tête, comme s'ils récupéraient quelque chose quant à une sensation d'appui au niveau de leur nuque.
Pour G.Haag, on peut, lors de la prise en charge psychodynamique d'un enfant autiste, observer la mise en place de ces phénomènes d'introjection dans le corps des moments relationnels « rassemblant » permettant des vécus « multimodaux harmonieux, reliés ».

Elle expose ainsi deux « paliers » importants dans ce processus dynamique : le temps de l'intégration corporelle du lien mère-enfant sous l'investissement des deux côtés du corps droite-gauche reliés par un axe articulé, souple et dynamique : la colonne vertébrale, véritable « charnière corporelle » et celui selon un axe horizontal, haut-bas, qui advient ultérieurement. L'unité du corps se joue ici autour de l'axe horizontal du bassin.

La reprise de ces étapes primitives peut également se faire lors de soins en groupe, si un bon travail sur les angoisses primitives se fait. Cela peut prendre forme d'un plaisir partagé autour de l'évocation de fantasmes primitifs ou jeux communs.

Les structurations en cours dans cette première phase d'échange mère-enfant et ces temps de nourrissage précoce, sont donc essentielles pour la perception d'un sentiment d'enveloppement et de contenance des différents sens, ainsi rassemblés dans l'échange et par le lien. Ces modes de relation proximaux étayent aussi l'intégration progressive du self, de ses limites, puis, progressivement, au cours du grandissement, la compréhension de la différence : Moi et non-Moi. Ils contiennent ce potentiel mutagène, lors des moments d'échanges positifs et agréables.

Ce sont des facteurs et situations « propices », à l'étayage de la cohésion du self et à son appropriation par le sujet, qui vont être recherchés lors des soins. Ces moments privilégiés, où une meilleure cohésion du moi apparaît, sont à prolonger lorsque les enfants les esquissent.

G.Haag, souligne l'aspect normal de l'adhésivité, pour former le feuillet externe de la peau psychique. Elle reprend en ceci, l'apport de E.Bick, qui, dans ses enseignements oraux, souligne que la seule façon de survivre, pour le nourrisson, si petit, était au premier niveau de coller, d'adhérer, de s'agripper, pour acquérir une identité. Elle nommait cela « l'identité adhésive », car l'objet externe n'ayant pas encore été situé comme tel, on ne peut pas parler d'identification.

L'adhésivité témoigne d'une recherche d'un objet contenant qui puisse tenir rassemblées les parties de la personnalité, comme dans l'état non intégré du premier âge.

La peau « en double feuillet », ainsi réparée, permet la réduction des clivages sensoriels et sensuels précoces. Ils permettent l'accès à la bisexualité précoce, qui rendra beaucoup moins angoissants la différenciation sexuelle et le fantasme de castration, qui n'est plus vécu comme un équivalent de la mort.

Voyons maintenant ce qu'il en est de la mise en place de l'exploration spontanée de l'espace chez l'enfant et de son importance pour la compréhension de la différenciation Moi/non-Moi et pour le processus de subjectivation. Des expérimentations qui sont à relancer.

Un Moi qui s'organise et se construit en lien avec l'extérieur : l'importance de l'exploration libre.

3. Nécessité d'explorer son environnement externe pour la construction de son identité et de son individualité : l'apport de Margareth Mahler. Liens entre le relationnel, l'affectif, l'exploration et le développement cognitif chez le jeune enfant : des phases à faire advenir ou stimuler

M.Mahler est une psychanalyste qui a étudié le développement et la découverte de son identité progressive, chez l'enfant normal de 0 à 3 ans ainsi que l'importance de l'exploration de ses fonctions motrices autonomes pour le développement de son individualité (et de sa cognition). Elle a mis en exergue et explicité tout un processus progressif essentiel durant les trois premières années de l'enfant de séparation progressive et d'individuation, qui amène l'enfant à comprendre qui il est, son identité corporelle, puis son sexe, son rapport générationnel aux autres, et dirais-je, ses possibilités d'agir et d'apporter quelque chose au monde, dans un plaisir narcissique primaire, indispensable à son épanouissement personnel, émotionnel, affectif et familial.

Si la première phase décrite par M.Mahler (1975) n'est plus valable et critiquable : une phase en début de vie centrée sur le repli du bébé sur son bien-être intérieur qu'elle qualifie maladroitement d'autisme, le reste de ce qu'elle nous présente du développement du bébé de quelques mois à 36 mois reste extrêmement pertinent et riche. Sa présentation de différentes phases traversées par l'enfant entre 0 et 3 ans, montre combien la perception par le jeune enfant de ce qu'il est et du monde qui l'environne, se construit progressivement aussi bien lors de ses interactions relationnelles et affectives avec son environnement que dans ses explorations cognitives et motrices envers celui-ci. Ce versant – souvent oublié – est un point très intéressant à prendre en considération dans l'autisme. Nous verrons à travers une activité de groupe, comment peut-être reprise, avec des personnes autistes, cette notion de stimulation et d'accompagnement de l'enfant dans ses explorations pour l'aider à se construire et à construire une représentation de lui-même dans le monde qui l'environne.

Je présenterai dans un premier temps les différentes phases décrites par M.Mahler, avant d'en discuter la pertinence théorique et clinique pour l'accompagnement et le soin auprès de personnes autistes.

Il est également important de préciser combien ces étapes constituent, chez chacun, un point essentiel dans la confiance en soi – ce que nous appelons, en tant qu'analystes, le Narcissisme Primaire.

M.Mahler définit la naissance psychologique de l'individu comme un *processus progressif de séparation-individuation* qui se déroule surtout durant les trois premières années de l'enfant et qui ne coïncide pas uniquement avec la naissance biologique du nourrisson. Il s'agit pour l'enfant, face au monde de la réalité, d'acquérir le sentiment « d'être à la fois séparé et en relation, surtout en ce qui concerne son propre corps et l'objet d'amour primaire, principal représentant de l'univers tel qu'il est expérimenté par le nourrisson. » (p.15).

Elle définit la séparation et l'individuation comme deux développements complémentaires précis : la séparation, c'est l'émergence de l'enfant hors de la fusion symbiotique avec la mère (M.Mahler, 1952), et l'individuation, les réalisations marquant l'assomption par l'enfant de ses propres caractéristiques individuelles. Ce sont là deux processus de développement étroitement liés, mais non identiques : leurs évolutions ne concordent pas nécessairement et il peut y avoir, dans un cas ou l'autre, retard ou précocité de développement. Ainsi, un développement moteur prématuré, qui permet à l'enfant de se séparer physiquement de sa mère, peut entraîner une conscience prématurée d'être séparé avant que les mécanismes de régulation interne inhérents à l'individuation ne lui assurent les moyens de faire face à cette conscience (p.16). « Au contraire, une mère omniprésente et infantilisante qui interfère dans la tendance innée de l'enfant vers la séparation, habituellement liée au fonctionnement moteur autonome de son moi, peut retarder, chez l'enfant, le développement de la pleine conscience de la différenciation self/ les autres, et ce, en dépit d'un développement progressif et même précoce de ses fonctions cognitives, perceptuelles et affectives. » (p.16).

M.Mahler explore la question de l'impact de l'environnement relationnel de l'enfant sur son développement, mais aborde également la fragilité possible du bébé ou jeune enfant et les différences de maturation somatique des bébés, qui vont influencer ces développements et ces processus.

Elle donne cinq phases qui accompagnent cette réalisation intrapsychique du sentiment d'être séparé, chez le tout petit :

- la phase où le bébé est essentiellement centré sur lui – qu'elle nomme maladroitement phase autistique ;
- la phase d'éclosion ;
- la période des essais ;
- la phase de rapprochement ;
- la phase de consolidation de l'identité.

Chez le bébé qui va bien, se développe un investissement tout d'abord très fort du lien affectif aux personnes maternantes, un lien quasi fusionnel qui vient renforcer et asseoir la force du Moi (vécu alors par le bébé comme un Moi très fort, voire invincible, avec la présence de la personne maternante à ses côtés, ressentie comme « protectrice »). Ensuite, par les explorations libres et le développement de la motricité, il s'ouvre à la découverte du monde. Cela d'autant plus si le bébé sent qu'il peut, à tout moment, retrouver le « giron maternant » pour se rassurer. Le bébé et le jeune enfant développent ainsi leurs connaissances et explorations et prennent conscience, progressivement, de leur différence et de leurs qualités (et atouts) propres (leur individualité). Il y a dans ce développement un triptyque : le bébé et son corps, la personne maternante rassurante, et le monde environnant. L'ensemble permet au bébé de développer un sentiment de sécurité interne.

Par exemple, pendant la phase des essais, la mère continue d'être nécessaire comme point fixe, « port d'attache » pour remplir le besoin de recharge par contact physique. On observe alors que les bébés de 7 à 10 mois rampent ou barbotent rapidement en direction de leur mère, se dressent le long de sa jambe, la touchent de diverses manières ou s'appuient simplement sur elle lorsqu'ils en ressentent le besoin. C'est un phénomène que Furer a appelé « la recharge émotionnelle ». Le nourrisson abattu ou fatigué se revigore rapidement après un tel contact et retourne ensuite à ses explorations.

Dans cette première période des essais la plupart des enfants traversent une brève période d'angoisse de séparation.

Cette possibilité de « recharge émotionnelle » est importante pour que le bébé puisse maintenir ses explorations.

Voyons ces quatre phases que M.Mahler présente comme étapes fondamentales dans la construction de l'identité chez le jeune enfant normal et ce qu'on peut imaginer comme difficultés chez le bébé autiste, ayant des troubles sensoriels.

En reprenant par ordre chronologique, vers 2 mois, le jeune bébé amorce progressivement une phase affective et relationnelle très importante qu'elle nomme « phase symbiotique » et qui fait souvent souffrance dans la parentalité des parents d'enfants autistes de par son absence. Dans cette phase, le bébé se comporte comme si lui et sa mère formaient un système tout-puissant, une unité duelle d'une seule limite commune. Les perceptions déplaisantes sont projetées. L'investissement libidinal fixé sur la sphère symbiotique remplace la barrière instinctuelle innée de protection contre les stimuli et protège le moi rudimentaire de toute tension prématurée traumatisante. C'est la phase symbiotique normale !

Le caractère essentiel de cette symbiose est un fantasme de fusion somato-psychique toute-puissante, à la représentation de la mère et, en particulier, l'idée « délirante » d'une limite commune entre deux individus physiquement séparés. On observe des comportements de moulage (très importants dans la perception par contact du corps total et dans l'éveil de la sensitivité profonde et kinesthésique.

(Dans le moulage, le corps de la mère rassemble les perceptions et le corps du bébé en en donnant l'aspect unitaire, non seulement par l'enveloppe physique et psychique des bras et du portage qu'elle offre (le « holding »), mais également parce qu'en étant pôle d'attraction elle aide à donner aux perceptions sensorielles une direction qui étaye la mise en place d'un abord transmodal de l'objet. Précision qui est utile pour la compréhension de la pathologie autistique).

Le point culminant de la symbiose se situe vers 4/5 mois. Ce comportement et ce bien-être du bébé lové, tranquille, satisfait et nourri, niché contre sa mère sont ceux qui sont représentés dans toutes les publicités voulant mettre en avant cette impression de confort et de bien-être dans la peau à peau mère-bébé. Il signifie également dans l'inconscient collectif, le fait d'être « compris » par l'autre, la notion du bébé « bien heureux », souriant, gratifié et gratifiant. L'échange de regard est intense et le sourire « plein » et bien adressé pendant que le bébé est porté.

Les phases de séparation / individuation :

Le bébé, au début, est en phase d'éclosion : il devient plus en alerte et plus réceptif aux perceptions de l'extérieur, au cours de ses périodes d'éveil de plus en plus grandes. C'est le début de ce qu'elle nomme : « l'éclosion ». Les périodes de réveil sont de plus en plus longues. Le bébé a alors un certain air de vigilance, une persistance et une attention dans son regard, qui devient orienté vers un but.

Il possède, à cet âge, un stock croissant de traces mnésiques d'allées et venues de la mère.

Vers 6 mois, le bébé expérimente la séparation/individuation de façon visible : il tire les cheveux, les oreilles, le nez, met les aliments dans la bouche de sa mère, s'éloigne d'elle et la scrute.

À 6/7 mois, c'est le point culminant de l'exploration manuelle tactile et visuelle du visage de la mère et de son corps (broche, lunettes, pendentifs), que l'enfant découvre. C'est le début de la conscience des identités humaines avec ce qui fait partie du corps et ce qui s'en détache (les accessoires).

À 7/8 mois, le bébé explore comparativement un visage non familier de celui de la mère, trait pour trait. Il se familiarise de façon plus approfondie avec ce qu'est la mère, ce qui lui procure la même sensation, ce qui goûte et sent comme elle, ce qui a le même son, etc. La réaction de pleurs ou d'inquiétude devant les étrangers, peut apparaître au 8e mois, mais n'est pas obligatoire. Quoi qu'il en soit le jeune bébé a saisi la différence entre les personnes.

Pour M.Mahler la perception de l'étranger est un processus, comme nous pouvons le voir, graduel.

Ce processus d'éclosion peut être tardif ou prématuré, en fonction de différents critères tels que : la constitution du bébé, la qualité de l'environnement affectif et des stimulations reçues.

Vient ensuite la période des essais proprement dite. M.Mahler distingue deux temps dans cette période :

- un premier temps où l'enfant explore son habileté à s'éloigner physiquement de sa mère en rampant, barbotant, grimpant et en se dressant avec appui ;
- un second temps, caractérisé par la locomotion libre debout.

Lors de cette prise de conscience par l'enfant d'être séparé de sa mère et individué, trois développements interagissent :

- la différenciation corporelle d'avec la mère ;
- l'établissement d'un lien spécifique avec elle ;
- la croissance et le fonctionnement autonome du Moi en relation étroite avec la mère.

Le bébé autiste, ou le jeune enfant autiste réagit peu, lui, à la disparition de sa mère dans la pièce. La locomotion est investie avec ce qu'elle peut apporter de maîtrise et d'autoproduction de certains mouvements répétables, qui apparaissent progressivement : ce sont les premières stéréotypies comme les mouvements des doigts des mains devant les yeux, les coups de tête ou de talon répétitifs contre le sol, les balancements d'avant en arrière d'abord à 4 pattes, puis sur les deux pieds, debout, etc.

La croissance et le fonctionnement autonome du Moi amènent chez l'enfant normal (comme chez l'enfant autiste qui peut reprendre cette phase au moment des soins), une ouverture de l'intérêt du nourrisson pour les objets extérieurs inanimés. L'univers de l'enfant s'élargit.
Le bébé touche ses couvertures, couches, jouets, biberons, explore visuellement ces objets, explore leur goût, leur texture et leurs odeurs, par contact surtout avec sa bouche et ses mains.

On retrouve cette phase chez le bébé autiste, mais elle dure plus longtemps et les objets n'y sont pas forcément abordés de façon aussi multimodale et avec un abord oral si bien construit. Ils peuvent être systématiquement reniflés, léchés, pris et lâchés aussi… il ne sont pas forcément mis en bouche, car l'intériorité de celle-ci n'est pas toujours investie et ressentie. L'approche peut n'être qu'une approche de surface.

Comme nous l'avons dit précédemment, tout au long de cette phase des essais, la mère continue d'être nécessaire comme point fixe, « port d'attache » pour remplir le besoin de recharge par contact physique.

Par ailleurs, dans cette première période des essais la plupart des enfants traversent une brève période d'angoisse de séparation.

On peut imaginer que si le bébé normal se ressource dans la symbiose et guette l'acquiescement maternel pour continuer (ce qui suppose de percevoir l'espace et la distance à peu près correctement), le bébé autiste peut se trouver à un moment débordé par toute cette nouveauté et se « replier » sur des stéréotypies autogénérées, pour temporiser la durée de cet inconnu, lui aussi, mais « à sa façon ».

On comprend bien, ici, combien, lorsque, dans l'autisme, les contacts tactiles et de proximité : échanges de regard, voix, sont difficiles à intégrer, ces étapes fondamentales vont être perturbées. Pour un bébé autiste le « câlin dans les bras » ne constitue pas forcément un moment de « recharge » mais est vécu plutôt comme un moment de « surcharge ». De fait, à l'inverse, c'est l'isolement momentané avec recours aux stéréotypies qui semble avoir cette fonction de « régulation ».

Et c'est tout le processus qui se trouve impacté. Chez la personne autiste ayant des troubles sensoriels, la représentation fantasmatique d'une symbiose « mère-bébé » est dès le début souvent inaccessible, ce qui perturbe les phases ultérieures. Lorsqu'on travaille sur les troubles de l'intégration sensorielle avec ces enfants, on peut, en tant que psychothérapeute d'inspiration psychanalytique, en prenant en compte ces troubles, faire vivre à la personne autiste la perception de l'autre non plus en tant que « danger potentiel d'effraction » mais, comme étayage, soutien au Moi. Cela suppose des aménagements dans la pratique, beaucoup de connaissances mais permet à la personne autiste de ressentir le plaisir et le soulagement de certains échanges relationnels de « qualité » et ainsi de partager l'expérience et le développement « normotypique ». Cette ouverture rendra beaucoup plus facile aux personnes autistes la compréhension « de nos codes de fonctionnement » basés sur les liens et l'affectif et les rendra plus autonomes pour décrypter et comprendre le monde qui les entoure puisqu'ils auront cela « en eux » au lieu de les rendre dépendants des consignes extérieures.

Dans cette reprise du développement traversée par ces enfants, adolescents, adultes autistes, on va retrouver certaines phases du développement décrites par M.Mahler, d'où leur importance.

Revenons au développement du jeune enfant décrit par M.Mahler : l'arrivée de la marche, souvent entre10 et 12 mois jusque 16-18 mois maximum pour les plus tardifs, renforce cette période d'exploration et d'essais multiples.

Ce qui caractérise cette période, chez l'enfant normotypique, c'est le grand investissement narcissique par l'enfant de ses propres fonctions, de son corps, tout autant que des objets. Parallèlement on constate une imperméabilité relativement grande aux coups, chutes et autres frustrations, comme au fait qu'un autre enfant s'empare d'un jouet. Les substituts adultes familiers dans le cadre des modes de garde sont bien acceptés. L'enfant se concentre sur la pratique et la maîtrise de ses propres compétences. Il est « émoustillé par ses propres talents », continuellement ravi par ses propres découvertes qu'il fait dans son univers en voie d'expansion et presque amoureux de l'univers et de sa propre grandeur et toute-puissance. L'une des composantes de cette relation est également la fuite possible de la fusion d'avec la mère et de la peur de l'engloutissement lié à la fusion. Un des jeux classiques de cette phase consiste à ce que l'enfant se sauve en courant en attendant d'être rattrapé par sa mère. Lors de cette distanciation, l'enfant teste l'aspect permanent et sécure du lien malgré son éloignement.

Tout ceci est souvent absent chez les très jeunes enfants autistes. Pourtant, nous verrons comment, après un travail de co-consultations en C.M.P., au bout de quelques rendez-vous, ces comportements peuvent petit à petit apparaître et le processus se mettre en place chez de très jeunes enfants autistes de moins de 3 ans.

Quant à l'anticipation confiante de la mère que son enfant peut réussir – anticipation qui est importante pour le sentiment de sécurité de l'enfant – on la retrouve comme un élément épigénétique très important de la part des soignants et thérapeutes qui doivent rêver la progression de l'enfant autiste et avoir confiance dans le fait qu'il puisse accéder à ces compétences et expériences, même si ce sera en s'y prenant un peu différemment.

À ce stade final du processus « d'éclosion » (souvent vers les 15 mois de l'enfant), le petit enfant normal atteint le premier niveau d'identité-être une entité individuelle séparée. Vers le milieu de la seconde année, l'enfant est de plus en plus conscient d'être physiquement séparé. Cependant, parallèlement à la croissance de ses facultés cognitives et à la différenciation croissante de sa vie émotionnelle, il y a une diminution de son imperméabilité à la frustration et une diminution de sa relative tendance à oublier la présence de sa mère. Il manifeste au contraire un grand besoin de l'amour de l'objet et cherche à partager ses expériences : l'enfant apporte ses découvertes à sa mère, couvre ses genoux d'objets et indique à celle-ci par des sons, des mots, des gestes, des choses découvertes qu'il souhaite partager avec elle (il pointe du doigt et dit : « regarde »). C'est ce que M.Mahler appelle : « la crise de rapprochement ».

La mère a alors une fonction de rassemblement.

On a aussi une augmentation de l'angoisse de séparation. Il se préoccupe des allées et venues de sa mère. Tout ceci témoigne de l'augmentation de sa prise de conscience d'être séparé. Par ailleurs, en prenant conscience d'être séparé, l'enfant s'est aperçu que les désirs de sa mère n'étaient pas toujours semblables aux siens. Cela remet en question son sentiment de grandeur et de toute-puissance (*d'être l'objet comblant*). De plus, il a pu, à plusieurs moments se trouver démuni, face à des situations trop complexes pour lui, ce qui fragilise également sa confiance en lui.

Ainsi, l'évolution de la confiance en soi, chez l'enfant normal, n'est pas linéaire et la confrontation au monde environnant lors d'explorations libres, s'accompagne de tout un travail psychique et émotionnel chez l'enfant.

L'enfant va ensuite, moins investir sa locomotion et s'intéresser plus aux interactions sociales. En même temps qu'il prend conscience de l'existence séparée de sa mère, il prend conscience de l'existence séparée des autres enfants qui sont en même temps semblables et différents de son propre self. L'enfant commence à avoir envie d'avoir ou de faire ce que les autres ont ou font. Tout ceci émerge au milieu de la phase anale et l'on voit apparaître des crises agressives liées à la jalousie, à l'envi.

Il revendique également la « possession ou jouissance » de son corps propre et accepte moins d'être cajolé ou habillé en position assise sur les genoux de l'adulte, par exemple.

Il s'investit plus dans des interactions d'un niveau plus élevé : langage symbolique, jeu.

L'inclusion du père est plus marquée ainsi que celle d'autres adultes et d'autres enfants auxquels l'enfant s'intéresse maintenant.

Faisons maintenant un parallèle avec les enfants autistes.

Concernant le partage de ses expériences et le besoin de rapprochement, l'enfant autiste va rarement trouver son parent pour lui dire « regarde ». On observe cependant, au moment où il accède à cette phase, le besoin crucial de ces enfants de partager et d'avoir de l'attention sur ce qu'ils font, cette attente qui peut parfois prendre un aspect un peu tyrannisant si l'enfant autiste ne supporte pas la frustration. Nous observons également ce moins grand intérêt pour la motricité globale (l'enfant autiste s'agite moins s'il aborde cette étape plus âgé) et une plus grande sollicitation des interactions. L'enfant autiste, pris en charge, soigné, stimulé, peut ainsi se mettre à solliciter la répétition de schèmes d'interactions qu'il connaît, ce qui peut parfois prendre des aspects inhabituels si l'enfant autiste recherche l'attention par un comportement désagréable pour son entourage et qu'il a compris comme suscitant une réaction immédiate de l'adulte.

Il faut alors trouver le bon dosage entre renforcer les liens et limiter certaines formes de contact relationnel en redirigeant l'attention sur le partage de l'expérience autour d'un objet, d'un intérêt « tiers », et non pas sur des effets sur l'autre (sur son corps, chercher à obtenir son agacement, etc.). La frontière entre les deux, avec les personnes autistes, n'est pas toujours facile à maintenir !

Quant à l'apparition de la jalousie envers les pairs, on observe également chez certains enfants autistes qui commencent à mieux se représenter les autres, de telles manifestations : par exemple, les enfants veulent être les premiers à rentrer dans les pièces, à faire les activités ou à avoir les jeux.

Mais il faut rajouter à cela l'aspect paradoxalement sensoriel que peut prendre pour eux l'activation des représentations mentales, qui peuvent être perçues, dans un premier temps, comme une excitation supplémentaire. Je développerai ce point ultérieurement.

Revenons au bébé « normotypique ».

De 18-20 mois à 24 mois et au-delà, M.Mahler décrit une période particulière et ambivalente qu'elle nomme « la crise de rapprochement ». Lors de ce processus et de cette phase, apparaissent des conflits chez l'enfant entre le désir de se débrouiller enfin seul (d'être grand, tout puissant, que les désirs s'exhaussent magiquement sans avoir à demander de l'aide) et l'aide encore nécessaire. (Crise pour mettre ses chaussures, son pull, un sac à dos : « moi tout seul », « non, c'est moi », etc.) L'humeur de l'enfant devient plus changeante, passant du rire aux larmes. On note une ambitendance : le désir de repousser la mère et celui de s'accrocher à elle. L'ambivalence devient caractéristique du milieu de la sous-phase de rapprochement.

Des moments d'angoisse de voir la mère soudainement partie apparaissent. En lien avec la projection de sentiments négatifs (peur des représailles de M.Klein). Pour certains enfants, des réactions de peur devant l'étranger peuvent même survenir.

On note également des attitudes d'indécision : l'enfant hésite à laisse sa mère sur le seuil et à rejoindre les autres enfants.

Suit ensuite une extension de l'éventail émotionnel et le début de l'empathie. L'identité sexuelle s'acquiert également à cette phase.

Enfin, Margareth Mahler présente une dernière phase : celle de la consolidation de l'individualité et des débuts de la permanence de l'objet émotionnel.

Cette dernière sous-phase correspond à la 3e année de la vie, pendant laquelle l'enfant acquiert un sentiment stable de son identité. Les pulsions agressives et libidinales s'intriquent et cela tempère la haine de l'objet et l'agressivité intense. L'objet d'amour n'est plus rejeté ou échangé s'il ne donne pas satisfaction, mais regretté.

L'accroissement de l'intérêt envers les pairs et les adultes autres que la mère augmente. Le sens de la temporalité se développe, des notions comme « plus tard », « à demain » sont comprises. Il y a encore des résistances aux demandes des adultes, un certain négativisme modéré.

La communication verbale qui a débuté au cours de la phase précédente se développe rapidement au cours de cette 4e sous-phase de la séparation-individuation. Le jeu devient plus orienté vers un but et constructif. C'est le début de jeux d'imagination, de rôle, de faire semblant.

Ce qui me paraît important de retenir avec M.Mahler, comme avec Maria Montessori, c'est l'aspect structurant des explorations libres ou semi-libres, pour l'enfant, pour sa construction Moïque, cognitive, affective et sa confiance en lui et l'intérêt et l'accompagnement que l'adulte s'occupant de lui doit y porter, pour l'aider à accéder à son individualité et sa subjectivité.

Or, cette question est très rarement abordée « concrètement » par les psychanalystes : comment travailler « un object presenting » suffisamment « bon », « ajusté », à l'enfant autiste pour l'aider à explorer le monde environnant. C'est en croisant ma formation psychanalytique avec les données neurologiques sur les spécificités de la sensorialité chez les personnes autistes que j'ai trouvé, dans un premier temps, des pistes et réponses pour organiser mon travail et adapter ma pratique, en mettant en place, par exemple, le groupe « le corps dans tous ses états », qui sera présenté un peu plus loin, en partie III.

C'est l'ensemble de ces processus que je trouve important de lancer ou relancer :

- *Le processus d'introjection dans les moments de rencontre et de plaisir relationnel-plaisir qui facilite la construction identitaire et la constitution d'un Moi-peau solide, l'acquisition d'un schéma corporel bien campé.*
- *Le développement de la subjectivité et des explorations du monde environnant, qui permet une autoperception et construction progressive de son individualité par l'enfant, la personne autiste, comme pour son entourage.*

Voyons maintenant, à travers différents suivis, comment ces questions et points se sont travaillés chez les enfants autistes que j'ai suivis.

Les présentations seront différentes selon l'âge des enfants, selon leur profil, mais aussi en raison des différentes fonctions que j'exerçais alors auprès de ces enfants : psychologue institutionnelle ou psychothérapeute ou co-consultante lors des rendez-vous parents-très jeunes enfants de moins de 3 ans.

Au préalable de toutes ces présentations cliniques, il m'est important de préciser que les impressions et vécus de discontinuité que l'on retrouve souvent en amont des retraits autistiques peuvent provenir de facteurs très différents d'où des formes d'autisme, des évolutions et des chemins de « récupération » d'une meilleure permanence du self, variés.

Dans cet ouvrage, trois différentes sources de discontinuité sont particulièrement identifiables dans les histoires cliniques des enfants :

Les discontinuités en lien avec des troubles de l'intégration sensorielle et neuro-développementaux majeurs et manifestes qui perturbent constamment l'enfant dans sa tentative de s'ouvrir à son environnement. Je dirais des troubles de l'effraction très en lien avec des dysfonctionnements neuro-développementaux primaires. Shen et Baptiste illustrent bien ce profil.

Les effondrements « en miroir » : quand les besoins spécifiques des enfants fragiles rencontrent la fragilité chez la personne maternante, avec une résonnance forte aux angoisses archaïques de perte, de discontinuité, d'abandon : fragilité d'une histoire parentale carentielle, fragilité sociale, contexte familial violent… Jason, Florian et Kristen illustrent particulièrement ces contextes.

Les difficultés en lien avec des soins intrusifs précoces, douloureux, répétés et parfois vitaux, ayant entravé l'introjection d'une douceur de vivre, d'un objet « suffisamment bon » et protecteur. Nous verrons cela plus particulièrement lors de la présentation de Jessica et Pacôme.

Voici tout d'abord, quatre situations de très jeunes enfants, de moins de 3 ans : trois enfants vus dans le cadre d'un travail de psychologue en crèches collectives et un enfant vu en co-consultation mère-enfant dans le cadre d'un centre médico-psychologique de pédopsychiatrie.

Chaque enfant étant particulier dans ses difficultés et les lieux d'accueil étant différents, ces témoignages restent à envisager dans leur aspect singulier : un enfant, dans ses difficultés et dysfonctionnements propres, dans sa vie, dans sa propre famille, et avec ses propres prises en charge, ses lieux de soins, ses temps éducatifs ou pédagogiques mensuels.

B. Accompagner les tout-petits : des exemples de travail avec de jeunes enfants ayant des troubles autistiques et de reprise développementale

1a. En structure d'accueil petite enfance, crèches et halte-jeu : dépistage, accompagnement et stimulations précoces. Quelques expériences d'intégration précoce

Je vais présenter, ici, trois vignettes d'enfants présentant des troubles du comportement et autistiques avec des signes de dysrégulation sensorielle. Si les objectifs de travail vus précédemment restent communs, les profils de ces enfants sont tous différents. Deux de ces enfants étaient accueillis en structure petite enfance, le troisième était gardé au domicile d'une assistante maternelle en crèche familiale, en journée. Aussi, leurs observations se sont déroulées au sein d'un groupe de jeunes enfants, avec toutes les stimulations que cela suppose (cf. mon article sur l'accueil des enfants prématurés en crèche collective). Tous les trois avaient alors moins de 3 ans et présentaient ou ont présenté :

- des difficultés à être en relation avec l'adulte : à se mouler au corps d'autrui, par moments, à croiser le regard ;
- une certaine solitude, une mise en retrait ;
- des troubles du regard, avec une qualité de celui-ci particulière pour l'un des enfants ;
- une grande difficulté à partager l'attention autour d'un objet et à aller vers les adultes ou les autres enfants ;
- des difficultés tactiles, à tenir les objets fermement dans leur main (symptôme de l'objet brûlant) ;
- l'émergence d'autobalancements, de mouvements stéréotypés ;
- des hypo ou hyper tonies ;
- des troubles de l'endormissement, etc.

Si nous avons cherché pour chacun d'entre eux à aménager le cadre d'accueil pour accompagner au mieux ces enfants – non suivis en C.M.P. au début des observations – leur profil et leur cheminement ont été clairement différents. Il me paraît important dans cet ouvrage de souligner et témoigner de ce point – surtout dans le contexte actuel de tentation gouvernementale de « standardiser et de protocoliser les prises en charge ». Les différences de situation, de profils d'enfants et de contexte familial sont ici flagrantes.

Par ailleurs, au-delà de la question du diagnostic précoce, ces situations rendent bien compte de la complexité de la prise en charge précoce, de l'approche multiaxiale que cela doit comporter : stimulation ajustée de l'enfant, accompagnement des parents, prise en compte des autres suivis (somatiques, etc.) et des difficultés sociales. Le diagnostic à lui seul ne fait pas tout.

Voyons donc ce qu'il en a été pour Jason, Nicolas et Jessica.

Dans un premier temps, je ferai une présentation succincte de chacun de ces enfants, puis j'exposerai leurs évolutions au cours de leur accueil en collectivité.

Le profil des enfants et les différents modes d'accueil

Jason est arrivé à 9 mois en crèche familiale pour être gardé par une assistante maternelle, au domicile de celle-ci, avec un autre enfant, tel que cela se pratique dans ces structures. De temps en temps, il était amené à partager un temps collectif dans un local de la crèche.

Nicolas a été observé en crèche collective de l'âge de 4 mois jusqu'à ses 3 ans et Jessica a été accueillie en halte-jeu entre sa première et sa cinquième année. Vers 4 ans ½, elle a intégré en plus, à temps partiel, un hôpital de jour.

Ces trois cas ne sont pas des cas « d'autisme simple ». Ils correspondent à la complexité des profils cliniques que nous rencontrons dans notre pratique. Pour Jason, l'environnement familial était fragile, avec un contexte d'antécédents sociaux et psychiatriques et une précarité psychosociale maternelle. Pour Nicolas, il y avait une suspicion d'un syndrome de William et Beuren par l'hôpital qui l'avait vu naître. Nous n'en savions rien mais nous avions cependant remarqué le faciès particulier de cet enfant. Quant à Jessica, elle avait une pathologie rénale et, dès sa naissance, les médecins avaient annoncé à sa mère qu'ils n'étaient pas sûrs qu'elle survive. Pendant les années à la halte-jeu, elle allait régulièrement à l'hôpital pour des examens à ce sujet.

Il ressort de leurs différentes évolutions que durant cet accueil en collectivité, des aménagements de cadre sont nécessaires avant et pendant une telle intégration : une implication des équipes, un soutien des professionnels, un temps de reformulation individuel, des échanges avec la famille, une évaluation constante de la pertinence de l'accueil de l'enfant.

Voyons, dans un premier temps, ce qui s'est passé pour Jason.

L'accueil de Jason

Cet enfant est arrivé en crèche familiale à la demande de la P.M.I.[1] de secteur qui souhaitait offrir à cet enfant, dont la famille était en grande difficulté, un lieu sécurisant et fiable, chez une assistante maternelle.

La mère de Jason était une jeune adolescente qui vivait chez ses parents. Une fois par semaine, elle se rendait avec son fils à un accueil mère-enfant spécialisé pour travailler son lien avec son fils.

Dès son arrivée, Jason a présenté différents troubles. Il était cependant difficile d'évaluer en quoi ils faisaient suite à une symptomatologie propre ou au contexte social difficile. Son hypotonie dorsale était telle qu'assis sur les genoux d'un adulte, il pouvait se laisser glisser et chuter sans aucune réaction, le regard terne, complètement absent. Il était, de fait, difficile à saisir physiquement, que ce soit par sa mère ou par l'équipe de la crèche. Son assistante maternelle ne pouvait pas le faire tenir assis dans une chaise haute, malgré son âge. Par ailleurs, la tristesse de son regard qui ne croisait jamais son entourage était impressionnante.

Lors de la première rencontre avec la mère et l'enfant, nous avions été saisis par l'absence totale de réaction de la mère lorsque son fils glissait de ses genoux. Elle ne resserrait pas son étreinte ni ne cherchait à le remonter. Une fois, elle avait tenté de le rattraper par le cou. Ne se rendait-elle pas compte ou avait-elle renoncé à pouvoir tenir son enfant ? Elle était, pendant ce rendez-vous, très absorbée à nous parler d'elle, du groupe d'aide aux adolescentes dont elle faisait alors encore partie et de ses projets de formation. Au fur et à mesure du temps il deviendra de plus en plus évident que cette jeune femme tentait de se sauver elle-même psychiquement et de se construire une vie d'adulte. Elle était en grande difficulté pour répondre aux besoins de soins de son enfant surtout dans la continuité. Sa relation à son fils était empreinte de multiples changements dans les modalités de sa présence : présence plus soutenue, puis quasi-disparition, ceci fragilisant d'autant plus l'enfant. *Jason et sa mère vivaient chez les grands-parents maternels dont l'un présentait des troubles psychiques et où régnaient également de lourds conflits familiaux et des problèmes de délinquance. Tous ces éléments-là*

[1] Protection Maternelle Infantile.

n'ont été appris par l'assistante maternelle qu'au fur et à mesure, à la suite des informations données çà et là par la famille lorsqu'elle venait chercher l'enfant. Au départ, nous étions tous très positifs quant à l'évolution de cet enfant, accueilli par une assistante maternelle très à l'écoute et sachant bien s'adapter aux besoins spécifiques de chaque enfant.

Les premiers mois de son accueil, jusqu'aux vacances d'été, Jason donnait l'impression d'investir progressivement son assistante maternelle, acceptant de manger et de dormir chez elle. Il acceptait également de croiser son regard. Concernant les jouets et les jeux, il en effleurait des doigts certains mais ne les saisissait pas entièrement. Si cela lui arrivait, il les relâchait immédiatement, comme s'ils brûlaient la main.

Jason ne réagissait pas aux séparations d'avec sa famille ni d'avec son assistante maternelle. Il présentait, en plus de ses troubles du tonus et de son regard « absent », une discrète stéréotypie consistant à taper répétitivement du talon sur le sol. C'était un enfant extrêmement maigre, au teint pâle qui inquiétait par son aspect extérieur. Son visage était le plus souvent inexpressif, ses yeux comme « vitreux » ; il paraissait inaccessible. À d'autres moments plus rares, c'était la tristesse de son regard qui était frappante. Au bout d'un certain temps, il se mettra à lancer au loin les objets tout autour de lui. Ce comportement, fréquent chez les autistes, témoignant de vécus d'éparpillement dans l'espace, se renforcera au fur et à mesure des mois.

Jason va acquérir petit à petit la marche, tout en gardant un mauvais tonus dorsal. Jusqu'aux vacances d'été, il évoluera lentement au niveau moteur. Des stéréotypies motrices vont apparaître plus nettement en lien avec ses nouvelles capacités motrices, comme se taper fortement la tête contre le sol en cas de contrariété, fixer des points dans l'espace, faire bouger ses doigts devant ses yeux ou fixer des remous faits dans l'eau, de façon hypnotique.

Toutefois, au bout de ses huit premiers mois de crèche, Jason semble plus volontiers enclin à communiquer. À cette période, il instaure de temps en temps le contact visuel avec son assistante maternelle. Jason va alors passer de très bonnes vacances d'été avec sa mère en centre de vacances maternel, loin de la crèche. À son retour, il réagit vivement lorsque sa mère s'en va et il semble l'attendre dans la journée. Le lien à sa mère est renforcé. Il est davantage dans l'échange et manifeste des progrès moteurs, un meilleur tonus. Nous sommes en septembre et un autre enfant arrive chez la nourrice, ce qu'il accepte bien. L'évolution semble positive. Sa mère continue à venir le déposer et le rechercher à la crèche pendant le mois qui suit.

Cependant, cette continuité ne dure pas. Sa mère, soutenue par différentes équipes, investit alors un projet professionnel qui l'amène à faire un stage loin de son domicile et à en partir très tôt, le matin. C'est désormais la grand-mère qui accompagne et vient chercher Jason, à la crèche.

Jason va alors soudainement voir peu sa mère, car lorsqu'elle revient de son stage, l'après-midi, elle se repose ou sort à l'extérieur. Elle se dit très fatiguée et a du mal à supporter sa formation. En fait, elle désinvestit de plus en plus celle-ci au profit d'une nouvelle relation amoureuse. Jason en pâtit également. Non seulement il voit moins sa mère, mais celle-ci va de moins en moins avec lui sur le lieu d'accueil mère-enfant, pour travailler sur leur lien. Il semble que, pour sa mère, l'envie de s'épanouir en tant que jeune femme adolescente prenne le pas sur celle de se sentir mère et d'assumer une telle responsabilité, avec les contraintes que cela implique. Par ailleurs, le stage professionnel semble avoir amplifié le malaise face aux responsabilités de la maternité. Elle se dit fatiguée et déçue par cette formation qu'elle ressent comme dévalorisante.

À la crèche et chez l'assistante maternelle à ce moment-là, il ne reste que la grand-mère de Jason comme interlocuteur pour parler de cet enfant. Sa mère devient fuyante. Jason réagit vivement à tout ceci et surtout à l'absence de sa mère qu'il vit comme une rupture de lien. Il devient plus distant avec l'assistante maternelle et manifeste des signes d'angoisse de séparation : dans la journée, il émet des sortes de pleurs et des gémissements tristes. Sur le plan moteur, il régresse : son équilibre devient instable que ce soit en position assise (difficilement acquise) ou lorsqu'il marche. Il se met à osciller d'avant en arrière et à jeter les objets qui lui sont accessibles. Cependant, contrairement à ce qui se passait avant, il s'inquiète du devenir de ces objets « partis au loin » et cherche à en récupérer le moindre petit morceau si ceux-ci sont cassés ou éparpillés. Il est en « identification-adhésive » avec les objets et leur éparpillement provoque en lui des angoisses de perdre des parties de soi par éclatement, angoisses autistiques décrites par F.Tustin. Il peut alors aller jusqu'à se mettre en danger pour récupérer des éléments.

Par exemple, si certains sont tombés entre un mur et un meuble, il ira frénétiquement les chercher quitte à se griffer ou à se coincer la tête. Sa quête impérieuse se fait alors sans égard pour son corps. Il semble indifférent à ses propres « sensations » corporelles. À ce moment-là, il se cogne de plus en plus répétitivement la tête. Par ailleurs, il devient très irritable lorsqu'il n'arrive pas à faire ce qu'il veut. Tout ceci nous montre qu'il a alors une vive perception de l'absence.

À l'intensité du malaise de Jason, fortement ressenti par l'assistante maternelle, s'ajoutent les difficultés familiales. Cela ne se passe pas bien au domicile, dit la famille à l'assistante familiale. Jason est décrit par sa grand-mère comme étant dur, le soir et la nuit. Par ailleurs, il se trouve au milieu d'autres conflits familiaux qui amènent, entre autres, un jour la famille a appelé, en pleine nuit, la police. La famille verbalise à l'assistante maternelle que cet enfant les dépasse et qu'ils ont déjà beaucoup de difficultés.

L'assistante maternelle se trouve mise dans la position de recevoir à la fois les angoisses de Jason tout autant que celles de sa famille.

Un soir, le grand-père, devant l'assistante maternelle, évoque l'envie de donner des somnifères à l'enfant qui se balancerait toute la nuit dans son lit, au point de faire bouger celui-ci dans la pièce. Jason nous semble en danger. La mère alors convoquée par la crèche se dit très fatiguée et déçue par son stage qu'elle abandonnera. Elle relate que son fils est devenu à son égard très exigeant, qu'il ne supporte pas qu'elle s'assoie pour manger, qu'il exige d'être porté dans ses bras et que sa mère déambule en même temps.

L'assistante maternelle, la crèche et la famille ne suffisent plus à faire face à l'accélération et l'ampleur des troubles de l'enfant. L'assistante maternelle demande de plus en plus de soutien et surtout s'inquiète chaque fois qu'elle doit rendre l'enfant à sa famille, le soir. Le manque de travail possible à domicile devient crucial. L'accueil en journée de Jason ne suffit pas. Une mesure d'aide éducative en milieu ouvert avait déjà été instaurée dans cette famille, pour un autre membre, mais avait été rendue impossible à exercer par la famille. La famille nous apprend, par ailleurs, qu'elle emmène tous les soirs Jason à des cérémonies, un groupe dont ils font partie. Quelques mois plus tard, nous apprenons que la mère de Jason est engagée dans une nouvelle aventure sentimentale avec une personne en situation irrégulière et que le risque d'une seconde grossesse est là, puisque faisant partie de cette communauté, elle refuse toute contraception. Jason semble à ce moment sorti des préoccupations de sa mère. Les grands-parents sont débordés. L'assistante maternelle également. Chez elle, Jason cherche à s'enfuir constamment par la moindre ouverture : porte, fenêtre, jardin, rue. Il lance également tous les objets au loin chez l'assistante maternelle, y compris des objets fragiles ou du mobilier. Si Jason a récupéré un meilleur tonus, une meilleure consensualité – il croise maintenant le regard, s'adresse plus à l'autre, s'est verticalisé et accepte le contact physique, quitte à réclamer une grande proximité physique – le relationnel et l'accompagnement pendant la journée ne suffisent pas.

L'accueil en crèche familiale s'avère un cadre d'aide insuffisant. Une demande de famille d'accueil à la semaine est faite, par la P.M.I., suite à des réunions de réflexion pluri-professionnelles, à la demande de l'équipe de crèche familiale, et ceci au grand soulagement de la famille.

L'accueil en milieu ordinaire (crèche familiale) n'a pas permis à cet enfant d'endiguer son malaise et ses angoisses. Le soutien mis en place par d'autres structures auprès de la famille s'est avéré insuffisant pour un maintien à domicile, le soir, même si les capacités sensorielles, relationnelles et psycho-toniques de l'enfant se sont améliorées.

Concernant le bilan d'un accueil « en collectivité », on peut dire que la présence d'autres enfants au domicile de l'assistante maternelle ou lors des temps collectifs n'a pas apporté à Jason de stimulation constructive pour son développement car Jason ne leur a jamais prêté attention. Il était trop pris par ses propres difficultés. Quant à l'accueil dans une structure en journée, cela n'a pas permis d'interférer positivement contre l'évolution et l'amplification des traits autistiques, étant donné les autres facteurs extérieurs et familiaux que nous ne maîtrisions pas.

Un travail en réseau plus approfondi avec la P.M.I., l'A.S.E. et les structures de pédopsychiatrie a été nécessaire. La participation de la mère de Jason à un accueil mère-enfant a permis un étayage à un moment donné, mais s'est avérée insuffisante au moment de la confrontation de sa mère au monde professionnel. La mère de Jason s'est dite soulagée d'un placement de son fils dans une famille d'accueil.

Ce qu'il est intéressant de noter, malgré tout, dans cette situation qui relate la complexité des situations que nous rencontrons dans le service public, c'est que Jason a pu présenter une phase de reprise développementale avec des comportements de type symbiotique qui sont apparus : manifestation d'un investissement préférentiel pour la mère, réaction nouvelle à la séparation, début d'un attachement accompagné d'une grande demande de présence – quasi omniprésente – suite au séjour mère-enfant pendant des vacances d'été, dans un centre maternel de vacances. Lors de ce séjour, il y avait une équipe pluri-professionnelle et d'autres parents pouvant entourer et soutenir Jason comme sa mère. Il était d'ailleurs plus souriant, beaucoup plus dans la relationnel, le regard plus habité, moins triste ou vitreux et avec un bien meilleur tonus musculaire : il marchait alors sur ses jambes, était souriant et dans la relation, comme un enfant de 20 mois ; alors qu'au début, il était très atonique et glissait beaucoup du corps de l'adulte qui cherchait à le prendre sur ses genoux.

La situation s'est fortement dégradée, lorsque la présence maternelle est devenue soudainement très peu visible, appréhendable par Jason, avec un changement important de la personne maternante : la grand-mère a repris les accompagnements de Jason en crèche. Nous ne voyons plus sa mère non plus. Le lien s'était comme « brisé ». Cela était en lien avec un stage professionnel de la maman qui l'amenait à s'absenter très tôt du domicile parental où elle habitait, et à dormir lorsqu'elle rentrait l'après-midi pour se reposer, n'étant plus disponible pour s'occuper de son fils. Jason a alors présenté tous les symptômes d'une dépression anaclitique et une réamplification de ses troubles, avec notamment des comportements de fuite – chez un enfant très petit ! Cela correspond tout à fait à ce que soulignait F.Tustin sur le risque de dissociation lorsque l'enfant autiste étaye son Moi de façon un peu adhésive sur l'autre si a lieu, alors, une discontinuité de la personne maternante ! (citation) Quoi qu'il en soit, on voit ici combien l'accueil en collectivité, très tôt, de ces enfants, n'est pas en lui seul un dispositif qui préfigure tout de l'avenir – loin de là ! Jason a été accueilli chez une très bonne assistante maternelle, très compréhensive, douce, bienveillante et compétente, avec un seul autre enfant, arrivé après lui, en décalé. Cette assistante maternelle dit n'avoir jamais vu Jason aller vers l'autre enfant ou s'intéresser à ce qu'il faisait. Je me souviens par ailleurs d'un jour où il était venu à l'accueil collectif avec son assistante maternelle et avait mal supporté que celle-ci discute un bon moment avec nous, de ce qui se passait pour elle dans cet accueil – si particulier. Il avait alors commencé à lancer tous les jouets de la pièce autour de lui, signifiant son éparpillement interne, dans un grand besoin d'attention entière et exclusive de son assistante maternelle pour étayer son Moi.

Voyons ce qu'il en a été pour le jeune Nicolas.

L'accueil de Nicolas

Nicolas est arrivé à 4 mois en crèche collective, dans la section des tout-petits. Dès le début, ce bébé a manifesté un comportement particulier. Lorsqu'on le prenait dans les bras, il se cambrait en arrière pour éviter le contact physique et fuyait également les échanges de regards. Son refus des contacts était important. Par exemple, lorsqu'on lui donnait le biberon, il s'arrangeait pour ne jamais croiser le regard des auxiliaires mais les regardait rapidement dès qu'elles tournaient la tête. C'est un comportement typique de l'autisme. Il va également chercher à tenir tout seul son biberon, repoussant la main de l'adulte si près de son visage, dans une tentative d'annuler la présence de l'autre. On peut penser ici à un fonctionnement proche de l'hallucination négative.

Il présentait également un faciès particulier qui interrogeait le médecin de la crèche. Nous ne savions pas alors qu'il avait un syndrome neurologique. Tout juste qu'il avait été opéré à la naissance pour un problème de valve cardiaque. Il était très difficile, au début de son arrivée de lui faire prendre ses biberons. Il a fallu plusieurs semaines de crèche pour qu'il accepte. Cependant, il s'endormait systématiquement dans les bras de l'auxiliaire avant la fin des biberons, échappant ainsi à la rupture provoquée par la fin du nourrissage. Ce détail me paraît important dans la mesure où il montre comment Nicolas évitait de se confronter à l'interruption de quelque chose qu'il acceptait d'investir. Cette difficulté est citée par Frances Tustin dans ses ouvrages et sa théorie sur l'autisme infantile. En effet, pour elle, ces enfants ont développé au début de leurs vies des réactions massives d'évitement « afin de répondre à une prise de conscience de la séparation corporelle entre eux et leurs mères et de la vulnérabilité et de la dépendance que cela entraîne, en cas d'interruption des liens (F.Tustin, 1989, p.23). » La fin du temps de nourrissage constitue un moment qui confronte l'enfant au vide, au manque, à la séparation. Pour F.Tustin, dans l'autisme de type « psychogène », les enfants auraient perçu la séparation corporelle avec la mère trop tôt alors qu'ils auraient dû être encore dans une phase d'illusion fusionnelle avec elle. Quelles que soient les hypothèses étiologiques sur l'autisme, je dirais, pour ma part, que l'on constate en effet chez ces enfants une grande difficulté à ressentir l'état de fusion, de proximité bienheureuse avec leur entourage, du fait de leur mal-être important. Ils sont de fait, confrontés très tôt à une solitude de par leur fonctionnement psychocorporel qui déroute et entrave plus ou moins fortement les possibilités d'empathie maternelle. Ainsi, comme nous l'avons vu, les gestes de maternage, habituellement rassurants, peuvent être perçus par l'enfant comme une source de sensation insupportable ou douloureuse.

Nicolas présentait également un tonus particulier. Ainsi, lorsqu'il se mettait à quatre pattes, son dos était complètement creusé, comme affaissé et ses membres peu raidis, comme s'il s'agissait d'appuis peu solides et un peu tordus. L'ensemble évoquait des troubles neurologiques.

Un jour, alors qu'il n'a pas encore 1 an, je l'observe pendant trois quarts d'heure. Il reste, pendant tout ce temps, à l'écart des enfants et adultes et ne sollicite, ni ne regarde personne. Il semble indifférent à tout, y compris à ma présence. Au bout de trois quarts d'heure, il s'arc-boute en arrière, sur un gros coussin, les yeux révulsés et y reste ainsi immobile. Je suis alors gagnée par l'inquiétude devant le tableau que j'ai sous les yeux. Je me demande si nous ne sommes pas passés à côté d'un syndrome épileptique déjà bien en place. Au moment où mon angoisse est à son comble, Nicolas se tourne brusquement pour me regarder droit dans les yeux, tout en s'asseyant normalement, me prouvant qu'il est bien conscient de ma présence et de mon regard. Il semble avoir cherché à me faire comprendre quelque chose par cette posture et par l'inquiétude qu'il m'a transmise. Je me retrouve avec les mêmes impressions de subtilités d'évitement du contact et du regard, alternées avec des contacts très envahissants émotionnellement, comme j'avais pu le vivre auprès d'autistes plus âgés.

À la crèche collective qui l'accueille, nous réfléchissons à un aménagement pour permettre un appui et étayage développemental de Nicolas sur un adulte privilégié, repérable et relativement régulièrement présent – car en crèche, le personnel tourne dans la journée et parfois, s'absente pour congés.

Au fur et à mesure des mois, un des membres de l'équipe va instaurer un lien plus proche avec lui. Cette personne va synthétiser les données sur ses nuits et ses journées et lui donner, dans la mesure du possible ses repas. Un lien important va s'instaurer entre eux.

Par ailleurs, en tant que psychologue de la crèche, je convoque les parents, pour faire un point. C'est un rendez-vous très intense émotionnellement, lors duquel le père qui aura son fils dans ses bras, essayera en vain, à plusieurs reprises, de croiser son regard pour vérifier et partager sa sollicitude envers ce fils que nous lui présentons comme très sensible. Je lui explique les difficultés sensorielles de son enfant et que, pour l'instant, Nicolas est tellement sensible qu'il n'arrive pas à être touché et à regarder en même temps, que cela lui fait « trop d'effet ». Nicolas, pendant le rendez-vous, n'a aucun mouvement ou regard non plus vers sa mère, sauf à un moment très fort du rendez-vous où celle-ci exprimera sa détresse, des sanglots dans la voix. Nicolas se penchera alors très en avant pour se décoller du buste paternel et chercher le visage maternel.

Là encore, cela rejoint les descriptions de Meltzer sur la grande sensibilité des autistes à la dépression d'autrui.

Nous ferons remarquer aux parents combien Nicolas suit pendant le rendez-vous nos propos et s'inquiète pour sa mère, même s'il peut paraître indifférent. La mère de Nicolas nous informera qu'elle l'a laissé quelques semaines en garde, dans la famille, le premier mois, pour des raisons d'organisation. Elle parlera peu mais semblera beaucoup plus consciente des difficultés de Nicolas qu'elle ne le laissait jusqu'alors paraître à la crèche. Elle ne parlera pas de la malformation cardiaque de son fils, à la naissance, mais l'on peut imaginer dans son silence et ses pleurs combien son angoisse pour cet enfant a été forte. Peut-être est-ce d'ailleurs cette fragilité de son fils qui l'a amenée à le confier à des tiers pour une meilleure surveillance lorsqu'elle a repris son travail très tôt le premier mois.

Cette maman ne nous en dira pas plus. J'évoquerai avec eux le projet sur la crèche de faire des gestes plus doucement et plus lentement pour habituer progressivement Nicolas au contact. Par ailleurs, la mère relatera combien il leur arrive, au domicile, de laisser leur fils longtemps « seul » dans une pièce, car il est « très calme ».

Je demanderai aux parents d'éviter ceci en le stimulant dès qu'ils le peuvent, expliquant combien, en fait, leur enfant n'est pas particulièrement calme mais s'enferme dans son monde.

La semaine qui suivra ce rendez-vous marquera un tournant dans la mesure où Nicolas se mettra à rechercher activement le contact corporel avec les adultes et se mettra à regarder les personnes qui le touchent. L'hypersensibilité tactile a cédé et la co-modalité entre le tactile et la vision s'est mise en place ! Nicolas est méconnaissable ; ses modalités relationnelles s'en trouvent largement améliorées.

Les capacités à instaurer et à supporter du lien semblent alors avoir définitivement émergé et suite au rendez-vous les parents semblent avoir ajusté leurs stimulations de Nicolas. Dès lors, nous allons voir Nicolas venir à la crèche avec son père, tous les deux ayant un bien meilleur contact et de meilleurs échanges. Le père devient très présent et quasiment l'unique interlocuteur de la crèche. La mère nous semble avoir « disparu » dans ses obligations professionnelles. Cependant un gros travail de stimulation se fait au domicile tant les progrès de Nicolas en attestent et sa mère y est aussi pour beaucoup, tant l'introjection intracorporelle des liens devient visible. L'amélioration psycho-motrice, sensorielle et relationnelle est nette. Il reste cependant difficile à sa mère de nous revoir.

À cette phase de l'accueil de Nicolas en crèche, nous ne sommes pas au courant qu'un diagnostic neurologique est posé par les médecins. Nous apprenons, quelques semaines plus tard que l'hôpital suit l'enfant pour un syndrome neurologique. L'équipe de l'hôpital est également inquiète de l'évolution de l'enfant.

Il nous faut, à notre niveau aider Nicolas à évoluer au mieux dans la crèche.

Nous referons le point avec la famille et expliciterons combien les progrès de Nicolas sont importants au niveau du contact. Lors de ce rendez-vous, nous suggérerons aux parents de faire faire de la psychomotricité à leur enfant, au centre médico-psychologique de la ville pour appuyer et soutenir ses progrès. La mère se montrera, dans un premier temps, réticente, disant préférer que nous lui indiquions encore des exercices à faire avec son fils, très concrets, à domicile, comme lors du premier rendez-vous. J'avais en effet, au premier rendez-vous, suggéré plusieurs jeux pour stimuler Nicolas et encourager son développement moteur.

Mais si la mère se montre réticente vis-à-vis d'une consultation à l'extérieur, le père va se saisir de cette proposition et assurer le suivi de son fils au C.M.P.

Nicolas va progresser tout au long de son séjour à la crèche, au niveau relationnel, moteur et langagier. Il aura peu de retard pour acquérir la marche. Il deviendra à la crèche l'un des enfants les plus souriants et sera en mesure de suivre les activités proposées. Il cherchera également le contact avec les autres enfants.

L'auxiliaire, qui l'a beaucoup investi assurera son suivi tout au long de son séjour.

Pour cet enfant, l'accueil en collectivité a été bénéfique dans la mesure où, une fois ses difficultés de contact estompées, il a pu bénéficier comme les autres des stimulations et activités proposées tout autant qu'il s'est intéressé à la présence d'autres enfants et a échangé avec ses pairs. La crèche a pu jouer son rôle de lieu de stimulation et de socialisation précoce, préparant cet enfant à la multiplicité des stimuli et des intervenants qu'il retrouvera à l'école.

La crèche a aussi été un révélateur des difficultés précoces de cet enfant tout en suggérant des solutions dont les parents ont pu se saisir. Six éléments me semblent ici avoir été importants : l'investissement des parents pour aider leur enfant, l'investissement de l'auxiliaire qui a pratiquement fait un travail d'éducatrice spécialisée, la cohérence des discours du personnel de la crèche, celle de l'hôpital, la proposition d'exercices concrets pour les parents, la mise en lien avec le C.M.P. de secteur et l'âge précoce d'intervention. Le premier rendez-vous avec la famille a eu lieu lorsque Nicolas avait moins d'un an.

L'accueil de Jessica

Jessica est arrivée à la halte-jeu à l'âge d'1 an ½. Nous avions alors en garde son frère aîné. Ils ont été ensemble présents à la halte-jeu quelques mois.

Jessica était une très jolie petite fille qui ne regardait personne, pas même sa mère. Elle ne réagissait pas au moment des séparations d'avec sa mère, ni lors des retrouvailles, ceci témoignant de la distance qui s'était créée entre elle et les autres. La plupart du temps, Jessica tournait sur elle-même, comme un derviche tourneur, en émettant un son continu. Elle tapait également dans ses mains de façon répétitive en bondissant sur place. À d'autres moments, elle sombrait dans un sommeil profond, à la vitesse de l'éclair. La nouveauté du lieu, les bruits, l'éloignement de son univers familier semblaient trop difficiles à assimiler pour elle. En s'endormant, elle s'échappait de tout cela. Elle s'endormait recroquevillée sur elle-même, les fesses en l'air, le biberon à la bouche, l'eau s'en écoulant. Sa bouche, non investie comme sphinctérisée, restait mollement ouverte sur le biberon, au point que le contenu liquide de celui-ci se répandait à l'extérieur. Elle donnait ainsi parfois le tableau d'un corps écroulé-écoulé sur le sol se finissant dans un liquide se répandant par terre. La nomination de ses difficultés et inquiétudes l'aidait à se confronter à cet inconnu. Mais dès que je devais m'absenter pour un rendez-vous, pour observer autre chose ou répondre à un autre enfant, je la retrouvais systématiquement endormie.

Parmi ses nombreuses stéréotypies, l'une consistait à enlever une chaussure et à tapoter son pied du bout de ses doigts. Elle tapotait également ses dents, les contours de sa bouche. L'univers autour d'elle était inassimilable, surstimulant et inconnu aussi.

J'ai assez rapidement vu Jessica avec sa mère et j'ai ainsi appris sa douloureuse histoire. Pendant la grossesse, on avait dit à sa mère que les reins de Jessica ne grandissaient pas assez et qu'elle risquait de mourir. À la naissance, le discours des médecins était le même. Placée en couveuse, Jessica avait deux capteurs sur le thorax, une main attachée et une poche sur le ventre correspondant à une sonde urinaire, comme le montrent les photos prises alors par sa mère. Cette femme avait retenu que, d'après les médecins, il n'y avait pas de soins possibles, pas d'opération envisageable. Pour sa mère, Jessica était devenue une enfant possiblement en sursis d'un décès. D'autre part, Jessica, dès sa naissance, était soumise à de nombreux contrôles très intrusifs : sondes, piqûres, etc. Sa mère l'y accompagnait à chaque fois. On peut comprendre le côté anxiogène d'arriver dans un lieu peu familier.

Quelques mois après son arrivée à la halte-jeu, je rencontre, à ma demande, Jessica et sa mère pour un entretien sur ses difficultés. Nous évoquons les soins qu'elle a subis. Jessica réagit à l'évocation des soins et au fait que sa mère l'accompagnait toujours, par un regard noir qu'elle lance à sa mère. Nous mettons ainsi en évidence sa colère envers sa mère qui « laissait faire les examens ». Ce regard « noir » était d'autant plus important que jusqu'alors, Jessica fuyait toute interpénétration des regards. Après avoir expliqué à Jessica combien sa mère n'y était pour rien dans les soins et combien elle en était elle-même si triste et désolée, Jessica a rétabli le contact visuel avec sa mère.

Dans les semaines qui ont suivi, elle a définitivement continué à regarder sa mère et même s'est mise à lui toucher les cheveux. De temps en temps, elle croisait également le regard d'autres adultes.

Par ailleurs, sa mère a été reçue par une psychologue détachée de l'intersecteur de pédopsychiatrie travaillant en P.M.I. et C.M.P., ce qui l'a beaucoup aidée à voir sa fille autrement que comme une enfant malade. Nous avons accueilli Jessica sur la halte-jeu pendant quatre ans. Elle y venait avec un biberon car nous devions pallier sa déficience rénale en lui donnant régulièrement de l'eau.

Très rapidement, sa mère l'a mise systématiquement la demi-journée où j'étais présente pour pouvoir échanger et avoir un retour sur sa fille. Je lui expliquais ce que faisait sa fille, quand j'avais eu le temps de l'observer. De temps en temps, nous avions rendez-vous pour faire le point sur les possibilités d'aide et sur Jessica telle qu'elle se montrait à la maison et à la halte-jeu. Il était difficile, faute de formation, pour le reste du personnel d'expliquer à cette mère ce que faisait Jessica qui sautillait sur place dans un cri lancinant, en tournant sur elle-même ou errait, le regard en coin. Formée à ces difficultés et au fonctionnement psychique de ces enfants, j'avais plus de facilité à repérer ce qui la faisait se déplacer, changer de stéréotypie, ce qui l'émouvait ou l'inquiétait.

Globalement, voici différentes phases par lesquelles Jessica est passée, lors de ces années de présence sur la halte-jeu. Au début, elle alternait des moments d'éveil avec d'importants endormissements soudains de plus d'une heure lors desquels elle semblait se soustraire à la nouveauté. Puis, progressivement, elle a repéré et investi l'espace de la halte-jeu et les éléments concrets qui le composent. Elle s'est mise, en arrivant, à explorer systématiquement toutes les pièces, les murs, les décorations, les contours, le jardin s'il était accessible, la barrière, etc. Elle vérifiait également la présence des adultes et cherchait discrètement du regard les absents. Elle a ensuite tenté d'attraper des objets. Sa prise de contact avec les objets était cependant paradoxale, alternant des contacts fugitifs avec les mains et des retraits immédiats de celles-ci : elle faisait par exemple tressauter les objets qu'elle prenait dans ses mains.

Lorsque je restais un peu près d'elle, elle commençait à s'intéresser au téléphone (en jouet) et en faisait tressauter le combiné, puis le fil, entre ses doigts. Je ressentais cela comme une tentative d'entrer en contact. Devant souvent m'absenter, je me sentais un contact de type « courant alternatif », pas si évident à saisir. J'étais là pour tous les enfants de la halte et je devais parfois recevoir des familles ou parler avec l'équipe, la responsable, pour être informée de ce qui s'était passé pendant la semaine.

Au bout de quelques mois d'accueil, quelques changements étaient toutefois visibles. Jessica sautillait moins sur place et se posait plus sur le sol. Comme nous venons de le dire, elle s'intéressait à quelques jouets.

Il était dommage, cependant, pour Jessica d'avoir à revivre à travers moi des moments de « *holding* », avec des interruptions. D'autant plus que ses phases de mieux-être étaient « alternativement interrompues » par le retour à l'hôpital pour des soins qui vraisemblablement lui faisaient revivre avec sa mère de fortes angoisses, des moments pénibles et interrompaient la continuité de ses progrès.

En effet, lorsqu'elle revenait des soins, le repli de Jessica augmentait ainsi que ses stéréotypies. Cette régression dans son évolution me donnait l'impression qu'elle avait perdu à nouveau le peu de sécurité et de confiance envers l'adulte qu'elle avait acquise.

Un cadre psychothérapique individuel contenant et régulier où elle aurait pu travailler ses angoisses et vécus corporels ainsi qu'un accompagnement quant à l'aspect douloureux des soins à l'hôpital manquaient. Cet aspect douloureux des soins s'est plus particulièrement manifesté lors d'une crise, un jour, pendant un change. Ce jour-là, Jessica revenait à la halte-jeu après des soins à l'hôpital. Au moment du change, elle s'est mise à présenter un état d'angoisse extrême. Lorsque sa couche a été retirée, elle a tenté d'hurler, s'est débattue, s'arc-boutant, les yeux révulsés comme « folle ». Faute de pouvoir crier, elle émettait pathétiquement quelques sons aigus plaintifs tout en cherchant à protéger ses orifices urétraux et vaginaux de sa petite main. Sa terreur, son raidissement et ses tortillements frénétiques étaient tels qu'ils rendaient le change impossible. Il m'a fallu venir auprès d'elle pour la rassurer. Elle me donnait l'impression que les sensations qu'elle redoutait et qu'elle avait dû percevoir lors des soins avaient été si inassimilables pour elle par leur intensité qu'elles équivalaient à des électrochocs pour son système nerveux et menaçaient de la rendre « folle ».

La façon dont les autistes présentent une hypersensibilité sensorielle et réagissent vivement aux contacts tactiles qu'ils cherchent à éviter pouvait en partie expliquer ceci, mais les soins en eux-mêmes (sondes) restaient très intrusifs. Par ailleurs, il semblait qu'avec le « travail » de nomination des sensations que j'avais commencé avec elle, elle commençait à récupérer plus de sensibilité et réagissait plus aux soins. Le fait que plus tard, elle arrivera à se débattre au point d'amener les médecins à prendre en compte sa souffrance et à espacer les visites de contrôle va également dans le sens d'une récupération de sa sensibilité corporelle. Jusqu'alors emmurée dans ses stéréotypies, elle ne donnait pas à voir de réaction de refus et de souffrance suffisamment repérables pour les médecins. Par contre, pour nous qui la voyions quotidiennement, nous pouvions remarquer qu'à la suite des examens médicaux, ses stéréotypies avaient augmenté ainsi que son retrait. Elle avait également grandi et ses expressions émotionnelles et capacités à se faire comprendre s'étaient donc améliorées.

Je ressentais que Jessica n'avait pas besoin prioritairement de la collectivité constituée par la halte-jeu mais d'une aide personnalisée et d'un soutien par rapport à tout ce qu'elle vivait à l'hôpital et dans son corps, c'est-à-dire de mots pour l'aider à penser ses sensations, ses perceptions et pour atténuer ses angoisses corporelles. L'équipe de secteur de pédopsychiatrie travaillait avec les enfants de moins de 3 ans en proposant des rendez-vous mère-enfant une fois tous les quinze jours. Cela me paraissait nécessaire mais insuffisant. Jessica réagissait très favorablement à mes verbalisations, sur ses vécus corporels. Ce temps de « travail » individuel sur ses angoisses corporelles me paraissait important. Toutefois, je ne pouvais pas le lui offrir de façon aussi structurée qu'en C.M.P. : l'accompagnement se faisait au milieu du groupe, selon mes disponibilités dans le temps. Le cadre de mon travail en halte-jeu ne permet pas de suivi individuel « classique ». Il fallait faire au mieux.

Les services d'un C.A.M.S.P.[2] se sont organisés. Dans un premier temps. Sa mère me parlait du C.A.M.S.P. en me disant que l'éducatrice qui venait chez elle faisait travailler sa fille mais qu'elle n'était pas conviée à ce travail et qu'aucun retour ne lui en était rendu. Elle lui faisait faire « des exercices » disait-elle. Il manquait un travail sur les ressentis spécifiques et vécus de Jessica, de mon point de vue. Je n'avais pas écho, d'une prise en charge individuelle psychodynamique ou en psychomotricité, qui aurait permis de travailler plus spécifiquement sur les angoisses corporelles de Jessica, mais peut-être cela a été abordé en entretien parent-enfant.

Dans un troisième temps, à la halte-jeu, Jessica s'est intéressée plus nettement à la porte d'entrée et aux allées et venues des parents et du personnel. Le temps de la séparation semblait exister pour elle et lorsqu'il

---

[2] Centre d'Aide Médico Sociale Précoce.

devenait long, elle déambulait comme « une âme en peine ». Nous l'avons alors conviée à trouver refuge dans les bras ou sur les genoux et elle a accepté. Cela faisait d'ailleurs plusieurs mois qu'elle avait des contacts corporels avec sa mère, contacts qu'elle commençait à généraliser à d'autres adultes. Ainsi, lorsqu'un adulte la prenait dans les bras, elle passait ses doigts dans les cheveux de celui-ci et en appréciait l'aspect glissant. Un bijou brillant pouvait tout autant l'intéresser et elle pouvait tirer de plus en plus fort dessus. Ce n'est que quelques mois plus tard qu'elle se mettra à geindre au départ de sa mère en disant « mam » ou « mama ». Le regard, le tactile doux, la confiance et la verbalisation (le sonore) commençaient à être plus organisés et coordonnés.

Jessica, à la halte-jeu, a également évolué un tout petit peu dans sa façon d'aborder les repas. Tout au début, elle refusait de se rendre avec les autres dans le coin des repas. Puis, elle a accepté de s'asseoir sur les genoux d'un adulte pour recevoir quelques cuillérées de yaourt. Ce laitage était d'autant mieux bu qu'il faisait chaud et que son biberon était vide. Ensuite, elle a pu venir s'asseoir quelques instants avec les autres enfants, lorsque le menu lui plaisait. Elle ne restait que le temps de se nourrir. À table, il lui arrivait d'étaler la nourriture liquide ou solide avec ses mains, en caressant la surface ainsi créée, dans un abord encore essentiellement tactile de l'alimentaire. Son abord de la nourriture, à la halte-jeu comme à la maison consistait à émietter les aliments en les écrasant entre ses doigts, comme pour en explorer les qualités tactiles. Nous n'avons pu l'aider à aller plus loin, de par le nombre des autres enfants à accompagner également à table, lors des repas. Il aurait fallu un accompagnement individuel et une plus grande régularité de l'accueil, car Jessica ne venait pas tous les jours.

Quant au profit des stimulations liées à la collectivité, Jessica n'en était pas là et ne s'intéressait pas à ses pairs. Concernant les jouets mis à disposition et l'ensemble du matériel proposé, on ne peut pas dire qu'elle était en mesure de jouer et de profiter de la richesse de cet espace. La préoccupation de Jessica était essentiellement de se constituer une sécurité identitaire. Le plaisir du jeu lui était peu accessible. Les jeux symboliques ne représentaient rien pour elle. Seuls le cadre constitué par les adultes, leur attention et le travail que je faisais de mise en mots semblaient importants à ses yeux. Dans un second temps, elle a utilisé le matériel à disposition pour explorer des ressentis d'un contenant ou pour tenter d'entrer en contact avec l'adulte. Les objets devenaient des équivalents de relation (cf. pages sur la figuration sensorielle) où elle pouvait transposer des impressions d'être portée, « contenue », balancée-apaisée (sur le toboggan ou la structure motrice) ou d'être en contact (le téléphone par exemple).

Pour les jeux, elle est passée par toute une phase où elle appréciait particulièrement qu'on la porte et s'intéressait à des contenants, à des supports symboliquement maternants, pouvant la « porter », la mettre en hauteur comme si elle était dans les bras. Ainsi, elle a passé des semaines à aller sur l'escalier menant à la plate-forme où se trouve un toboggan. À cette époque sa mère était enceinte de son petit frère et Jessica y réagissait fortement par cette recherche d'être portée ou de contenant. Ainsi, elle allait se percher en haut de la structure pour grimper ou bien elle s'asseyait sur le cheval à bascule et se balançait en prenant soin que ses pieds ne touchent pas le sol, pour continuer à se sentir portée en hauteur. Si elle pouvait être hissée dans les bras de quelqu'un, cela lui plaisait beaucoup et elle s'agrippait avec vigueur. Elle touchait alors les cheveux, ou se jetait en arrière, testant les sensations d'appui sur son dos, ce qui n'était pas simple étant donné son poids. Elle obtenait ainsi des sensations de pression et d'élasticité contre une peau, comme dans un milieu intra-utérin et cherchait les bords, les arrière-fonds. Lorsque sa mère revenait, elle réclamait qu'elle la porte, en dépit de son ventre proéminent et elle passait volontiers les mains dans le tee-shirt de sa mère, pour lui caresser la peau des seins.

Sa recherche de contenant se manifestait également par son investissement de la petite maison dans le jardin ou par ses envies de rentrer dans le bac à sable en forme de bateau. À cette période de la grossesse de sa mère, elle a eu une autre stéréotypie consistant à se toucher les plis de peau vers l'aisselle et la poitrine. Cela me semblait très lié au sein maternel, comme si elle cherchait à en retrouver les sensations tactiles de bourrelets de peau sur son propre corps. Avec ses doigts, elle pinçait légèrement la peau pour obtenir un bourrelet qu'elle caressait. Elle semblait accompagner les transformations physiques du corps de sa mère par mimétisme, en miroir. La jalousie était notoire, bien qu'exprimée de façon très particulière et indirecte. Elle pouvait par exemple pincer la peau du cou de sa mère de rage tout en mordant fortement sa propre main, comme si elle se retenait de la mordre réellement ou de la dévorer. D'autre part, à la maison elle s'était octroyé le canapé et jetait au sol tout ce qui se trouvait dessus, y compris les coussins.

Nous avons eu plusieurs rendez-vous avec elle et sa mère pour la rassurer sur le fait qu'elle garderait sa place à la maison et ne serait pas remplacée et pour la préparer à l'arrivée du puîné. C'est pratiquement la seule période où Jessica a quelquefois regardé les autres enfants jouer et suivi son grand frère au toboggan, à la halte-jeu. Globalement la présence des autres enfants lui était totalement indifférente, en dehors de cette période. Jessica a également utilisé le mobilier pour expérimenter des « arrivées sur Terre » qui, de mon point de vue, symbolisaient son meilleur contact avec son environnement. Ainsi, elle s'est mise à descendre sommairement l'escalier du toboggan de face, en se précipitant comme si elle « dégringolait ». Son « atterrissage » au sol était particulièrement brutal car elle finissait toujours par se jeter à plat ventre contre le sol, dans un claquement sonore – ce qui l'intéressait beaucoup et elle cherchait à renouveler l'expérience. Expérimenter et maîtriser cette « arrivée » sur terre « brutale » semblaient très important pour elle. Les sensations qu'elle en tirait lui permettaient sans doute de se confronter à des angoisses de chute et de se rassurer en éprouvant sa propre solidité. On peut dire qu'elle éprouvait son vécu de « consolidation ». Cela a duré plusieurs mois, puis s'est arrêté. On voit aussi également le lien avec les difficultés d'abord visuel et spatial de la profondeur, lorsqu'elle chute jusqu'à chercher la sensation de contact brusque sur le sol, le « fond », en riant à son contact.

De l'accueil de Jessica en halte-jeu ressort un bilan mitigé. Le travail d'accompagnement et de soutien de Jessica et de sa mère par rapport aux soins médicaux a eu un effet bénéfique. Cela a permis à Jessica d'investir les échanges avec les adultes de façon plus positive et de mieux vivre les contacts physiques et les sensations qui en découlent. D'une part, sa colère envers sa mère a été nommée, d'autre part une meilleure mentalisation et compréhension de ses sensations et de ses soins lui a été proposée. Cependant, on peut se demander dans quelle mesure cela correspond au travail à effectuer dans une halte-jeu qui n'a pas un personnel spécialisé pour des prises en charge thérapeutique. On remarque combien le fort investissement de cet espace, par Jessica et sa mère, ouvrait sur un besoin de suivi individuel, pour chacune d'elles. Par ailleurs, j'ai eu plusieurs entretiens avec Jessica et sa mère. Ceux-ci étaient essentiellement des points sur l'évolution de ses investissements psychiques au domicile et à la halte-jeu. Il ne s'agissait en aucun cas de comparer Jessica aux autres enfants ou à ceux de son âge, encore moins de parler de tout ce qu'elle ne faisait pas. De fait, nous parlions peu des autres enfants, Jessica ne s'en approchait pas. Mais cette mise en collectivité n'a pas eu un rôle de socialisation avec des pairs ni été un réel lieu d'exploration pour Jessica, même si maintenant, j'observerais sans doute plus de « mises en rapport », dans les manipulations de Jessica ; mais, à l'époque, mon élaboration n'était pas aussi aboutie et la quantité de stimulations de toute part, dans ce lieu, impressionnante. J'observais qu'elle ne participait à aucune activité manuelle ni à aucun jeu collectif. Elle était par ailleurs peu positivement réceptive à la multiplicité des stimulations externes étant déjà envahie par ses sensations organiques internes. Son accueil a plutôt fonctionné comme un « *holding* » psychique, un espace-temps pour penser les choses, pour mieux la découvrir. En cela la fonction était proche de celle d'une unité thérapeutique, mais les moyens disponibles et le cadre n'étaient pas les mêmes.

Pour qu'un travail en halte-jeu soit une introduction à la collectivité, cela suppose que l'enfant puisse transférer son investissement de la mère et de son entourage familier sur les accueillants même si cela lui demande un peu de temps. Cela requiert une aptitude à entrer en contact sécurisant avec autrui qui soit suffisamment campée. En dehors de cela, l'enfant risque d'être envahi et débordé par la situation et de se perdre dans la multiplicité des personnes, espaces et objets. Il faut que l'enfant puisse « transférer » une sécurité de base, autrement dit qu'il ait intériorisé un minimum de « contenant » au sens psychanalytique du terme, quelque chose qui l'aide à se sentir « rassemblé » et « intégré » pour parler plus simplement. Habituellement le recours aux bras de l'adulte, au doudou et l'investissement d'un espace limité que l'on s'approprie ont cet effet. Cependant, tous les enfants n'en sont pas capables. En deçà de cette aptitude et d'une sécurité de base suffisante, les enfants comme Jessica risquent de se replier dans le sommeil pour fuir une situation dans laquelle ils se sentent perdre le peu de repères identitaires qu'ils ont pu acquérir. Par « repères identitaires », j'appelle les invariants repérés par ces enfants qui les aident à se sentir un minimum rassemblés et intégrés au niveau de leurs sensations et perceptions corporelles. Comme l'a très bien décrit Léo Kanner dans sa description de l'autisme infantile, ces enfants, faute d'avoir une perception d'eux-mêmes et de leur environnement rassurant, ont tendance à rechercher les invariants, l'immobilisme, voire à créer des formes répétitives sonores avec leur corps (balancements, jeux de doigts) pour « figer » un univers dans lequel ils se sentent perdus, débordés, voire menacés. Prendre des repères dans un nouvel espace les amène à revivre un stress et des angoisses de morcellement, d'éparpillement, d'effraction sensorielle, de perte du peu d'intégrité corporelle qu'ils ont acquis. L'accompagnement d'un adulte référent semble indispensable dans ce temps d'adaptation dans la mesure où il peut garantir pour l'enfant une certaine survie psychique, une intégrité corporelle et représenter dans ce nouveau cadre un pôle de permanence. Si l'investissement de l'adulte permet à celui-ci de repérer les besoins de l'enfant et son rythme de « prise de contact » avec la structure, les effets peuvent s'avérer bénéfiques comme le montre le travail réalisé avec Nicolas.

Toutefois, si nous restons sur la question du sensoriel, certains enfants autistes manifestent des troubles sensoriels importants avec des réactions aux bruits qui peuvent leur rendre tout espace collectif et bruyant insupportable, car très douloureusement perçu. Ils n'ont pas de pare-excitation minimum face aux stimuli auditifs. Une structure où évoluent de très jeunes enfants est « remplie » de bruits, de cris, de pleurs, de voix aiguës, etc. Pour ces enfants, une telle collectivité peut entraîner de violentes réactions avec un accroissement des automutilations et des cris pour tenter de recouvrir les autres perceptions. L'un des adultes présentés dans mon travail de thèse, ainsi que dans un article « *La réversibilité du démantèlement chez un adulte autiste* », présentait cette réaction de souffrance dans les pièces collectives.

L'autre point important à prendre en compte est que tous les autistes n'en sont pas au même degré de difficulté ou d'évolution. Non seulement il existe plusieurs formes d'autisme mais, comme l'a décrit Geneviève Haag, spécialiste de l'autisme en France, on peut décrire également pour chaque autiste des phases d'évolution possibles. Les enfants auxquels je fais ici allusion présentent des difficultés de contact importantes. Ils n'ont pas accès aux codes sociaux et ne savent pas aller chercher l'adulte pour se rassurer.

Quoi qu'il en soit, de notre expérience ressort la nécessité d'accompagner individuellement et de près les très jeunes enfants présentant des troubles autistiques dans leur abord de la collectivité. Une évaluation permanente et individuelle de la pertinence de l'accueil collectif et de sa répercussion sur l'enfant est souhaitable. Cela suppose qu'un professionnel des troubles autistiques : un psychothérapeute, un psychologue ou un psychomotricien, formé au travail sur les vécus et difficultés psychocorporelles des autistes ait un temps d'observation dans la structure. Les équipes accueillantes, n'ayant pas cette formation, sont en difficulté pour repérer et analyser les signes de souffrance, de stress, de mieux-être ou la façon dont ces enfants prennent leurs repères dans l'espace. De même, leurs tentatives pour entrer en contact, les signes de confiance qu'ils manifestent sont parfois si « étranges » qu'ils peuvent passer inaperçus.

D'autre part, prévoir un temps, pour reprendre avec l'enfant, et éventuellement sa famille, les difficultés et les angoisses que l'enfant vit, me paraît indispensable. L'information de la famille sur ce que l'enfant fait, ce qu'il apprécie, ce qu'il aime moins, est également nécessaire pour accompagner le parent, comme le professionnel, à comprendre les phénomènes psycho-corporels en cours. Je fais référence ici à la fonction alpha, décrite par Bion, indispensable à la transformation des éléments bruts vécus par l'enfant en éléments « pensables », accessibles à la mentalisation. C'est cette implication de la famille dans le travail consistant à penser la vie psychique de leur enfant qui redonne à chacun parent et enfant son statut et sa place face à la menace permanente d'être entraîné dans un monde chaotique par l'enfant. Il importe également de repérer ce que peut présenter ce temps d'éloignement et de séparation d'avec sa famille, pour l'enfant, en fonction de son évolution. Ainsi, comme nous avons pu le constater avec Jason, au moment où l'enfant commence à créer des liens en identification adhésive avec un proche, dans un rapprochement, souvent, avec le corps maternel, une telle séparation peut être vécue comme une rupture du lien, une nouvelle discontinuité qui vient fragiliser la récupération d'une sécurité affective de l'enfant. Il pourrait être envisagé, lors de cette phase, de travailler en plus étroite collaboration avec la famille au sein de la collectivité.

Nous allons maintenant présenter un travail avec un jeune enfant à risque : Florian, reçu en centre médico-psychologique, avec sa mère et/ou son père, lors de co-consultations parents-très jeune enfant.

Pour cet enfant suivi, dans le cadre du C.M.P., la présentation est plus longue afin de mieux mettre en exergue, combien l'observation fine et l'attention aux expressions et gestes du tout-petit, lorsque nous le recevons et en faisant un « retour », lorsque nous réintroduisons une boucle de circulation entre bébé, enfant, mère, professionnels, contribuent à la sortie progressive des éléments bruts, en surnombre et d'une certaine confusion. Cela permet qu'advienne, progressivement, dans le plaisir et les échanges partagés, l'attention partagée autour d'objets, le plaisir de jouer, d'échanger, des allées et venues spatiales entre professionnels enfants, parents, et une structuration progressive du Moi. Les choses étant progressives et se faisant tout en soutenant la famille, la présentation du déroulement rendez-vous après rendez-vous est plus longue afin de permettre au lecteur de pouvoir saisir comment se mettent en place de tels processus de « récupération.

Cet enfant, Florian, ne présente pas autant de dysfonctionnements que les enfants plus grands tels que Manuel, Pierre, Shen. Toutefois, les troubles présentés par cet enfant étaient réellement inquiétants.

1b. En centre de consultation médico psychologique (C.M.P.) : dépistage, diagnostique, évaluation, accompagnement à la parentalité

Voici donc un autre cadre de travail auprès de tout-petits : les consultations en Centre Médico-psychologique d'intersecteur.

Florian est un enfant présentant un retrait autistique plus en lien avec une dépression primaire (ce que F.Tustin appellerait sans doute l'autisme psychogène).

Nous allons évoquer quatorze rendez-vous, lors desquels, je le reçois avec sa famille, et avec une collègue, également psychologue et psychanalyste, formée à l'observation des bébés. Seront ici relatées à la fois des observations cliniques fines lors de rendez-vous, de l'enfant, mais aussi certaines de nos interventions et celles des parents. Certaines séquences sont assez longuement présentées afin de mieux partager les processus d'élaboration psychique, sensoriels et relationnels en cours chez l'enfant, lors des rendez-vous.

Cela nous paraît important pour situer la nature de ce travail inspiré de la méthode d'observation des bébés d'Esther Bick et pour permettre au lecteur d'en percevoir la portée structurante pour un jeune enfant, même si dans ce travail nous n'utilisons pas de méthode rééducative intensive. Le travail est bien là, intense, de chercher à créer des liens avec l'enfant aussi bien qu'entre la mère et l'enfant et renforcer, dans le cas de Florian, la perception et l'appui que constitue pour lui ce lien – source de structuration de son Moi. L'approche est ici globale, dans le sens qu'il s'agit d'étayer la construction du Moi chez l'enfant, dans toutes ses dimensions : sensorielle, corporelle, tonique, motrice, affective, relationnelle, émotionnelle et cognitive. Je donnerai quelques titres à certaines consultations pour rythmer la présentation du soin et la rendre plus lisible.

Voici donc le travail avec Florian, que nous avons reçu à l'âge de 2 ans.

C'est sa maman qui prend rendez-vous au centre médico-psychologique, suite à la demande de la crèche qui a remarqué des difficultés dans la relation importantes chez cet enfant, des colères à la frustration, une labilité de concentration ainsi qu'un retard de langage.

Florian, un enfant à risque de démantèlement sensoriel :
« Un lien si fragile… »

Premier rendez-vous : Florian vient avec sa mère, comme ce sera souvent le cas. Madame nous parle de l'histoire de Florian, de sa naissance de ses premiers temps de vie et de son histoire à elle aussi et de sa douloureuse maternité : « Deux accouchements difficiles », « une histoire vite déversée », « histoire d'effondrements ».

La maman donne beaucoup d'informations lors de ce premier rendez-vous qui ne sont pas toujours très clairement exprimées. Certains mots ne sont pas bien employés et certaines idées ne sont pas contextualisées ou formulées jusqu'au bout. Se ressent comme un trop-plein de vécus et d'inquiétudes. Florian a 2 ans 8 mois. Il est né à terme, « sage jusqu'à la naissance de sa petite sœur », selon sa mère. Ensuite, nous dit sa mère, il s'est mis « à devenir colérique », opposant et les troubles du comportement sont apparus.

Lorsqu'il a 1 an ½, sa mère est en effet à nouveau enceinte.

C'est une femme qui a vécu son enfance en Afrique et que ses parents ont confiée à l'âge de 4 mois à ses grands-parents, pour aller étudier à l'étranger. Son expérience à elle petite enfant est marquée par cette rupture de lien. Elle a peu revu ses parents par la suite et se sent avoir été élevée par ses grands-parents. C'est avec eux qu'elle a des souvenirs d'enfance. Ils comptent beaucoup dans sa vie.

Florian a été allaité jusqu'à un an, comme sa sœur. Il est actuellement gardé en crèche et c'est d'ailleurs la crèche qui a alerté sa mère sur ses difficultés.

Nous proposons, pour le recevoir au C.M.P., le cadre de co-consultations parents-bébés/jeunes enfants (jusque 3 ans), menées par une collègue psychologue et moi-même.

Pendant que Madame nous explique ces éléments de son histoire et de celle de son fils, Florian se cache sous le bureau des professionnels, s'approche progressivement de la tour d'ordinateur, tire et explore les fils électriques sous le bureau ainsi que ceux du téléphone. Il arrive même, pendant que nous parlons avec sa mère, à démonter la plaque de la tour de l'ordinateur, sous le bureau ! Nous sommes amenées très rapidement, avec ma collègue, à diviser notre attention en deux : une de nous écoute la mère, pendant que l'autre veille et suit l'enfant : ses réactions, vécus et gestes. La mère nous raconte ensuite sa deuxième grossesse difficile, ses angoisses à l'accouchement qu'elle a vécu comme traumatique et son histoire de rupture familiale, enfant… des sujets qui sont difficiles… Notre attention est vite « accaparée » par le contenu et la rapidité du discours de Madame et par l'agitation de Florian qui nous ramène à lui ! C'est un sentiment de « déversement » et d'urgence qui nous traverse, comme un risque hémorragique et un flux d'éléments disparates qu'il est laborieux de transformer en récit chronologique.

Florian fait tomber les objets, jeux et vide les boîtes. Il ne joue pas. Il ne vient pas vers nous et reste la plupart du temps au sol pendant la consultation.

Ma collègue reprend les changements de garde et d'autres vécus de changements et ruptures pour Florian au moment de la naissance de la petite sœur.

Florian se met à plat ventre sur le sol, se colle la tête par terre, suçote ses doigts et sa langue, lèche le sol.

Sa maman associe que lorsque son père revient du travail, il se colle ainsi à lui et que celui-ci se retrouve en difficulté, le matin pour partir travailler. Florian semble osciller entre le « écoulé/effondré au sol » et l'agrippement adhésif à l'autre avec auto-érotisme oral.

Madame nous explique que, maintenant, dans la rue, quand elle promène sa petite fille en poussette, Florian s'enfuit dans la rue au point qu'elle ne prend plus la poussette pour sa sœur pour pouvoir le tenir par la main.

À la crèche, l'adaptation de Florian a été difficile : il se bouchait les oreilles. Au niveau auditif, il a aussi eu des peurs des motos dans la rue.

Le défaut de sentiment de contenance de Florian est visible dans différents aspects : en sortie, à la maison lorsque son père revient, pendant le rendez-vous dans le bureau.

Madame nous explique qu'avant la naissance de sa petite sœur, il n'était pas comme cela. Lorsqu'elle lui disait « non » dans la rue, verbalement, il s'arrêtait.

Florian accapare beaucoup l'attention à domicile et dans notre bureau.

Ma collègue verbalise à Florian sa difficulté d'être parti des bras de sa maman et son sentiment d'être comme un bébé qui tête alors qu'il lèche le sol.

J'associe sur la thématique mise en avant du grandissement en abordant les avantages à avoir grandi. Comme il s'intéresse à l'ordinateur et au téléphone (objets de grands), j'évoque tout ce qu'il y a en plus quand on est grand : on peut marcher pour rejoindre maman, on peut attraper les objets. Je dis aussi que les bébés qui ne marchent pas et tètent ne peuvent pas avoir accès aux papiers et aux affaires « des grands ».

Florian prend alors deux animaux qu'il place alors sur un support à bascule en bois prévue pour eux, puis il les jette ! Il jette ensuite la boîte.

Ma collègue verbalise que c'est du travail de grandir et que, parfois, il y a des colères.

Madame explique qu'elle doit sans cesse le surveiller et qu'elle doit crier pour qu'il s'arrête.

Florian prend le bâton de pluie et me regarde. Je l'accompagne dans cette reprise d'une exploration active. *C'est bien moi, en effet, qui lui ai parlé des avantages à pouvoir explorer quand on est grand.* Je lui dis que « c'est beau cela ». Il va alors se regarder avec ce jeu, dans le miroir. La maman explique que le papa cède lorsqu'il veut quelque chose pour éviter les cris et le bruit pour les voisins. Les contenants sont fragiles ! Qui peut soutenir quoi ?

Ma collègue reformule : « C'est entre papa et maman. On laisse Florian bébé ou on le limite. »

Deuxième rendez-vous : la rupture… les ruptures… ce qui fait rupture, petits incidents du quotidien, grandes inquiétudes et impression d'être coincé dans tout cela… urgences… suspendre le mouvement et/faire l'autruche.

La maman est fatiguée. Elle est allée aux urgences cette nuit, pour la petite sœur malade : angine, otite, fièvre. Je la sens débordée et courir d'un rendez-vous à l'autre, enchaîner.

Florian se glisse sous la petite table du bureau d'une étrange façon, en se pliant en deux, en « v », au niveau du bassin, fesses en pointe vers le haut, tête vers le bas. Il reste ainsi, presque coincé sous la petite table enfant et regarde ainsi les deux consultantes en coin, avec un son plaintif, presque mélancolique quasi continu, pendant la plus grande partie du rendez-vous. Dans ma tête je pense qu'aujourd'hui, ce n'est la grande forme pour personne… Florian semble chercher des éprouvés de contenance dans cette posture bizarre, tout en « gisant presque au sol », plaintif.

On cherche ensemble…

On dit à Florian que maman aimerait bien parfois qu'il soit » grand tout de suite » ; mais qu'elle a vu qu'il s'était arrêté de parler (ce qu'elle nous avait dit au premier rendez-vous).

Madame évoque alors les multiples langues qu'elle parle. Elle reparle de Florian qui s'enfuit dans la rue et « la provoque ». Il « l'oblige à crier et à courir après lui. Elle dit penser alors « qu'il en a marre d'elle ». !

Alors que Florian, continue d'être au sol, et d'émettre un petit son plaintif, comme un petit, nous lui nommons qu'il attend peut être qu'elle vienne le chercher. Plusieurs fois, lors de ce rendez-vous, Florian vérifie qu'on vient le chercher physiquement, si on le voit plus et que l'on pense bien à lui !

Madame comprend mieux maintenant le besoin de son fils de se rapprocher d'elle physiquement comme un petit.

Cette maman évoque des berceuses de son pays qu'elle lui chante. Comme elle aime les langues, elle a choisi pour Florian, une nounou qui parle arabe (une autre langue encore).

Il y a beaucoup de discontinuité dans tout ce qu'elle évoque au sujet des personnes qui ont materné Florian et dans sa façon d'avoir pu être disponible à lui selon ce à quoi elle faisait face.

J'explique le besoin de Florian de se réassurer dans les câlins et la sensorialité corporelle, pour garder son identité parmi tous ces gens de son entourage qui parlent des langues différentes. Florian ne parle pas.

À ce moment, il va vers sa mère qui est venue le chercher de dessous la petite table et enfouit sa tête dans son cou, contre son épaule et se laisse cajoler dans ses bras. Il est heureux.

Alors, ensuite, à la fin de la consultation, il va renverser quelques caisses de jouets et trouver un camion avec ses deux remorques reliées par une ficelle… Les liens semblent pouvoir à nouveau se rééprouver pour Florian, comme en attestent ce nouveau jeu et le câlin fait à sa mère.

Troisième consultation : Madame est sombre et abattue. Elle se sent en échec avec son fils. Un audiogramme a été tenté la veille et impossible à réaliser du fait du comportement de refus de l'enfant. La question de la confrontation au regard social et à la norme refait surface. Florian est lui-même agité : il court dans la salle d'attente, s'éloigne de sa mère. Il ne fait pas attention où il pose ses pieds en descendant l'escalier qui mène au bureau de consultation, même s'il est tenu par sa mère et regarde dans tous les sens : devant, derrière, etc. Dans la salle, il va vite vers les jouets, trouve une remorque rouge, qu'il vient frotter sur la porte près de moi, puis s'affale, se cache sous ma chaise. Il manifeste son envie d'être « pris » à l'intérieur de nos pensées, « porté » psychiquement. C'est comme si dans l'immensité de l'espace il pouvait perdre sa direction.

Sa maman va le chercher, veut l'asseoir sur la petite chaise bleue, à la table. Il refuse et s'allonge par terre sur le tapis. Sa maman nous explique qu'il sait les lettres, les couleurs, mais que là, « il fait le bébé ». Nous échangeons là-dessus et tempérons.

Florian va ensuite trouver les petites voitures dans une boîte, avec la remorque et le tracteur. Il fait de nombreux voyages : monte sur le canapé, passe dans le dos de la mère, etc. Il n'est plus effondré, « tout démonté » comme l'ordinateur, par terre, mais cherche maintenant à retrouver les liens avec nous ! Il se réanime, prend espoir, me semble-t-il et se reverticalise, dans cet espace où il semble se sentir « porté », suivi dans ses ressentis et vécus.

Nous disons que Florian semble vouloir exprimer quelque chose, par ce jeu que personne ne comprend et que nous allons continuer d'écouter ce message inaudible pour l'instant. La mère associe sur quelque chose de perdu. Nous revenons en désordre sur la naissance de sa petite sœur et quelques événements familiaux signifiants donnés par la maman.

D'une difficulté de liens à l'autre : une histoire de résonnance

Madame évoque ensuite le sommeil, le couchage de chacun à la maison. Elle évoque l'organisation assez bancale du sommeil, de la nuit et l'agitation de son fils dans son lit : « on dirait qu'il est dans une piscine », nous dit-elle. La nuit aussi Florian semble chercher des bords, une contenance.

Nous abordons le thème de comment trouver « un coin à soi », qu'évoquent l'enfant et sa mère de façon différente. Ainsi, si Madame évoque le « repartir à zéro », le fait de refaire son nid, à travers son histoire familiale de migration, Florian aussi, pendant le rendez-vous, cherche « un coin à lui ».

Sa fille dort dans une chambre avec elle ou le grand-père maternel quand il vient. Nous avons assez de mal à comprendre les variations de place dont elle nous fait part. Les places de chacun sont un peu confuses. Elle dit avoir demandé un logement social, mais suite au premier refus d'une proposition, avoir perdu sa place. Le « nid familial » semble difficile à trouver.

Nous parlons plus précisément du besoin de « coin à lui » pour Florian qui alors s'installe dans un recoin de la pièce qu'il délimite par un amas d'objets. Madame revient sur cette grossesse qui suivait un événement douloureux et des difficultés de santé.

Elle s'accuse d'avoir trop travaillé et de s'être trop fatiguée. Elle se sent coupable. Nous parlons aussi de secret, de choses particulières entre Florian et elle qu'elle nous a évoquées et n'a pas voulu partager avec des proches.

De la culpabilité à l'isolement…

Madame nous explique qu'elle a toujours eu peur de mal faire avec son fils, depuis le début ; des microbes aussi. Qu'elle n'osait rien interdire à son fils. Cette inquiétude permanente sur ses propres compétences maternelles s'est calmée à la naissance de la petite sœur. Elle livre beaucoup de choses sur elle-même ; des choses authentiques, des mots habités d'émotions fortes. C'est une consultation forte émotionnellement où la distinction de ce que vit chacun s'élabore.

Florian peut également y entendre des choses qui peuvent donner sens à ce regard plus inquiet qu'il doit sentir de sa mère sur lui. Cela n'est pas de sa faute ni de celle de sa mère. Il y a une histoire douloureuse derrière tout cela.

Avec son deuxième enfant, elle peut arriver à se sentir compétence et rassurée, mais pas avec Florian.

Florian joue pendant ce temps, dans un coin, assis par terre. Puis il vient au contact avec sa mère et un jeu s'instaure entre eux deux. Il associe à sa façon, sur nos échanges verbaux en mimant une sortie du ventre de sa mère : il monte sur ses genoux et glisse, tête vers le bas entre les jambes de sa maman, comme à l'accouchement.

On sent dans ce que dépose Madame, différents niveaux : l'histoire de Florian mais aussi la sienne, celle de son enfance et du départ à l'étranger de ses parents qui l'ont confiée à de la famille quand elle n'avait que quelques mois. Qu'est-ce que de bons liens mère-enfant, semble-t-elle nous demander et comment se sentir rassurée ?

La colère du « tout nu » à la P.M.I. : garder quelque chose à soi, sa première enveloppe et garder l'attention des adultes (nous dans le RDV) en dépit de l'arrivée d'une petite sœur

C'est un autre rendez-vous, qui a lieu dix jours après. Madame y vient avec ses deux enfants.

Madame est débordée aujourd'hui, elle n'imaginait pas que ce serait si difficile de venir à notre rendez-vous.

Elle a eu un rendez-vous à la P.M.I. ce matin, qui s'est prolongé. Florian ne voulait pas être pesé ni mesuré. Il devait se dénuder. Nous nous adressons à Florian et nommons ses inquiétudes. Il nous semble soulagé que l'on comprenne pourquoi il a été en colère ce matin. Il est assis dans le coin du bureau qu'il s'est approprié, près de l'armoire et au milieu des jouets et regarde ma collègue, qui vient d'évoquer la raison de sa colère (sa non-envie de se dénuder à la P.M.I.) en souriant.

Dans le bureau de consultation, la petite sœur, alors présente ce jour-là, marche tout de suite à quatre pattes et se montre très joviale. Dans cette consultation où Florian est présent avec sa sœur, on sent très vite une certaine indifférenciation entre eux, à la fois dans leurs mouvements et dans les interventions de Madame. Elle passe de l'un à l'autre, reprend de la même façon la petite ou Florian qui n'ont pas le même âge et niveau de compréhension. Elle amorce une interaction avec l'un, s'interrompt, se tourne vers l'autre, etc. On peut voir comment, pour un enfant sensible comme Florian à ce qu'on aille « le chercher » et qu'on prenne ce temps de le « ramener vers les liens », ces interruptions régulières des échanges peuvent être vécues comme des lâchages et le conduire à chercher l'allongement au sol, comme appui., en attendant ou par renoncement.

C'est sûr, ce n'est pas facile d'être disponible à deux enfants en bas âge, en même temps. Les vécus de Madame avec les deux grossesses se sont enchaînés vite et Madame ne semble pas s'être encore remise elle-même de tout cela. Elle vit encore la maternité comme quelque chose de très bousculant et stressant pour elle. La consultation sert à déposer ces événements successifs, à poser, historiciser, resituer l'histoire dans la temporalité d'un récit de vie, afin de rendre chacun plus disponible au moment présent, aux tentatives de liens actuelles.

Madame échange alors des babillages avec sa petite fille. Ma collègue lui demande ce qu'il en a été pour Florian. Il a bien babillé, nous dit-elle, a dit quelques mots et s'est arrêté à la naissance de sa sœur.

Florian est plus présent aujourd'hui et communiquant avec nous que d'habitude. Avec la présence de sa sœur, il est sorti de « son coin » et circule dans la pièce, suit le mouvement de sa sœur. Il crache et garde sa salive et semble expulser le mauvais qui peu à peu trouve un réceptacle sur mes genoux. Il dit quelques mots, est sensible à notre attention pour lui –et certainement au fait qu'il puisse grâce à la présence de sa sœur, nous montrer un peu plus sa vie familiale. Il est intéressé par notre souci de nommer que, par moments, il y a une indifférenciation de lui et de sa sœur et sur le fait que nous nommions ce qui les différencie, puisque nous pouvons les observer tous les deux et avoir à les penser nous aussi en même temps tous les deux, pendant le rendez-vous.

Madame revient sur la naissance de l'un et de l'autre, sur des événements difficiles pour elle, différents, à chacune des grossesses. Par moments, c'est un peu confus pour nous : de quelle grossesse s'agit-il, de quelle naissance parlons-nous ? Cette confusion est très présente depuis le début et apparaît fortement pour tous dans ce rendez-vous. J'essaye d'analyser ce contre-transfert, fort, et pense à Madame qui sait si peu l'histoire de sa propre naissance et du maternage de sa mère, quittée à quelques mois. Il y a de quoi naviguer dans des liens mère-enfant, périnataux confus à saisir psychiquement, à se représenter, si ce n'est à l'aide de reconstructions psychiques plus ou moins vagues voire incertaines. L'identification à une imago maternelle, faisant figure de modèle n'a pas dû être simple pour Madame.

Cinquième rendez-vous : Les lettres de Mme Barabé, l'alphabet de l'histoire… petite enfance et rupture des liens/distanciation… une histoire commune mère-bébé.

Aujourd'hui Florian a mal au ventre. Madame nous dit qu'il a vomi la veille.

Il change, nous dit Madame, il y a des mots qui viennent. Hier soir, il m'a dit « merci ! », dit-elle. Aujourd'hui des choses s'écoulent de la bouche ! Elle nous dit ensuite qu'il refuse d'enlever ses chaussures maintenant. A-t-il peur que d'autres zones de son corps s'écoulent aussi ?

Florian me montre la porte du doigt. Dans la pièce, on entend l'horloge. Madame nous dit que « maintenant il joue un peu avec elle », mais ne veut pas partager. Nous mettons quelques instants à comprendre qu'il s'agit des moments où il doit partager avec sa sœur. Florian cherche bien à garder des choses à lui, en lui.

Il me montre la lampe de bureau, se cache ensuite les yeux.

Madame nous dit que si l'on parle avec quelqu'un d'autre, il fait la « misère ». Le bon lien est revenu, mais la dépendance à celui-ci aussi et la vulnérabilité de Florian aux ruptures.

Florian regarde ma montre (s'intéresse à l'heure). Peut-être cherche-t-il à saisir quelque chose de cette temporalité variable du relationnel : absence et présence. Il est en crèche et souvent les professionnels de crèche évoquent le retour des parents en termes d'heures : « Elle vient le chercher vers telle heure ce soir ». Le temps en conditionne quelque chose. Peut-il servir de repère ? Madame nous dit ensuite qu'il ne veut pas rentrer dans les squares.

Florian et les sons… Le son doux des lettres, les sons qui intrusent et font tomber Florian

Il jargonne ensuite dans le bureau, prononce des sons aussi plus distincts : « i », « un ». J'écris ce que j'entends sur une feuille. « ABCD », dis-je. Il dit « A », montre le « a ». « Ta » (tape ?). Je remarque qu'il va chercher du regard dans ma tête quand je n'écris plus, comme s'il attendait que cela sorte à nouveau de là.

Il a compris que nous portions des choses dans nos têtes et me semble questionner l'intériorisation.

Il montre le « A », « 1 », « ta », « iii »…

Je demande s'il fait cela à l'école. « Non », me répond sa mère. À l'école, c'est fragile. Elle nous relate un épisode d'hypersensibilité sonore de son fils aux bruits extérieurs alors qu'il était à l'école, lors duquel, suite à un bruit de moto entendu dans la rue, il s'est littéralement affaissé sur lui-même et est tombé. Le vécu d'intrusion par les bruits extérieurs a fait voler en éclat son sentiment de contenance, de sécurité et sa verticalité, son tonus musculaire. C'est impressionnant à entendre. Elle nous explique que lorsqu'il y a un fort bruit, il tombe.

Nous disons que nous pouvons penser ici, dans nos têtes, ce qui se passe dans différents endroits de vie pour lui. Florian réagit à cette perception en envoyant une balle au sol qu'il fait rebondir, cette fois, partout, peut-être à la mesure d'un son fort et de sa vibration qui résonne partout ! Les choses ne s'effondrent plus par terre ! Il la fait aller et venir dans l'espace. D'une certaine façon, à partir de cette certitude de contenance et que les choses ne se perdent pas (pour reprendre l'apport de Margareth Mahler sur le développement du jeune enfant), l'exploration libre de l'enfant peut reprendre !

« Tu vas chercher la balle ? » « Elle va partout », dis-je, pour commenter ce que je perçois comme reprise jubilatoire du mouvement, de l'exploration de l'espace. Florian jubile d'être compris.

Ma collègue enchaîne : « Il se fatigue jamais, Florian : il marche, il marche », faisant ainsi lien avec ce qu'avait dit la maman de la possibilité de faire de longues promenades à pieds avec son fils, infatigable, selon elle.

Madame : « dans le métro, le bus, il est assis, il regarde ». Florian acquiesce à cette description et dit : « iii » (oui). Pour l'instant, Florian a recours à l'acte de déambulation pour traverser, aborder, l'espace lorsqu'il n'y a pas de contenant précis comme un siège de bus où s'asseoir.

Madame nous dit qu'en une semaine il a déchiré trois pantalons, comme sa fille, en allant partout. Cherche-t-il la « consistance » de cet espace extérieur en se frottant ainsi au sol ?

Florian, dans mon bureau, rattrape la balle avec le pied ou la main. On peut aussi se retrouver auprès de quelqu'un qui fait support après avoir traversé l'espace ! Il cache aussi les jouets, puis, va chercher le biberon, comme pour se récupérer de façon régressive par l'enveloppe contenante du maternage primaire lié à l'oralité. Madame dit que de temps en temps, il boit au biberon de sa petite sœur et qu'elle le lui interdit en disant ce qui est à lui et ce qui est à sa sœur. Elle explique qu'il boit du lait de croissance et qu'il a de temps en temps des corn-flakes. Pendant ce temps, Florian sort des jouets.

Madame évoque alors son histoire et celle de sa famille lorsqu'elle a été confiée, petite par ses parents, à sa famille, pendant plus de quinze ans, alors qu'ils partaient à l'étranger pour pouvoir travailler. Elle se dit très attachée à ses grands-parents, dont l'un a connu son fils mais est décédé avant la naissance de sa fille. La thématique de Florian de ce que l'on peut garder avec soi de sa toute petite enfance résonne chez Madame avec sa propre histoire de vie.

Florian crache pendant le rendez-vous. « À chaque fois, il ramasse des choses de la crèche », dit-elle, évoquant les microbes. Dans notre bureau, il essaye de ramasser littéralement, par terre, des traces de crayon. Il fait « crcrcr » « écrire ? ». Il y a des bonnes choses à garder des liens primaires et « des moments » tombés au sol, moins bons.

Madame relate que cela va maintenant à la crèche, mais que quand elle a commencé l'adaptation de la sœur, c'était difficile. Les deux enfants sont dans la même crèche et Florian a repéré qu'il y avait maintenant sa sœur dans la crèche. On peut aussi garder la fratrie présente lorsque l'on s'éloigne des parents. Florian semble l'avoir compris.

C'est une très belle consultation où Florian exprime un transfert avec moi, pendant que quelques informations sont exprimées par la mère sur les ruptures de son enfance. Le contexte politique de son pays a nécessité le départ de son père, puis celui de sa mère, alors qu'elle n'avait que quelques mois. Elle n'a rejoint ses parents en France qu'à l'âge de 17 ans. Sa grand-mère maternelle est décédée juste après la naissance de Florian. Elle a pu lui présenter Florian juste avant sa mort. La naissance de Florian a coïncidé avec un nouveau vécu douloureux de perte des liens pour Madame.

Nous commençons à envisager une prise en charge individuelle pour l'enfant, en psychomotricité. Pour l'instant, mère et enfant ont encore besoin d'être ensemble.

La problématique du dedans/dehors et la différenciation mère/enfant s'élaborent progressivement dans les rendez-vous.

Rendez-vous suivant : Florian arrive et prend mon agenda. Madame explique que par rapport à avant : « c'est encore pas la joie », mais que cela va. Elle a observé que son fils ne reconnaît pas lorsqu'il passe devant le C.M.P. et qu'il a des troubles du transit. Elle nous dit que Florian est constipé depuis l'âge de 6 mois et que lorsqu'il fait ses selles, il pleure. Elle lui donne de l'eau riche en magnésium pour l'aider. Pour elle, c'est parce qu'il n'aime pas les légumes.

Je lui dis que Florian retrouve un peu plus confiance, que des progrès sont en cours, en ce moment. Florian prend le sac de crayon. Ils tombent. Il me donne le sac.

Madame : « Il peut pas être posé. Il bouge. Il bouge à la maison » ; « Quand il est dans son lit, il bouge tellement… c'est comme s'il était dans une piscine. » Florian trouve des clefs. Sa mère associe et nous dit qu'en ce moment il veut encore moins partager les choses avec sa sœur. Puis, nous informe que de temps en temps il demande à faire caca ; quand « il veut ». Il refuse par contre catégoriquement que ce soit elle qui l'oblige. Elle utilise une expression très forte alors pour qualifier cette attitude de refus.

Elle nous informe aussi qu'aujourd'hui Florian n'a pas fait la sieste avant de venir.

Madame liste les problèmes qu'elle a avec son fils et commence ses phrases ainsi : « le problème dehors, c'est qu'il… « De temps en temps, il arrête… des fois : rien ; il faut que je coure derrière lui ». Globalement, elle nous relate combien cela « ne tient pas assez tout ça », aussi bien concernant l'apprentissage de la propreté qu'au niveau du sentiment de contenance de Florian éparpillé surtout quand il est dehors… La sensation de « contenance » n'est pas encore introjectée.

Ma collègue reprend les thématiques qu'elle a perçues dans ses observations : « Faut bien tenir Florian dans le pantalon (qui glissait pendant le rendez-vous), dans les bras… Sinon, Florian « se défait » : au sol, ou laisse tomber son pantalon qui glisse de lui, comme un appel pour qu'on revienne vers lui ».

Madame continue ses associations à elle, en parallèle : « Il veut un lit de grand à lui » et nous informe alors que son père est avec elle à son domicile. Florian depuis trois mois dort dans le lit du grand-père ; la petite sœur est dans son petit lit.

De quel changement de place s'agit-il pour Florian à la venue du grand-père ?

Florian joue à la balle dans le bureau. Madame précise que son fils ne veut plus dormir au milieu du lit parental.

J'ai du mal à comprendre où est l'espace pour Florian.

Y a-t-il une inquiétude que Florian préférerait lui aussi ses grands-parents et s'éloignerait de ses parents ? Ma collègue rappelle que Florian est « petit » encore. À table, il se met avec sa maman, souligne-t-elle !

J'associe sur les éléments positifs d'évolution de Florian qui signent un grandissement et demande s'il va toujours vers les crayons et s'il s'intéresse aux lettres. Sa maman me répond qu'il s'y intéresse beaucoup et qu'il est inscrit à l'école pour l'année prochaine. Il faut sortir par moments de l'angoisse liée à certains symptômes, afin de permettre à l'enfant présent un certain dégagement émotionnel.

Elle nomme alors 7 lettres de l'alphabet et nous dit que Florian les répète et même les chante.

Elle conclut par le fait qu'en ce moment, cela va un peu mieux ! Après avoir posé et échangé avec nous sur les difficultés du quotidien, Madame peut retrouver une vision plus nuancée et positive de son fils. Elle partage avec nous, dans ce deuxième temps du rendez-vous les quelques progrès.

Elle nous dit ensuite que Florian, maintenant, lorsqu'elle sort avec lui, l'attend et que maintenant les mots, « ça sort… ». « Les mots en français et en marocain et dans notre langue ». Il répète « oui » aussi. Florian prend alors le socle d'un jeu en bois.

Nous avons donc, dans cette deuxième partie de rendez-vous, une vision autre d'un processus d'introjection « en cours chez cet enfant ». Soutenue, par le rendez-vous qui fonctionne comme « arrière-plan » pour se poser, Madame peut se voir « contenante » et « nourrissante » de mots, de lettres, pour son enfant.

Elle nous demande aussi dans ce rendez-vous si les consultations sont payantes et nous parle du père qui s'inquiète de cela.

Vient ensuite la question de la propreté : « quand je suis occupée », dit Madame, il fait sur les chaises et les fauteuils caca. « Je lui dis : "Ne fais pas ça et il répète la consigne" ». Florian commence donc à s'intéresser aux consignes verbales et à la fonction « guidante de l'adulte ». L'imitation a repris.

Ma collègue insiste alors sur l'importance de l'intrication du relationnel dans tous ces progrès et sur l'envie de cet enfant, le besoin, de créer et renforcer les liens avec son entourage. Elle verbalise qu'il ne peut pas jouer tout seul, qu'il faut que sa maman regarde. Elle dit à Florian, en reprenant les mots de la maman que lorsque sa mère ou son père ne le regarde pas, il fait des bêtises.

« On ne peut pas se quitter comme ça », résume-t-elle.

Ça y est ça vient, ça commence à sortir… vers une réflexivité, une boucle de retour, enfin la sécurité de base apparaît

Un pas est franchi, que Madame formule maintenant ainsi : « Les paroles ça va venir ; ça, je suis sûre, mais la propreté »… Elle relate aussi le fait que quand elle lui dit « non », il n'arrête pas, même si elle donne une fessée, précise-t-elle.

Nous remarquons qu'à chaque consultation avec nous, il fait caca dans sa couche. Je dis que ce n'est pas négatif et que c'est important qu'il essaye avec son corps, s'il se sent à l'aise ici.

Madame évoque la crèche et a de nouveau un discours ambigu, presque contradictoire dans le même temps : « à la crèche, ça va ; ce n'est pas comme au début. Elle ajoute toutefois, ensuite, que Florian n'a quand même pas beaucoup évolué ; qu'il y est depuis octobre, quand même ! Florian est dans le groupe des « grands ». Il y a des petites activités mais le personnel ne l'oblige pas à y participer, car les enfants sont nombreux et ils doivent les accompagner aussi.

Elle a remarqué que chaque fois qu'elle voyait son fils, là-bas, il était tout seul et que tous les autres enfants, à son âge, ont le langage.

Florian, présent dans le rendez-vous, ouvre alors la porte qui donne sur le couloir et jargonne.

Elle reprend alors l'histoire de Florian et ce qu'elle a vu comme régression par rapport à ce qu'il faisait avant, à la naissance de sa sœur. Lorsqu'il était chez sa nounou, nous dit-elle, il était content, jouait, racontait plein de choses ; il jouait avec les autres enfants qu'elle gardait. Il a été chez cette nourrice de 11 mois jusqu'à ses 2 ans.

Florian a marché à 13 mois. « Il a perdu sa nounou quand sa sœur est née », nous dit-elle. Sa sœur est née et il est allé à la crèche.

Florian crie dans le couloir à ce moment-là, du rendez-vous et se met à cheval sur un carton, comme s'il était sur le pot ou les WC.

Madame dit qu'il va juste avoir 3 ans.

Ma collègue : « Il a perdu son coin à lui quand sa sœur est née ».

Madame continue sur la propreté et nous dit qu'il n'a pas peur de la chasse d'eau. Il aime bien.

Dans ce rendez-vous, Florian est beaucoup moins dans le sensoriel et plus affirmé !

Dans la consultation, il tourbillonne, de joie, de contentement, mais aussi d'inquiétude que l'absence de regard ne revienne le « plomber ».

La dépression primaire de Florian, exprimée à la dernière consultation s'est effacée. Ma collègue note une expression encore bien présente de l'inquiétude qui se manifeste par l'utilisation d'objets durs qui ne sont pas laissés tomber, mais jetés.

Florian se montre sous différentes facettes pendant ce rendez-vous :

Florian qui s'éparpille comme un tas de feuilles par terre qu'il faut ramasser.

Florian qui lui-même nous jette et jette les cubes par terre.

Florian qui fait quelques essais de communication avec des échanges de balle en mousse, qui dit « oui », « non », nomme des lettres avec sa mère.

On observe également des tentatives de prendre ma place sur la chaise (identification en cours), ainsi que sur la chaise de ma collègue, où il se met debout et où il commence sans doute à déféquer dans sa couche (recherche de portance). Est-il dans une préoccupation de (se) garder un espace interne ?

Nous interrogeons également le cadre aux vues des progrès importants de Florian et de sa difficulté à attendre. Ne faudrait-il pas des séances plus fréquentes ?

Nous réfléchissons : un groupe thérapeutique ? Florian est petit et la mère nous a précisé que dans le groupe crèche, il n'avait pas fait de progrès. Et puis, il a déjà sa sœur. Cela ne nous semble pas très adapté. Faudrait-il lui proposer un rendez-vous toutes les semaines avec un seul thérapeute ? La maman réagit mal à cette idée, elle bafouille : « c'est vous les professionnels qui savez » et ses phrases deviennent plus confuses, les mots français plus « écorchés » de nouveau.

Nous pensons ensuite continuer les consultations tous les 15 jours à deux et énonçons le cadre des prochaines consultations sans plus insister pour l'instant.

En reprenant l'histoire de Florian, Madame précise qu'il a été gardé par une nourrice de 1 à 2 ans, ensuite par elle, pendant son deuxième congé maternité, de 2 ans à 2 ans ½, au moment de la naissance de sa sœur, puis qu'il a été en crèche. Cela fait beaucoup de changements de garde sur ses trois premières années.

15 jours plus tard : Lorsqu'il arrive dans la salle d'attente avec sa mère, Florian court dans la direction opposée à notre bureau. Il monte quelques marches qui donnent vers une autre salle, reste en haut, comme s'il voulait descendre en glissant d'un toboggan.

En séance, Florian est actif, le regard vif : des mots lui viennent.

Il bouge beaucoup tout au long de la séance mais dans une activité beaucoup plus symbolique qu'avant. Ses activités « parlent » de la représentation de son « dedans » par rapport au « dehors » et en relation avec l'autre.

Ma collègue a apporté des couches. En effet, à chaque consultation, Florian a une selle et la dernière fois Mme n'avait pas de couche avec elle. Florian ne fera pas caca aujourd'hui, mais nous en parlons. Madame dit qu'il accepte parfois d'aller sur le pot ; d'autres fois, c'est catégoriquement « non ». Il nous semble explorer le tonus de son corps. Je remarque combien il s'arrête de marcher, d'aller d'un jouet à l'autre ; puis, tout à coup, il accélère, tourne en rond à toute vitesse, sans se cogner sur la table ou sur l'une ou l'autre de nous. Cela me confirme que son abord de l'espace s'est grandement amélioré ! Florian jubile de ses propres forces qu'il sent lorsqu'il fait cela, de ses capacités d'accélération dans les déplacements – phase que M.Mahler nomme « la jubilation des fonctions autonomes du Moi ».

Des fonctions autonomes du Moi à l'exploration de la propreté

Il monte sur une chaise près de moi et vers sa mère. Il balance un peu la chaise en se laissant un peu aller sur le dossier, puis penche son corps vers moi jusqu'à se laisser tomber. Je le rattrape dans mes bras. J'évoque l'expérimentation de se laisser aller, corporellement, comme avec le caca où il faut le « laisser tomber », partir ou le « retenir ».

Florian répète l'expérience avec sa maman et c'est l'expérience des retrouvailles heureuses. Puis il ouvre et ferme la porte. La maman parle du papa, dans cette évocation de la porte qui se ferme, faisant allusion au départ du père le matin.

Chacun en est à son registre… un signifiant des signifiés… On est sur ce qui résonne entre deux générations… histoires de liens… à la limite parfois d'une confusion des histoires.

Dans les jouets, Florian trouve une petite bouteille ronde en plastique avec un bouchon en aluminium. Il a un long jeu avec cette bouteille : il dévisse le bouchon, regarde, fait semblant de boire ; puis il la tapote sur la table, goulot vers le bas.

« Est-elle pleine ? commente ma collègue. Est-elle vide ? » Il met le doigt dedans. Puis, il s'approche de ma collègue avec le bouchon, le lui laisse et repart avec la petite bouteille qu'il dépose sur la table bleue.

Qui peut nous aider à trouver des « bouchons » pour que cela ne se vide pas, avec angoisse ?

Des histoires de contenants et de liquides...

Il fouille un peu dans les affaires de ma collègue, regarde son sac, le téléphone et se contente de prendre doucement des clés, puis il se faufile dans un espace très étroit entre le mur et le dossier de ma chaise. Il est ainsi très délimité, entouré, serré. Il le fait plusieurs fois. Il explore ce ressenti d'être « serré », « presque coincé ».

Il se regarde un bref moment au miroir, avec la petite bouteille. Il tape alors un peu fort sur le miroir. Cherche-t-il les bords, là aussi, de cet espace miroir ? Sa mère intervient. Il fourre alors la petite cuillère jaune de dînette dans la bouche des uns et des autres, jouant ainsi l'arrivée d'éléments extérieurs à l'intérieur d'un orifice réceptacle.

Florian s'assoit par terre, près de ma collègue et soulève un coin du tapis. Elle lui verbalise que cela se sépare doucement et que cela se remet. Puis, il se glisse sous le tapis, disparaît à nos yeux, revient. Il y a bien un dedans « intime » et caché et un dehors ! Ma collègue tient alors le coin du tapis et lui parle de la peau qui tient bien ensemble le corps.

Sa mère évoque alors la crèche et quand il fait la sieste là-bas. Elle n'a pas la même vision que nous de ce que raconte Florian ainsi et de ces histoires d'une peau enveloppante autour du corps qui fait tenir ensemble les parties du corps !

La différenciation des identités apparaît maintenant à partir de ces différents moments de « partage en commun » de nos rêveries et histoires transgénérationnelles de Florian et sa mère. Nous ne nous posons plus de question sur la poursuite des séances. Madame s'est installée.

La maman de Florian nous relate que sa fille maintenant marche toute seule et que cela met Florian dans tous ses états. Devient-elle trop semblable à lui entraînant un sentiment de confusion ou craint-il avec cette « rivale » de se sentir « lâché » de nouveau ? *À cet âge des progrès moteurs, la forme de concurrence que peut représenter le petit frère ou la petite sœur évolue constamment et entraîne souvent des réactivations d'inquiétudes de délaissement au profit du puîné, avec l'arrivée de nouveaux progrès moteurs* chez le plus jeune enfant.

Nous apprendrons plus tard qu'à ce moment-là Florian est devenu propre depuis quelques jours déjà !

Un mois et demi plus tard *: un soi retrouvé et réinvesti : jeter le mauvais, le superflu, début du tri et de la propreté. Libération de la motricité et reprise développementale... sur les chapeaux de roues...*

Le début du rendez-vous est très agité : Florian court dans la salle d'attente... Il a été accepté en P.S.M. (petite section maternelle). Il a appris la propreté en 15 jours, de jour comme de nuit, ce qui explique son excitation, car il semble découvrir le monde de devant son corps : le pipi, le zizi... ce qui sort en jets... et le zizi qui reste attaché... tous ses jeux semblent exprimer pendant le rendez-vous, son intérêt pour cette activité de « jet » soutenu par son ressenti de la permanence des corps.

Il laisse des traces de feutres, toujours de manière exubérante, déborde de la feuille, mais sans audace extrême. Cela reste acceptable. Il explore plus qu'il ne provoque.

La maman nous paraît plus apaisée et s'ajuste mieux, sans angoisse à la fébrilité de son fils.

Pendant les vacances, Madame part 15 jours avec ses enfants. Florian ira aussi au centre de loisirs, comme les autres enfants.

Un mois plus tard, nous revoyons Madame, en juillet : Madame a eu 15 jours de vacances avec ses deux enfants. Florian a été aussi au centre de loisirs. Le cadre de la socialisation s'élargit. Maintenant quand sa mère interdit quelque chose ou se fâche, il dit : « pipi », « caca », utilisant un registre plus secondarisé : le verbal, pour s'opposer ou s'exciter.

De la psychomotricité deux fois par semaine se met en place, en plus des co-consultations.

Un an et six mois plus tard : La famille va emménager dans un meilleur logement. Madame est contente.

Florian va intégrer un groupe avec une orthophoniste en plus de la psychomotricité en individuel. Ma collègue va revoir le père et refaire un point. Florian investit actuellement l'écriture. Il écrit, copie, mais en miroir.

C'est un enfant qui n'a aucun souci pour aller en classe supérieure et suivre à l'école.

Mai de la même année : Il passe en grande section.

Juin : La psychomotricité en individuel est arrêtée : le psychomotricien s'en va. Débute alors une prise en charge individuelle en orthophonie.

Juillet : Une famille triangulée, Florian fier de montrer son papa !

Florian vient en consultation avec son père ; il en est fier. On sent de la complicité entre eux, « une communication profonde », note ma collègue qui les reçoit. Le papa se montre très reconnaissant envers nous. Il parle un peu de son histoire, de sa demande d'asile politique, de ses migrations et trajets et évoque les nombreux progrès de son fils.

En résumé :

Nous voyons donc avec cet enfant, un repli précoce ayant évolué favorablement, grâce à une prise en charge précoce en C.M.P. La mise en place de psychomotricité, d'orthophonie, un travail étroit d'accompagnement et de soins : « parents-enfants », basé sur l'observation fine, selon la méthode E.Bick, mais également l'observation fine des difficultés sensorielles, toniques et émotionnelles de l'enfant ont contribué à cette progression de l'enfant.

Dans ces différents exemples de très jeunes enfants, le travail a été d'accueillir l'enfant, de l'observer finement, dans ses interactions et activités, en présence de sa famille, afin de déceler ses éventuelles difficultés, de mettre en mots aussi bien les manifestations, émotions, pulsions, gestes et communications émergentes chez l'enfant (ainsi que ses ébauches d'interactions) que de recevoir l'histoire de cet enfant, de la famille. Encore plus à cet âge où les étapes du développement s'enchaînent rapidement, nous accueillons le quotidien des familles et les étapes qu'elles traversent : rendez-vous et démarches en tous genres, essais pour l'alimentation, la propreté, l'école, le sommeil, etc. quand il n'y a pas, en plus, l'arrivée d'un puîné à préparer et accueillir. Sans compter les rendez-vous de dépistage chez les spécialistes : ORL, neurologues, généticiens, orthophonie… tout autant que les démarches à faire avec l'assistante sociale du service (papiers administratifs, ouvertures de droits M.D.P.H., contacts avec l'école pour la mise en place d'une A.V.S., etc.).

La temporalité du « moment présent » est, avec les petits enfants, à privilégier, y compris dans sa densité transgénérationnelle (ce qui du passé le traverse). Tout ceci, avec comme objectif de stimuler une reprise développementale d'étapes normotypiques, non apparues ou présentes, non pas par des exercices purement rééducatifs, mais en favorisant la mise en place du relationnel, du vécu de l'autre en tant « qu'objet étayant », soutenant, filtrant, pour permettre un « adossement » psychique et corporel de la mère, comme de son enfant et renforcer la perception du lien entre eux, afin que le parent devienne pour l'enfant (ici hypersensible), un « pôle de sécurité » et de ressource, sur le mode de ce qu'a présenté M.Mahler, comme pour tout enfant normal.

Cela suppose de travailler tout autant les spécificités de l'enfant dans ce qu'il montre (par l'observation, par des paroles sur ce qu'il dévoile) que de travailler la place à faire à cet enfant dans la famille, le couple, la fratrie, afin de donner la teneur émotionnelle et affective aux contacts et recherches relationnelles et de ne pas en faire juste des moments de travail sur les contacts sensoriels.

Nous allons maintenant présenter la prise en charge et le suivi d'enfants plus grands, en commençant par exposer un dispositif groupal, construit spécifiquement pour travailler et relancer l'individuation et l'exploration libre, chez des enfants autistes plus grands (à partir de 6-7 ans)…

2. Chez les enfants plus grands en externat : H.D.J., I.M.E.

2a. Mise en place d'un groupe spécifique pour ces enfants, adolescents : le groupe « Le corps dans tous ses états » : principe, déroulé et recul sur cinq ans

L'idée de ce groupe est venue de l'articulation entre des constatations cliniques sur le terrain et la relecture de certains auteurs comme Margareth Mahler, Maria Montessori et Geneviève Haag. Margareth. Mahler a travaillé sur le développement normal de l'exploration et de la curiosité chez l'enfant avec l'émergence aux apprentissages qui en découle. Maria Montessori a défendu la nécessité de développer des approches pédagogiques spécifiques et concrètes et Geneviève Haag a décrit de nombreux processus d'intégration des liens chez

l'enfant, leur importance pour le développement du Moi, et proposé la description et le repérage des étapes évolutives de reprises développementales chez les enfants et personnes avec autisme traités en psychothérapie.
Ce groupe a pour objectif d'amoindrir trois aspects : les troubles sensoriels, les inhibitions exploratoires et les retards cognitifs qu'ils entraînent. En effet, en observant les exercices de collègues enseignants spécialisés, et en regardant les programmes des enfants autour de moi, à la suite aussi de la lecture de M.Montessori, je me suis aperçue que la plupart des apprentissages scolaires (en maternelle et après) s'acquièrent souvent par une extrapolation des connaissances intuitives (ou non) du corps propre, de ses fonctions et de sa propre enveloppe corporelle dans l'espace, en bref, d'un schéma corporel. Autrement dit, les représentations de son corps propre, puis de la famille élargie, constituent une part importante de nos repères de base dans les apprentissages scolaires de maternelle.

Ainsi, nous avons tous appris à compter sur nos doigts. Nous savons que nous avons 5 doigts à une main, 10 pour les deux mains, 2 oreilles, 2 yeux, 1 nez… etc. Nous sommes familiers avec ces chiffres qui représentent une quantité « concrète », fréquemment vérifiable et « localisable ». Il en va de même pour les nombres qui représentent la cellule familiale et la fratrie, qui nous habituent à « compter pour 3, 4, 5, 6, etc. Ainsi, il faut 4, 5, 6 tickets pour les transports, pour autant de cadeaux à Noël, autant de parts de gâteau pour tous, etc. Au quotidien, les chiffres, calculs, divisions, additions se font devant les yeux et les oreilles des plus petits même en dehors de l'école.

De même, la droite et la gauche sont évaluées à partir de notre corps. Il en est de même pour tous les concepts spatiaux comme : devant, derrière, au-dessus, au-dessous, sur, sous… etc. – notions que l'enfant apprend à partir de son corps (« sur » la tête (un chapeau), « devant tes yeux », c'est « dans ton dos » (un sac à dos)…).

Il est également plus facile d'apprendre l'addition, la soustraction, la multiplication, la division avec « des histoires » de bonbons ou de gâteaux à partager ou à faire, pour un nombre de personnes défini. Ces apprentissages cognitifs sont reliés aux investissements affectifs chez l'enfant et à des enjeux relationnels. Ainsi dans l'exemple cité ci-dessus, ils se réfèrent à l'oralité, l'envie, la jalousie, au désir… à l'émotionnel humain et aux représentations de soi en lien avec son entourage.

Voici bien d'autres apprentissages scolaires qui sont la plupart du temps acquis à partir de représentation du corps propre et de son fonctionnement :

- Fermer la bouche (ou la ronde), ouvrir… qui deviendront plus tard ouvrir/fermer les guillemets ; ouvrir/fermer les parenthèses…
- Avant/après : se déshabiller AVANT d'aller aux toilettes/à la douche/au bain… ; marcher à quatre pattes AVANT de marcher : qui deviendront des notions de repère dans le temps pour les apprentissages en histoire : avant les Gaulois : il y avait autre chose, d'autres façons de vivre : la Préhistoire…

Tous ces concepts de base (devant, derrière, avant, après…) sont repris et illustrés de manière ludique dans les livres pour enfants (*Petit Ours brun*, *Tchoupi…*).

Le corps, sa connaissance et sa représentation sont une base incontournable pour les apprentissages.

Or, comme nous l'avons précédemment vu, chez les personnes autistes, les perceptions corporelles (visuelles, auditives…) sont souvent fluctuantes, floues, interrompues par des moments de crise ou de mal-être, et incertaines dans le temps.

De ce fait, pour ceux qui ont des difficultés d'intégration sensorielle, il leur est très difficile, à partir de ce corps insaisissable et fluctuant (qui les dérange, déconcentre et rend difficile la perception du matériel à disposition pour apprendre) de se concentrer sur l'extérieur et de repérer des invariants.

Pour les soignants et les thérapeutes (psychanalystes, psychologues cliniciens…) il est important de travailler sur la stabilité des vécus corporels et sur le sensori-moteur avant de se lancer dans trop d'apprentissages « sur une base instable ».

Souvent les personnes autistes n'arrivent pas trop à se concentrer sur ce corps parfois imprévisible : qui gonfle, se tend, se constipe, a des gaz, a des angines, chatouille, gratte, coule, s'ils y sont hypersensibles, et dont ils ne comprennent pas toujours ces variations.

C'est de ce constat, en lien avec l'apport de M.Mahler, sur l'importance de l'exploration libre chez le jeune enfant, pour sa constitution identitaire, qu'est née mon envie, pour des enfants comme Shen, de faire un groupe thérapeutique basé sur l'expérimentation du corps dans l'espace et l'accompagnement de l'enfant dans ses explorations élargies afin de relancer ou stimuler la phase exploratoire spontanée chez le jeune enfant. Pour l'aider également à trouver et ressentir les enveloppes protectrices de son Moi, dans sa confrontation au monde environnant.

Autrement dit, en travaillant « l'*object presenting* », ce travail cherche à renforcer le « feuillet », l'interface en lien avec le monde extérieur, le consolider, si je prends la terminologie de double feuillet de Mme Haag.

C'est un groupe qui est pensé pour des enfants, adolescents autistes ayant ces difficultés de permanence des ressentis et vécus corporels.

Dans ce groupe, la position d'accompagnant est d'attester, coûte que coûte, dans la diversité de situations et expériences, de la stabilité de leur identité, en les aidant à la percevoir, à la ressentir et à l'introjecter !

Il s'agit également d'étayer une consolidation de l'identité mais aussi la prise de conscience de soi, en tant que sujet individué, avec ses goûts, plaisirs, intérêts, envies. Les phénomènes d'identification « en miroir » que permet le groupe et la recherche de moments d'accordages autour de l'object presenting, constituent également un étayage de la stabilisation et du renforcement identitaire.

Ce groupe est également intéressant pour des adolescents et des jeunes adultes, car on s'aperçoit souvent qu'ils ont du mal à choisir les ateliers, activités et éventuelles pistes de travail dans lesquels ils pourraient évoluer. Lorsqu'en I.M.Pro, on leur parlait de différents ateliers et stages, on avait rarement une réponse à la question de ce qu'ils aimeraient faire. Les adolescents qui parlaient un peu répondaient « oui » à toute proposition, ou les « non-verbaux » nous regardaient comme s'ils se demandaient ce que pouvait dire notre question « Qu'est-ce que tu préfères ? » Trouver des centres d'intérêt avec certains adolescents n'était pas toujours simple.

Cela ne concerne pas seulement des adolescents autistes, mais également un certain nombre d'enfants qui, de par leurs troubles ou pathologie se maintiennent dans une position à l'autre passive ou se cachent derrière autrui, timidement présent ou encore légèrement « présent-absent » et qui ont du mal à formuler des demandes, à se débrouiller seuls, à s'autonomiser, à choisir, à préciser des goûts personnels. Ce sont parfois des enfants qui répondent en fonction du contexte extérieur, cherchant même parfois à anticiper la réponse attendue, celle qui pourrait faire plaisir. Noyés, absorbés par le fait de guetter leur interlocuteur pour mieux en saisir l'attente, ces enfants ont tendance à s'oublier et souvent ont peu investi leur corps, leur Moi.

L'apport de Margareth Mahler sur l'importance des explorations par l'enfant de son environnement, pour développer sa subjectivité et son individualité, est particulièrement fécond. La question est de savoir comment reprendre avec ces enfants ou adolescents, beaucoup plus grands dans leur corps que des petits de 1 à 3 ans, des activités de motricité globale du corps dans l'espace et des explorations « des matières », notions de physique, chimie, sciences naturelles, très aidantes pour mieux se représenter soi-même et l'espace autour de soi, la prévisibilité de certains phénomènes aussi. Ainsi de telles expérimentations et connaissances permettent de comprendre pourquoi : les feuilles tombent à l'automne, on remet des habits plus chauds après l'été (certains enfants autistes veulent continuer à se dévêtir comme en été et ont du mal à le comprendre), etc., soit beaucoup de questions du quotidien qui interpellent ces enfants. Les présentations ludiques, visuelles et scientifiques à la Cité des Sciences de Paris, me paraissaient tout à fait correspondre au style d'exploration que je souhaitais proposer.

Pour travailler sur l'*object presenting*, il fallait trouver comment développer des représentations sur le quotidien en recourant le plus possible à des explorations et supports concrets et visuels pour faciliter l'accès à des notions plus « abstraites et verbales ».

L'arrivée de nouveaux jeux, comme des structures de jeux gonflables ou activités accrobranches, soufflerie géante, etc., amène aussi de nouvelles perspectives pour dépasser la barrière du poids du corps devenu plus grand et permettre maintenant à chacun, petits comme grands, d'éprouver sa densité, son poids corporel et de travailler des ressentis profonds, vestibulaires ou autre, dans l'espace. En effet, si ceux-ci sont souvent stimulés discrètement ou non par des enfants autistes ou adultes sous des formes bizarres, difficiles à saisir (des stéréotypies), avec ces jeux nouveaux, ils deviennent des expériences partageables que nous avons beaucoup plus de facilité à nous représenter et à nommer, qualifier. Ce qui me paraissait très important.

Ce groupe est en cela un groupe « thérapeutique » et non pas éducatif. J'ai d'ailleurs, toujours choisi des professionnels (au moins deux) qui sont à l'aise pour écouter et aller à la rencontre de ces enfants et leur laisser le temps de manifester leur propre créativité et subjectivité dans le groupe : leurs choix, refus, envie, intérêt, réserve. Il s'agit de stimuler les enfants, adolescents, adultes, à dépasser leur mal-être par une présence « observante et pensante » et à aller vers les objets et expériences proposées.

Ainsi effectué dans le cadre d'une relation transférentielle prise en compte, ce groupe étaye et potentialise, une réorganisation des vécus corporels de l'enfant qui peut se mettre à investir et réinvestir son corps comme un espace où s'inscrit également des traces de moments relationnels et d'échanges.

Cela l'aide à s'approcher des vécus partagés dans le plaisir relationnel commun, à partir des perceptions et sensations fortement inscrites dans les récepteurs « profonds » (lancé, porté, poids du corps, basculé, bousculé, éprouvé) ; stimulations qui émergent et s'intériorisent normalement, à partir des échanges et jeux de corps à corps parents-bébé. En reprenant ces jeux, il s'agit d'aider la personne à saisir le sens commun des échanges et à accéder au registre de la symbolisation. À partir d'un tel travail, où le soignant est à l'écoute du patient, respectueux de ne pas dévoyer ses ressentis, ni de les standardiser, c'est la perception d'un Moi-corporel qui émerge chez le sujet et le début d'une construction d'une identité propre.

La particularité de ce groupe est d'entremêler l'approche psychodynamique et le soin psychodynamique à un espace ludique et pédagogique partiellement « dirigé ».

En tant que groupe psychothérapeutique le cadre est fixe à partir de trois points : le jour et l'heure, les adultes présents, les enfants ou adolescents du groupe. Par contre la salle et le matériel changent –puisqu'il s'agit d'accompagner ces enfants dans leurs réactions face à de l'imprévu ! En tant qu'espace de soin, nous prêtons une grande importance à ce que manifestent spontanément les enfants, adolescents et leurs « associations » propres.

Concrètement (fonctionnement et matériel ou thématiques abordées)

Nous proposons des séances où des stimulations précises sont proposées, en groupe, encadrées par deux ou trois adultes, ayant des fonctions différentes et complémentaires : un psychothérapeute, un psychomotricien et si possible un instituteur spécialisé. Parfois, la troisième personne s'est trouvée être une infirmière.

Dans ce travail, chaque enfant est libre d'essayer ou non le matériel (il peut aussi observer les autres s'en saisir) et d'apporter sa créativité, d'évoluer à son rythme. Nous proposons toujours quelques « expériences » plusieurs fois aux enfants : toucher la bouillotte chaude, les glaçons froids, écouter une parole à travers un tuyau, essayer les balles plus ou moins piquantes, regarder des effets de lumière, des ombres que l'on déplace, sentir la vibration de différents supports, goûter des aliments différents, en bref s'intéresser à l'exploration et aux surprises qu'elle réserve. Nous en profitons pour introduire du vocabulaire relatif au sensoriel et aux catégorisations : les objets chauds, froids, la différence de la lumière l'été et l'hiver, les boules lumineuses, les phénomènes climatiques : vent, neige, brouillard, etc. Des notions de sciences peuvent aussi être introduites : les différentes formes de l'eau, le système auditif, respiratoire, l'accélération cardiaque due à une course, etc. Le travail sur le vocabulaire et les mots écrits est très important du fait de l'impermanence « du décryptage auditif », surtout dans une situation où l'enfant est déjà mobilisé par son expérience sensorielle à ce moment. Cela est aussi souhaité parce que certains enfants autistes apprennent à lire sans pouvoir parler. Les images –mots sont là, disponibles affichées avec les dessins. Ils peuvent passer de ce qu'ils voient se faire, aux mots mis au tableau s'ils le souhaitent, dans un second temps. À chacun son rythme. Certains enfants écrivent eux-mêmes d'autres mots au tableau : mots entendus et pas toujours compris, associations personnelles, etc. Il y a ce que nous proposons et ce qu'eux en font… et c'est toujours très riche.

Les thèmes travaillés

Les thèmes travaillés et le matériel proposé ne sont pas choisis au hasard, mais correspondent aux difficultés des enfants, des jeunes présents dans le groupe et aux notions de schéma corporel qu'ils ont à développer. Ils sont, de fait, réajustés, en fonction des enfants et du nombre d'encadrants. Suite à une hospitalisation et opération d'un enfant, nous avons introduit du matériel médical. Pour un autre groupe, dont l'un des enfants introduisait souvent son poing dans sa bouche et se faisait tousser et vomir, nous avons évité de travailler sur le goût et les aliments, préférant axer le groupe sur le bas du corps, les jambes, etc. À chaque groupe d'enfants nous réfléchissons aux matériel et thèmes à proposer.

Globalement, je m'appuie beaucoup sur l'article de G.Haag avec la grille de récupération des étapes évolutives de l'enfant autiste traité, pour choisir les thèmes et le matériel.

Nous abordons ainsi :

- Les ressentis et leur localisation : amener les enfants/adolescents à accepter de sentir des choses sur leur peau, sur certaines zones de leur corps (mains, bras, dos, pieds, etc.), de se pencher sur ces sensations, sans craindre l'envahissement, et en acceptant de s'y essayer en présence de l'autre, dans le groupe, devant le groupe. Par exemple : travail sur les perceptions tactiles : dur, doux, piquant, rugueux, agréable, désagréable, chaud, froid, etc.
- Un travail sur l'aspect « circulant » dans le corps humain, les circuits d'air, digestifs, gastriques, sur leur permanence mais aussi sur l'impermanence, le transitoire, le rythmique, le renouvellement (ongle, rots, contractions diverses, gonflements, expulsions, mouchage de nez, transformation sous une autre forme, passage d'une zone à une autre, etc.). Tout ce qui ne

s'aborde sereinement que lorsque la notion de permanence dans le corps humain est source de réassurance, de sécurité. Un travail donc sur la « fiabilité du corps », le souffle, l'air et ses effets : ventre qui se gonfle et se dégonfle, aérophagie, etc. en lien avec le développement des premiers ressentis et images du corps en tant que tuyau, lieu de circulation des flux, théorisé par G.Haag. Un travail avec les liquides, l'eau (écoulement, vitesse, siphons, écluses, bruits, états, etc.) ; mis en rapport avec le corps et ses sécrétions : nez qui coule, etc.

Les thèmes suivants ont aussi été vus :

- La peau qui enveloppe le corps, le délimite ; les informations qu'elle donne : ressentir les sensations chaud/froid, etc.). Ressentir la peau, la localiser, se la représenter, du dessous des pieds au sommet du crâne (il y a toujours un miroir dans une des pièces utilisées). Les notions de devant et arrière du corps (sentir les zones derrières, se les imaginer…) ; un travail sur l'arrière du corps.
- La peau qui respire, vit, se renouvelle, peut s'abîmer, se rider, se réparer (guérir), avec l'abord, par exemple, de la question des blessures, des pansements, etc.
- Le fonctionnement et les sensations sur les papilles gustatives : le salé, le sucré, les sensations tactiles données par les médicaments dans la bouche (rugueux, lisse, frais, croquant…).

Nous avons également : exploré et travaillé la représentation de la fiabilité du corps : qui tient en un seul tenant, grâce au squelette, comprendre cette notion, s'essayer et explorer avec plus d'aisance à lancer avec assurance le corps dans l'espace. Par exemple : mettre la tête en bas sans avoir peur de ne plus percevoir le bas de son corps, se suspendre par les bras en éprouvant la tenue de l'ensemble du corps par l'enveloppe et le squelette, etc. Se rassurer sur la fiabilité de sa consistance, dans l'eau, dans l'air, etc. comprendre la notion d'avoir un corps bien solide : il ne s'écoule pas en se mouchant, ne fond pas comme les aliments dans la bouche ou la neige.

Il peut ainsi s'agir, dans une séance, de sentir ses os : dans la mâchoire, sur le crâne (avec les balles à picots), dans les hanches ou ressentir le corps tonique et les os en rebondissant (gros ballons) ou encore sentir les vibrations dans les os (le trampoline, structure gonflable, le diapason, les percussions, etc.).

- Travailler sur la zone O.R.L. : voix, goûts, aspect tactile de l'alimentation, sensibilité des muqueuses, odorat, aspect humide, zone d'expulsion de sons, de salive, de postillons (quand on éternue) et d'incorporation, de passage ou « d'appui », de sensations qui piquent pour certains est important pour stimuler le langage, travailler l'alimentation.
- Travailler sur les odeurs, leur perception. Repérer éventuellement des enfants ou adolescents hyper réceptifs.
- Travailler sur la notion de digestion : ce qui rentre et sort du corps, mais entre-temps se transforme, sur les excrétions du corps humain ; sur les

inquiétudes de certains lorsqu'ils vont aux toilettes, l'incompréhension de ce qui coule.

- Éventuellement, comprendre la notion de prise de sang, de ce qui coule dans les veines et selon l'actualité des enfants, les « bobos » en cours : blessures, fractures, hospitalisations, caries, perte de dents, etc.

Il est nécessaire d'adapter les thèmes abordés aux difficultés des enfants et que ce travail soit une construction permanente, ajustée aux enfants. Ainsi, si dans un groupe, certains enfants avalent très vite et qu'ils sont souvent repris par leurs éducateurs, soignants, on peut choisir d'aborder à quoi sert de mâcher, aider l'enfant à visualiser la compression, transformation des aliments, etc. Pour des enfants qui mangent souvent les mêmes aliments ou qui dorment peu, on va avoir en tête d'aborder, lors du groupe, avec eux, les fonctions de ces actes pour la santé et voir comment chaque enfant du groupe « résonne » ou réagit à ce thème. Je peux aussi expliquer le point de vue « normotypique » qui les aide à comprendre l'insistance des adultes de leur entourage à certains moments (alimentation, coucher, etc.). Cela, afin qu'ils perçoivent aussi l'aspect affectueux, derrière ces préoccupations et comprennent la sollicitude de l'autre – ce qui va étayer leur impression d'être entourés de « bons objets », de douceur à leur égard, et renforcer leur narcissisme et leur Moi.

Cette position, d'une grande vigilance au soutien narcissique dans une relation de confiance, construite pas à pas, permet de les étayer suffisamment lors de leur reprise exploratoire, pour supporter de potentielles excitations supplémentaires, qui seront vite métabolisables groupalement. Autrement dit, pour reprendre la métaphore de G.Haag, le soutien narcissique qui fonctionne comme un objet d'appui d'arrière –plan, crée un renfort de la membrane de double feuillet, côté « fond », interne, intime, pour mieux permettre au côté en interface avec les stimuli externes, de supporter la confrontation avec ceux-ci.

Pour stimuler, chez les participants au groupe, le côté exploratoire, l'accompagnement face à la nouveauté, j'essaye d'éviter le matériel trop connu par eux, afin d'éviter les ritualisations. De plus, le groupe comporte dans son fonctionnement, le fait de changer trois ou quatre fois dans l'année de salle, d'espace, pour accompagner ces enfants, adolescents dans leurs difficultés de prise de repères et/ou leur potentiel d'exploration et d'ouverture à l'inconnu.

Concrètement, il s'agit de travailler leur confiance en eux en leur montrant, que, lorsqu'ils sont préparés à l'avance à une sortie, ils peuvent aller quasiment partout, se confronter à beaucoup de choses, que leur corps peut les soutenir et qu'en présence du groupe « contenant », et soutenant, il leur sera possible de se représenter ce qui les gène ou bloque en mettant en place des stratégies pour retrouver des bonnes sensations ou des perceptions corporelles sécurisantes. Ainsi, au bout de deux ans de groupe, avons-nous fait, des sorties à la Cité des Sciences (à la cité des enfants) – lieu d'exposition avec de la foule – puis, dans un parc en grimpant en hauteur (type accrobranches), « lancé » le corps dans des toboggans géants aquatiques (centre aquatique), exploré l'eau de mer, le sable, rebondi sur des structures gonflables et, avec deux adolescents, fait de la plongée sous-marine en haute mer. À chaque fois, aucun des enfants ou adolescents n'a présenté d'inhibition mais ils nous ont plutôt étonnés par leur grand désir d'exploration et leurs essais pour suivre le groupe.

Ce travail a toujours nécessité une adaptation dynamique et un ajustement permanent. En effet, à chaque groupe, l'adulte doit accompagner et s'adapter aux tentatives de l'enfant pour exprimer ses ressentis. Ainsi, l'enfant peut se saisir des vibrations pour évoquer la zone O.R.L., la voix, tout comme il peut souhaiter travailler sur l'aspect « en creux » qui vibre et évoquer plus le ventre, etc.

Après la présentation du matériel et des expérimentations possibles, il s'agit d'observer finement tout en stimulant l'exploration et de transformer les éléments bruts en éléments alpha, « pensés » et surtout de transformer l'impression d'éparpillement des enfants en séquences d'exploration conscientes, pensantes et dynamiques.

Pour cela, un temps de fin de séance de travail pour que chacun se rassemble et puisse évoquer ses ressentis ou même juste l'écoute d'une chanson chantée par l'adulte qui fait lien avec les zones et vécus archaïques sollicités dans la séance de groupe et ce qui s'y est déroulé, est nécessaire.

La durée du groupe est de 45 min à une heure selon la capacité des enfants à rester, sauf bien sûr, pour les sorties, qui prennent une demi-journée ou une journée.

Tout ce travail a un fort impact sur le quotidien, pour les professionnels et surtout les familles. En effet, nous travaillons ainsi à leur faire comprendre la nature normale des cycles corporels et le rôle des différents organes pour qu'ils aient moins peur, entre autres :

- quand ils sont malades ;
- quand le nez coule ;
- quand il faut se moucher ;
- quand ils sont constipés ;
- quand ils sont aux toilettes ;
- quand il faut parler ;
- face aux cris des autres ;
- quand il faut changer de vêtements ;
- quand il faut manger des légumes verts :
- quand il faut croquer les aliments avec ses dents ;
- quand il faut montrer ses dents chez le dentiste ;
- quand il faut se faire examiner par le médecin ;
- quand il faut ouvrir la bouche pour montrer sa gorge ;
- quand ils vont chez le coiffeur ;
- quand il faut se faire couper les ongles ; etc.

Souvent d'ailleurs, suite à ce travail, les familles disent d'elles-mêmes que maintenant, leur enfant arrive mieux à partager des moments en famille, avec ses frères et sœurs, ses parents, des fêtes de famille, en vacances ou autre. Il est

« plus là », nous disent-ils, explore plus, joue même parfois avec ses cousins, vient voir leur jeu, etc.

À travers ce groupe nous leur signifions qu'un tel accès à nous et partage commun d'expériences leur est accessible et est tout à fait possible avec leurs pairs. Cela nécessite toutefois qu'on le leur présente sous une forme adéquate et qu'on leur laisse aussi le temps de s'en saisir. Je fais référence ici à ce que j'ai évoqué dans le chapitre sur « l'*object presenting* » à ajuster et sur leur réponse légèrement en différé parfois. Faire comme pour des enfants lambda, mais de façon plus lente et ralentie, de façon concrète et palpable (accessible par les sens concrets) et surtout sous la forme la plus visuelle possible, en introduisant la représentation de mots, des signifiants langagiers, à travers, si je puis dire, des formes mixtes : « visuo-verbales », ré-expérimentables suffisamment longtemps pour permettre une mémorisation.

À travers tout ceci, on stimule aussi une représentation visuelle et pré-conceptuelle des phénomènes expérimentés, que ce soit la pousse des cheveux, la prise de sang, la sensation de l'air dehors ou de celui qui circule dans le corps, les phénomènes d'accélération, les modifications de la luminosité, le grandissement, la traversée des sons dans les différents espaces, le phénomène des ombres, les reflets, etc.

La curiosité de ces enfants, comme des adultes, est de toute façon pour tous infinie, si nous savons l'aiguiser… Les enfants autistes s'ennuient eux aussi parfois, d'autant plus lorsqu'ils n'ont pas accès au langage et ne peuvent pas alors poser des questions. Il est important de les « nourrir » psychiquement et cognitivement.

Bien sûr, le travail n'est pas à situer exclusivement sur ces thématiques des stimulations sensorielles et corporelles.

C'est un travail de soin sur la récupération des enveloppes du Moi et de renforcement de l'interface self/objet. Il est à articuler avec une prise en charge éducative et pédagogique, et ne s'y substitue pas.

Pendant ces groupes, il est apparu important de partager ce travail avec les familles, d'autant plus que ces enfants allaient se mettre à explorer des choses nouvelles aussi chez eux et que cela pouvait être mal interprété ou éventuellement rabroué si les parents ne comprenaient pas que l'enfant essayait d'étendre son champ d'expérience et cherchait ainsi à généraliser de lui-même ses acquis ; ce qui est on ne peut plus précieux dans l'autisme. Il nous était bien difficile de restituer, verbalement, l'intensité de certains moments partagés ou observés d'un point de vue émotionnel, cognitif, relationnel et la richesse des différents domaines abordés. Nous avons donc commencé à prendre des photos, quelques vidéos, afin de partager avec les familles et, avec leur accord, avec des professionnels ce que nous percevions.

Voyons maintenant, de façon globale, comment les enfants, adolescents, se sont servis de cet espace de soin.

L'utilisation de cet espace de soin par les enfants

Ce groupe a été fait pendant sept ans dans deux établissements différents et avec deux groupes d'enfants qui ont changé, chaque année, en fonction des enfants sortants ou de quelques nouvelles indications. Toutefois, pour aller vers une représentation et une intériorisation possible des expériences et en tirer le maximum de profit, il est prévu de maintenir les enfants au moins deux années de suite, minimum.

Parmi les 18 enfants, en tout, qui ont pu bénéficier d'un tel groupe (pas en même temps), aucun n'a eu de difficulté à s'intégrer ou à travailler ses explorations dans cet espace, ni n'a été bloqué par les changements de salles, de matériel. Au contraire et étonnamment, les enfants, même les plus en difficulté pour prendre des repères dans des lieux nouveaux, ont dès le deuxième changement de salle, réussi à prendre de nouveaux repères en se fiant au groupe et à son cadre, saisissant vite la thématique et l'enjeu du groupe : se confronter ensemble à de nouvelles choses, à l'inconnu. Comme on peut le voir de façon flagrante sur des photos prises, les enfants avaient vite compris la dynamique consistant en une présentation d'objets, d'espace, à explorer, dont l'objectif, verbalisé à haute voix, était d'essayer que chaque personne du groupe s'en saisisse et que soit nommé, à l'ensemble du groupe ce que chacun en faisait. Autrement dit, même si un enfant se mettait en périphérie, il était nommé, au reste du groupe, mis « en récit » comme participant « à sa façon », en écoutant ou en observant de loin, en périphérie, du coin de l'œil, ou encore en s'éloignant pour attendre son tour sans être trop tenté – selon ce que nous ressentions alors dans ce mouvement de dégagement. Tous les mouvements de recul, de rapprochement, d'observation par un regard périphérique, de sourire, d'envie, d'attente, étaient nommés également à l'ensemble du groupe. Je portais plus particulièrement cette fonction de créer une scène entre tous et le matériel-ce qui très vite créait le groupe d'explorateurs. Et les enfants, souvent isolés la première séance, chacun dans leur coin, ne s'y trompaient pas. Ils adoraient s'entendre être décrits tour à tour ou en interaction, dans cet espace thérapeutique et se mettaient eux aussi, rapidement, à s'observer et à se penser les uns les autres, même de loin. On voyait ensuite apparaître, pour les enfants les plus en périphérie des mouvements d'envie qui prenaient différentes formes : ils fixaient intensément un objet pris par un autre enfant, comme s'ils ne le « lâchaient pas des yeux » et, parfois, au bout d'un certain temps, s'en approchaient quand nous rangions à la fin le matériel, quand tout le monde s'était éloigné.

On pouvait aussi les voir tout à coup se lever subitement pour aller l'arracher des mains d'un autre enfant, ou le saisir, dès que celui-ci l'avait posé. Cette création d'une dynamique « groupale » se voyait également quand je reprenais un ou deux comportements incongrus d'un enfant en le verbalisant tout haut. Je pouvais alors voir certains enfants en retrait rire de la « bêtise » ou utilisation incongrue de l'objet ! Visiblement cela les intéressait beaucoup, mine de rien, ce qui se passait… et certains enfants se mettaient à sourire, tout en restant dans leur posture accroupie au sol. Leur amusement augmentait lorsque je verbalisais que cela avait l'air de les amuser ! La vie circulait dans le groupe, chacun se trouvant nommé comme membre participant et très actif de l'ensemble. Les enfants et les adolescents appréciaient.

Le fait qu'il n'y avait pas une seule forme d'utilisation des objets qui était attendue, mais plutôt de solliciter l'envie d'explorer celui-ci selon sa convenance et d'y voir différentes possibilités amenait également un sentiment de grande liberté qui favorisait les essais. Dans ce groupe, personne ne se trompait jamais ; au pire, l'enfant explorait à sa façon selon d'autres préoccupations ou interrogations qui lui étaient propres à ce moment-là. Les règles et interdits concernaient la sécurité, les atteintes au corps, à soi, au matériel. Car bien sûr qui dit groupe, dit « contraintes groupales » et l'une qui apparaissait la plus forte pour ces enfants n'était pas d'attendre les autres, ou de les prendre en compte, mais plutôt d'avoir à partager les adultes et parfois le matériel.

Il y a eu des moments très forts pendant ce groupe et de grande intensité émotionnelle. Des choses assez incroyables, inattendues, inespérées, parfois ponctuelles et parfois durables.

Par exemple, un jour, un beau et grand jeune homme de 17 ans, autiste, quasi mutique, souvent très souriant, de façon un peu figée, et peu expressif de visage, a pris un xylophone et la mélodie de la chanson suivante s'est mise à résonner dans la salle : « Ah, vous dirais-je, Maman, ce qui cause mon tourment. Papa veut que je raisonne comme une grande personne… » C'était une des premières fois que cet adolescent, quasi adulte, s'autorisait une initiative personnelle dans le groupe et qu'il manipulait un instrument. Jusqu'alors, il attendait toujours la consigne de l'adulte pour le moindre de ses gestes et, par exemple, si on lui proposait de souffler dans une paille pour faire des bulles, de rouler une balle à picots sur sa tête ou ses mains, il fallait que je vienne lui dire d'arrêter sinon il continuait la consigne à l'infini. Il disait toujours « oui » quand on lui proposait quelque chose, mais n'avait aucune initiative propre ou très peu. Le jour où j'ai entendu cette mélodie, il m'a fallu quelques secondes pour comprendre que c'était lui qui s'était emparé du xylophone pour taper cela. J'en étais très émue. Un silence quasi religieux de l'ensemble du groupe a résonné dans la salle et tout le monde l'écoutait, enfants comme adultes.

D'autres moments sont immortalisés sur des photos. Je vais essayer de les décrire :

Sur l'une, un enfant, le coude négligemment posé sur sa chaise, observe avec beaucoup d'intérêt la création sur table de son voisin, autiste, qui souffle de magnifiques bulles de savon. Sur cette photo, cet enfant (Shen que je présente en partie IV), enfant hypersensible, apparaît ostensiblement très détendu et dans une posture très « cool », digne d'un repos sur un canapé. Nous y voyons tous simplement l'attention partagée, autour d'un objet, apparue spontanément chez Shen, puisqu'il observe ce que fait son voisin avec une grande attention et détente.

Une autre fois, un enfant autiste mutique, s'enfonçant parfois la main dans la gorge pour réactiver le réflexe nauséeux et accroupi au milieu de la salle, a prolongé un jeu complexe que je lui proposais : faire rouler une balle sur son corps en imaginant qu'elle voulait monter sur son pied, le long de sa jambe, vers son ventre, passer sur son torse, etc. Après l'avoir d'abord fait une seule fois sur lui et reposé la balle, j'ai eu la grande surprise de le voir reprendre la balle pour lui faire refaire le parcours sur son corps, lentement, avec concentration ! J'avais passé la balle très doucement, nommant en amont les zones du corps où j'allais passer : sur son dos, ses épaules, sa tête, etc. Il a vite montré, lui aussi, une grande envie de participer ! L'exercice consistant à imaginer le point de vue d'une balle se promenant sur son corps, lui avait beaucoup plu et il s'en saisissait de manière autonome.

Cet enfant, était souvent accroupi au centre des pièces, faisait inlassablement tomber les objets au sol et hypersensible, hyper réactif, si l'on approchait. À sa deuxième participation au groupe, je me suis approchée de lui, de dos, et lui ai dit que j'allais « le déranger » et passer doucement une balle à picots sur son dos. Il avait vu, la fois précédente, cet exercice sur d'autres. À mon grand étonnement, il a eu un grand sourire et j'ai pu lui passer la balle sur le dos.

Le groupe permet cela : un étayage en douceur sur le fait que ça peut déjà passer par l'autre, être observé, à distance, au début, etc., « donner envie », dans un second temps.

Une autre fois, l'institutrice du groupe s'est aperçue qu'une des enfants qui restait le plus en périphérie et fouillait souvent dans des placards mal fermés, avait en fait sorti des feutres et écrit son prénom sur une feuille ! C'était inattendu pour nous qui essayions de la ramener au centre du groupe, car elle cherchait à ouvrir tous les placards et à sortir du matériel supplémentaire : elle était bien en train de travailler sa place et sa subjectivité, mais à sa façon ! Il n'est pas toujours facile de mettre de côté nos normes pour rester disponibles à l'ordre inhabituel dans lequel ces enfants font des apprentissages.

Les séances autour de l'eau avec la création, en amont, d'un bonhomme en bouteilles en plastique, à qui l'on pouvait faire faire pipi, a aussi eu beaucoup de succès avec un premier groupe, qui s'est dès la première fois, saisi de l'eau, des bassines, du bonhomme !

Les explorations avec des aliments nous ont permis de constater qu'un des enfants aimait surtout les aliments froids, frais ; un autre, ceux qui piquaient...

Le travail autour des sensations de chaud et de froid, a amené aussi des participations assez incroyables de certains enfants : un des enfants autistes s'était assis sur une poche de glaçon depuis 20 min avant que nous nous en rendions compte. Il essayait quasiment tout le matériel en le mettant sur sa tête, pour mieux le ressentir et le sac de glaçons n'a pas fait exception. Il a fait de même pour explorer les bassines d'eau, y plongeant préférentiellement le haut de son crâne ! D'autres enfants se sont mis à utiliser le collage aux radiateurs chauds, pour s'apaiser sensoriellement, surtout en y collant leur ventre au moment de la digestion.

Il est difficile de résumer toutes ces années. Ce groupe, fait dans différentes institutions et avec différents enfants, fonctionne bien et aide ces enfants à relancer leurs explorations spontanées.

Un exemple, qui illustre combien chaque participant amène autour d'un même matériel son propre intérêt, a été particulièrement flagrant lors des séances faites autour d'une baignoire, pour aborder la thématique des liquides qui traversent le corps.

Lorsque nous avons travaillé autour d'une baignoire, avec des ustensiles pour remplir, vider et le bonhomme fait en bouteilles d'eau ; cela a été très représentatif de la façon dont chacun, dans ce groupe, chacun aborde le matériel (commun) à sa façon.

Ainsi, l'un des enfants a voulu se déshabiller pour se mettre dans la baignoire, puis a beaucoup exploré le bruit de chute de l'eau, au niveau du robinet et les ronds produits par l'eau, à l'arrivée dans la baignoire, lorsque le débit est fort. Un autre enfant a évoqué, avec de petits personnages, la question des éclaboussures à l'arrivée de toboggan aquatique, utilisant pour reproduire cela un petit personnage et une rampe faite d'un tuyau mis à disposition ; un autre a voulu se contenter d'un volume d'eau plus petit et s'est tourné vers le lavabo, pour y faire couler de l'eau ; un enfant a évoqué la question de sa mère alors enceinte, en se tournant vers le ventre d'un soignant... Chacun étant dans ses propres explorations et tentatives de compréhension personnelles ; mais tous ensemble au même endroit et autour du même élément : l'eau.

À d'autres moments, les enfants ont travaillé la question de la hauteur, du volume, de la profondeur, des trous, des creux, explorant les renforcements des chaises, des bordures de canapé, s'essayant à grimper et descendre des plints au gymnase, des poutres, tout autant qu'à explorer un bon moment les escaliers, lors des déplacements. Nous avons prolongé ces explorations de la verticalité de l'espace et de la différenciation dedans/dehors, avec le recours à une structure gonflable pendant plusieurs semaines, puis, lors de sorties : parcs de jeux et structures motrices, parcs aquatiques avec de grands toboggans fermés, sortie à la mer, parcours suspendus type « acrobranches », etc. Une autre fois les explorations et découvertes se sont prolongées à la Cité des Sciences à Paris. A chaque sortie, ces enfants se sont montrés intéressés et participants pour réfléchir et penser le matériel, suivre les réflexions et connaissances, regarder les panneaux dessinés explicatifs (abordés un à la fois) ou regarder les mots de vocabulaire inscrits sur un tableau.

Nous avons toujours cherché à choisir le matériel en fonction des thématiques corporelles que semblaient explorer un ou deux enfants du groupe. Certains utilisaient le miroir pour venir se regarder après une expérience nouvelle : se voir gonfler un ballon, faire des bulles de salive, se regarder sourire, rire, etc. D'autres se tournaient vers nous pour que nous soyons les témoins de leur expérience ou venaient vers nous pour signifier qu'ils avaient envie d'expérimenter eux aussi.

Tous nous ont suivis sans problème lors de nos quelques sorties dans des grands parcs de jeux parfois bruyants, à l'extérieur. Les plus inhibés, à notre grande surprise, nous ont suivis dans les toboggans du centre aquatique, alors que je me posais mille questions sur comment gérer la situation, si l'un des enfants refusait de rentrer dans le trou du toboggan ou se bloquait au milieu.

Globalement j'ai été très étonnée par le décalage entre leurs capacités flagrantes d'adaptation constatées (dans un cadre où nous ajustions l'*object presenting*) et ce que j'avais pu lire dans les ouvrages sur leur besoin d'immuabilité. J'ai alors souhaité partager cette constatation que ces enfants, adolescents, étaient par moments sous stimulés par rapport à leur potentiel, faute d'avoir compris comment leur présenter des choses nouvelles et travailler avec eux leurs ressentis à ce sujet. Ce groupe m'a confortée dans le fait que nous sous-estimions que ces enfants, adolescents pouvaient s'ennuyer d'avoir toujours les mêmes choses présentées (découpage, dessin, travail sur table, boulier, encastrement, etc.) et qu'ils étaient très intéressés par les sciences naturelles, la biologie et la physique (la philosophie aussi d'ailleurs). Or, nous avons souvent le tort d'attendre qu'ils accèdent de façon homogène aux prérequis au niveau de l'école maternelle et qu'ils sachent restituer ces éléments de base avant de proposer des choses plus complexes. Or, pour certains de ces enfants, les travaux de base, sur table, s'avèrent plus difficiles à saisir et encore plus à restituer que les mises en situations réelles, beaucoup plus visuelles quant à leur logique de déroulement. Je suis d'avis qu'il faut vers 9/10 ans, absolument accompagner ces enfants dans des sorties à l'extérieur pour les sortir et leur ouvrir de nouveaux champs de connaissances, in vivo.

Nous verrons avec Shen et Baptiste, comment, dans leur prise en charge plus élargie, ce temps de soin a constitué un étayage.

Voyons maintenant trois courtes vignettes illustrant 3 enfants autistes ayant d'importants troubles sensoriels et leur profil de soins et d'activité sur l'hôpital de jour. La question autour de la mise en place des projets personnels intégratifs individualisés, en institution de soin, sera abordée succinctement, en partie IV ; ceci n'étant pas l'objet de cet ouvrage. Dans une quatrième partie, je présenterai des phases et processus intra-psychiques traversés, abordés, par la personne autiste, lors d'un travail psychothérapeutique (plus spécifiquement, en début de travail), lorsque les troubles sont encore majeurs et je donnerai une vignette clinique plus longue de psychothérapie : celle de Shen,

Les présentations dans cet ouvrage n'ont pas toujours la même forme, dans la mesure où ma fonction auprès d'eux n'était pas identique. Pierre, Manuel et Jonathan sont des enfants pour lesquels j'ai effectué un travail d'élaboration et d'observation institutionnel d'accompagnement des équipes. Pacôme, Viviane, Kristen sont des enfants que j'ai suivis en psychothérapie individuelle, en institution. Quant à Baptiste, je l'ai observé en tant que psychologue institutionnelle en hôpital de jour, mais également en tant que patient, dans un groupe de type « Le corps dans tous ses états ».

De fait, soit il s'agit d'une présentation succincte de l'enfant dans ses différents comportements visibles, pour donner un aperçu de profil d'enfant, soit d'un récit plus long, visant à partager avec le lecteur, le processus intra-psychique évolutif, affectif et relationnel, dans une présentation du travail de renforcement du Moi, visible lors des soins (individuels ou groupaux). La quatrième partie de cet ouvrage s'attachera à une mise en forme plus théorique, phénoménologique, de la subjectivation de ces enfants. J'y reprendrai également des points essentiels qu'ils m'ont appris et aborderai la question de l'accompagnement des familles.

Voyons maintenant le travail individualisé auprès de Pierre, Manuel, Pacôme, Baptiste, Viviane, Jonathan et Kristen, sept enfants d'âge primaire.

2b. Pierre, une petite vignette clinique sur la co-organisation de la prise en charge intégrative en H.D.J.

Pierre est un garçon de 9 ans, qui présente un autisme sévère. Ses possibilités et expressions correspondent, la plupart du temps, au niveau I de la grille des étapes évolutives de G.Haag :

Bien que plus enclin au relationnel par moments, son abord de son environnement est encore majoritairement sensoriel : il renifle, dépose sa salive, est très sensible aux odeurs, dont il semble s'entourer (à partir de sa salive).

Il présente une instabilité motrice et peut déambuler beaucoup. Son temps d'attention est limité. On note au niveau psychomoteur une hypertonie avec des stéréotypies de balancements et parfois des sons répétitifs qui peuvent être forts, en récréation. Il apprécie encore certaines stimulations vestibulaires, comme les balancements dans le hamac.

Pierre ne parle pas et n'est pas écholalique. Il n'a pas accès au symbolique.

Le domaine dans lequel il a fait le plus de progrès est surtout le domaine relationnel. La première année où je le vois, il présente beaucoup de stéréotypies sensorielles et d'autostimulations de l'odorat. Par exemple, il enlève ses chaussures et passe son poing sous les pieds pour en retirer l'odeur sur ses doigts et la sentir. Il cherche aussi les sensations sur ses pieds. À d'autres moments, il prend la balle à picots pour la poser sur sa tête et stimuler cette zone.

En atelier « percussion », il apprécie beaucoup les vibrations et aime mettre le djembé entre ses jambes pour mieux les ressentir. Les vibrations « l'animent » et l'aident à mieux percevoir son corps et à apaiser, réguler, ses sens. Le besoin de percevoir des ressentis corporels amplifiés sur des zones précises, l'aide à situer son corps (en instaurant ainsi des systèmes de retour, identifiables).

Ses modalités d'échange et de contact relationnel sont aussi très « concrètes » : il met ses dents sur la personne qu'il aime bien, peut même la mordre. On sent l'envie d'incorporation. Il peut aussi pincer la peau lorsqu'il pleure et prendre les mains pour les mettre le long de ses joues, dans un partage encore « concret » des émotions et relations, comme si le visuel ne suffisait pas à asseoir les choses.

L'intégration sensorielle du tactile est particulière et j'ai l'impression que Pierre oscille entre ne plus assez ressentir (quand il cherche l'odeur de son propre corps, surtout au niveau de ses pieds) et ressentir trop longtemps des perceptions tactiles, qui semblent s'ancrer sur son corps plus longtemps que la norme. Ainsi ses mains peuvent rester longtemps chaudes si on lui donne la main.

Au niveau relationnel, Pierre est en relation avec l'autre. Il peut exprimer clairement certaines émotions comme la colère, les pleurs ou crier. Il alterne entre des moments où il vient chercher la relation tactile proximale, sollicite l'adulte pour des « câlins » et des moments d'autostimulations.

Sur son groupe, Pierre commence à ranger son manteau. Il cherche toujours à se déchausser. Globalement, il aime être près des soignants, déambule beaucoup et danse si l'on met de la musique. C'est un enfant autiste qui a des nombreuses capacités relationnelles évidentes et de nombreuses préoccupations sensorielles.

Concernant des activités à lui proposer assis sur une table, cela reste difficile, car il ne reste pas assis. Il préfère prendre un jouet, le jeter.

Pierre peut aussi montrer du plaisir et de la satisfaction quand il a réussi une tâche (en atelier artistique, par exemple).

Au bout de six mois, dans l'hôpital de jour, il sourit aux autres enfants, cherche le contact avec eux et cherche à suivre du regard ce que les autres enfants font. Il peut également s'étayer dans un mini-groupe sur ce que fait un autre enfant pour essayer de suivre l'activité en cours. Avec Pierre, on avance pas à pas.

2c. Manuel, vignette clinique courte sur la prise en charge intégrative en H.D.J. : aptitudes, spécificités sensorielles et points à développer

Manuel est un enfant autiste de 11 ans, non verbal, qui se déplace facilement, a une relativement bonne motricité, peut sourire ou présenter quelques autres expressions émotionnelles reconnaissables (contrariété, plaisir…), et qui reste souvent assis dans un coin de la pièce très observateur.

Les premiers temps où je l'ai vu, ses modes relationnels étaient plus archaïques, empreints d'hétéro-agressivité par moments tels que : tirer les cheveux, venir faire un bisou, puis mordre, pincer fortement la main, le bras de l'adulte, etc. Les enfants comme les adultes étaient concernés par ces manifestations hétéro-agressives.

C'est un enfant qui présentait de nombreux accès douloureux de météorisme, un ventre très ballonné et des réactions hétéro-agressives en lien avec des ressentis douloureux internes nombreux. Ceux-ci ont nettement diminué en un an et demi et l'on a vu apparaître de nouvelles réactions somatiques, plus en lien avec la membrane en contact avec l'extérieur (la peau) qu'avec le viscéral : Manuel s'est mis à présenter des épisodes allergiques cutanés.

Au bout d'une année de prise en charge, je le trouve plus posé, émotionnellement, un peu plus régulièrement présent et dans un meilleur contact relationnel. Son regard et son rapport à l'espace ont changé : il a une vision plus globale et de loin et ne reste plus fixé sur un champ visuel réduit d'un mètre autour de lui, comme il le faisait au début, se sentant agressé par tout ce qui traversait cet espace-ce qui l'amenait à agripper l'objet ou la personne qui passait devant lui et à pincer. Manuel est moins hétéro-agressif. Il est observateur et sensible aux absences dans son groupe, personnes nouvelles, etc.

Sa tête s'est aussi redressée, en position assise, du fait qu'il regarde plus au loin. On peut imaginer que ce nouveau champ d'observation va lui permettre d'accroître certaines connaissances et sa compréhension du monde environnant autour de lui.

Manuel a un certain intérêt pour les livres, qu'il peut prendre spontanément. Si jusqu'ici, il les a surtout feuilletés, on peut l'observer maintenant s'arrêter sur une image et la regarder.

Dans un cadre plus « adapté » à la concentration et avec la présence d'un adulte, à la demande de celui-ci, Manuel peut faire quelques activités. Il ne tient pas longtemps et se dégage de lui-même, sans pouvoir reprendre l'activité ensuite.

Les cadres qui semblent le plus correspondre à Manuel sont les ateliers thérapeutiques comme : l'atelier détente, peinture, balnéothérapie, groupe d'activité motrice et sportive. En effet, ils aident à travailler l'organisation du système perceptif, offrent un travail sur les ressentis, le tactile, le Moi-peau, la sensation d'entourance et les échanges relationnels plus « confiants », sereins et respectueux de leurs difficultés.

Il a un bon investissement de l'éducatrice qui fait de l'art-thérapie et des espaces-temps qu'elle propose.

Recourir à une thématique, un objet, un support de médiation lui est bénéfique pour être plus dans l'échange et participer. Le côté « prévisible » est important pour Manuel, car la relation à l'autre reste potentiellement anxiogène pour lui.

Si ses crises hétéro-agressives sont moindres, mais restent encore intenses, il faut toutefois intervenir vite, Manuel pouvant mordre ou pincer avec beaucoup d'intensité et ne lâchant pas forcément de lui-même. Il est difficile d'en déduire un réel accès à l'ambivalence : les morsures succédant aux bises pouvant également être perçues comme des tentatives d'incorporation, d'introjection de la « bonne relation »... et Manuel ne semble pas forcément fâché dans ces moments-là, mais plutôt ne plus mettre de limite dans son approche « dévorante » de l'autre. La « phase orale », avec un dedans et un dehors, bien défini, n'est pas bien établie chez Manuel, encore perdu par moments dans ses sensations et perceptions.

Une passation partielle d'un PEP et des observations cliniques sur son groupe ont permis de mettre en exergue les éléments suivants :

Au niveau moteur, Manuel a tendance à utiliser préférentiellement une seule main, que ce soit lorsqu'il baisse son pantalon, attrape un broc d'eau, etc., montrant une nette latéralisation.

Il ne semble pas y avoir de problème de coordination oculomotrice chez Manuel, qui descend les escaliers en alternant les pieds sans nécessité d'appui à la rampe, tout comme il dirige précisément ses mains vers le bouton de la sonnette ou le rectangle rouge à encastrer lors de la passation du test.

L'abord spatial spécifique se confirme au P.E.P. Ainsi, lors de ce test, c'est plus au niveau du décryptage des consignes et de la perception spatiale que cela semble difficile pour Manuel. Il cherche à explorer oralement des objets, comme les bébés le font, pour mieux en saisir les qualités de surfaces et volume (même s'il n'a pas encore accès à cette notion). Il semble percevoir essentiellement son environnement spatial sous forme uni- ou bi-dimensionnelle, plutôt qu'en volume tridimensionnel. Par exemple, aux encastrements de rectangles rouges, il avance le grand rectangle vers sa « délimitation » mais n'aborde pas du tout celle-ci comme un creux.

Toutefois, à ce moment-là de la prise en charge, Manuel a déjà progressé dans son abord spatial. Il est moins fixé sur la sphère proximale à 1 mètre autour de lui et moins hypervigilant et hyperréactif à tout ce qui traverse « ce champ » qu'il considère comme intime et non partageable. Il frappait au départ chaque personne s'avançant ou traversant cet espace devant lui ; y compris les têtes des professionnels quand ils se penchaient près de lui, pour l'aider à s'habiller, lacer ses chaussures, etc. L'équipe avait appris à l'approcher de côté pour éviter de rentrer « frontalement » dans son champ de vision. Mais Manuel n'en est plus là et commence à développer une vision plus élargie.

Il n'en reste pas moins un grand retard cognitif de Manuel quant à l'exploration de son environnement et, donc un abord de l'espace encore sur un mode encore primaire (uni ou bidimensionnel). Toutefois, l'évolution est en cours. Manuel peut désormais trier entre des Kapla et un tas de cubes sur son groupe, dans un début de différenciation et une ébauche de catégorisation.

Au cours de la passation du P.E.P. (test d'évaluation des compétences et émergences, chez les personnes autistes), il s'intéresse au « contenant de la poubelle », présente dans la pièce, qu'il renverse comme pour voir ce qu'il advient des objets posés sur ce « rond » (description bidimensionnelle), c'est-à-dire, pour nous, dans le creux, le trou, de la poubelle)… Il y a donc un certain questionnement sur le devenir des objets non visibles, mais sans compréhension des trois dimensions de l'espace, cela reste limité. La notion d'objet « passé derrière » un tissu (la marionnette cachée sous une serviette), lui est étrangère. Les objets non visibles cessent de faire partie de son environnement.

Concernant l'imitation, Manuel n'imite pas lors des items du test (applaudir, chanter, jouer, etc.). On observe plutôt un « séquençage » par lui des consignes en différents temps distincts : regarder l'autre, décrypter la consigne verbale en se détournant, regarder de nouveau l'interlocuteur, et si on attend quelques minutes, se saisir éventuellement de l'objet présenté, pour l'explorer en le mettant en bouche. Les actions de Manuel restent cependant pauvres et au bout de six items présentés, Manuel va s'allonger au sol, pour se détendre.

Le chant d'anniversaire, dans le test, déclenche chez lui une envie de se lever et de se balancer (danser). Le plaisir de l'échange (de regard, de sourires) est par contre présent. Manuel a plaisir maintenant à ce qu'on cherche à entrer en contact avec lui et qu'on lui prête attention.

C'est aussi dans ses aptitudes sociales et dans l'imitation de quelques sons (en écho aux consignes), qu'émergent le plus d'éléments significatifs. Tout au long de la passation, il reprendra en écho quelques sonorités des mots de consignes (une syllabe). Est-ce l'aspect communicationnel qui l'intéresse ou l'aspect sonore ?

Concernant ses capacités oculomotrices, Manuel semble n'attendre qu'une meilleure compréhension de son environnement pour les développer. Pour l'instant, il est plus mobilisé par le décryptage et la compréhension de ce qui est attendu et des objets du quotidien que par l'envie d'agir sur ce quotidien et d'être actif. Ses actions restent pauvres. Par contre, lorsqu'il connaît, il peut montrer quelques performances et même initiatives : il peut se déplacer pour aller trouver l'adulte, baisser son pantalon lorsqu'il veut faire pipi, prendre une brosse à dents et la porter à sa bouche, etc. Il peut aussi aller vers un ballon et taper dedans. Par contre, la consigne collective et le jeu de ballon avec ses pairs, en temps de sport, ne lui sont pas accessibles.

Au niveau sensoriel, il présente à la fois des aptitudes : il reconnaît la différence entre du lait, du jus de fruits, de l'eau, sélectionne sa nourriture et présente certaines particularités : il peut se coller à un chauffage très chaud assez longtemps sans éprouver d'inconfort, n'aime pas les aliments chauds... Globalement, le temps de traitement de nouvelles informations sensorielles me semble assez long et expliquer en partie ses réactions en différé ou ses non-réactions de dégagement. Au niveau logique, sa compréhension des notions de cause est très liée à des objets du quotidien connus et reste limitée. Ainsi, il sait qu'il faut appuyer sur un bouton pour mettre en marche le poste de radio, mais ne saisit pas lequel.

Il n'a pas d'accès à l'imaginaire et au symbolique. Le matériel proposé doit rester simple et littéral, pour le moment. Les objets du quotidien sont encore très intéressants à proposer, car Manuel aborde encore beaucoup d'objets du quotidien sur un mode sensoriel et n'a pas encore identifié leur aspect fonctionnel. Le téléphone portable par exemple l'intéresse pour les lumières ou sons qui en émanent. Il ne comprend pas ce qu'est un téléphone.

C'est donc un enfant autiste avec un important retard cognitif et de grandes difficultés mais qui peut bénéficier pleinement d'activités présentées dans un cadre thérapeutique. Toutefois celles-ci doivent être régulières, or Manuel est régulièrement absent de ses prises en charge. Ses parents le gardent régulièrement à domicile.

Il semble également très sensible à l'investissement positif ou négatif par ses parents de la structure d'accueil, comme en témoigne la nette régression de ses comportements lorsque sa famille était en fort désaccord et retrait : la plupart des progrès de Manuel avaient disparu, sa participation aux activités s'était arrêtée.

Le suivi de consignes et le rapport à la frustration, aux contraintes éducatives, restent encore bien fragiles chez Manuel. Les temps de soins, éducatifs et thérapeutiques restent plus que jamais nécessaires pour lui. L'alliance avec la famille pour échanger sur des consignes éducatives à transposer entre la maison et l'hôpital de jour n'a pas été possible pendant un long moment ; la famille se montrant réticente à échanger sur ce qui se passe à domicile – ce qui a rendu difficile l'intensification des sollicitations éducatives de Manuel par généralisation dans les différents espaces que côtoie l'enfant.

Je vais maintenant présenter un résumé du suivi de Pacôme, que j'ai vu en tant que psychothérapeute, pendant deux ans et demi ; jusqu'à sa sortie de la structure.

2d. Pacôme : un enfant complexe atteint de multi-handicaps, suivi en psychothérapie

Chaque personne autiste a son histoire et est unique ! Travailler les vécus corporels, aider à pendre des repères dans les ressentis de confusion et leurs vécus corporels : un travail encore plus aigu pour Pacôme, atteint d'un angiome qui handicape sa vision… et qui a un frère jumeau qui, lui, va bien ; sa différence n'en apparaissant que plus, pour lui, comme pour ses parents. Il a été suivi, entre ses 7 et 11 ans, dans un centre où j'ai travaillé.

Cet enfant a eu, à 18 mois, une lobectomie (on lui a enlevé le lobe droit), en raison d'un angiome et de crises d'épilepsie que celui-ci déclenchait, il a également eu une déconnexion pariéto-occipitale droite (qui touche donc sa vue côté œil droit).

Il est atteint d'un syndrome de Sturge-Weber qui se définit par un angiome plan cutané de la face, unilatéral, siégeant dans le territoire des branches du trijumeau (surtout dans celles de l'ophtalmique), des troubles oculaires du même côté (coloration exagérée de la rétine, angiome de la choroïde, glaucome), et des troubles cérébraux (épilepsie, migraine ophtalmique, hémiplégie). Ces derniers sont liés à une atteinte angiomateuse et gliomateuse du cerveau, accompagnée de calcifications corticales. L'opération a consisté à terminer la déconnexion en sectionnant toute la zone de substance blanche du plancher du carrefour.

Pacôme est donc un enfant atteint de multi-handicaps : neurologique, visuel et d'autisme.

À son arrivée dans l'I.M.E., il n'a pu être accueilli qu'à temps partiel étant donné l'importance de ses troubles. Il ne parlait pas, restait la plupart du temps couché par terre, loin des autres et avait souvent des crises de cris et de larmes. Il était très difficile de l'apaiser dans ces moments-là. Il était également très stressé et angoissé par l'arrivée intempestive d'autres enfants vers lui, étant donné sa pathologie et le champ visuel restreint qui en résultait : il ne les voyait pas arriver vers lui et sentait tout à coup une personne passer à côté de lui ou le bousculer – ce qui l'insécurisait et le stressait beaucoup. Il était impossible de lui faire faire quoi que ce soit, de l'approcher, sans prendre le temps de son accord.

La présence des autres enfants dans son groupe ou lors des activités était une stimulation dont il ne profitait pas vraiment. Il se tenait souvent à l'écart. Il passait la plupart de son temps dans des préoccupations corporelles, s'enveloppant, se lovant, dans des sensations qu'il se créait en plaquant son dos contre le sol, en le faisant bouger ainsi de droite à gauche, tout comme son derrière. Cela pouvait le mettre dans un grand état d'excitation, surtout lorsqu'il émettait des gaz retentissants. Il lui arrivait également de faire sur lui. Dans une terminologie psychanalytique, on dira qu'il investissait grandement les perceptions de son dos, ses fesses et sans doute celles liées aux fonctions digestives et excrémentielles ; faute d'une intégration solide d'un corps cohérent et fiable lui permettant de faire naturellement face au monde. Les sensations internes corporelles étaient pour lui vivement perçues et largement excitantes ; d'une certaine façon, elles l'envahissaient, le préoccupaient, l'excitaient, l'amusaient, dans un rire qui restait tendu, mi-figue, mi-raisin. Elles constituaient également un univers facilement reconnaissable et connu pour qu'il s'y réfugie, y ait recours, lorsqu'il devait aborder l'inconnu ou lorsqu'il se sentait isolé des jeux des autres. C'était ses jeux « à lui ».

Un travail à faire sur l'appropriation d'un Moi corporel plus cohérent, moins excitant, plus maîtrisable et sur l'angoisse d'être approché par d'autres, leur aspect « imprévisible » était indispensable pour aider cet enfant à être moins stressé par le groupe et à s'apaiser, à trouver du réconfort dans la présence d'autrui. Je dissocie ici artificiellement différents éléments pour être compréhensible de tous, mais ceux-ci sont liés. Lorsqu'on intègre une meilleure perception cohérente de ses sensations corporelles et de ses vécus, aborder les autres devient plus facile. Les contacts avec les autres sont moins vécus comme envahissants.

De même, faire des liens entre des sensations, vécues au départ comme envahissantes, confusionnantes ou éparpillées, suppose un travail sur la capacité de penser le corporel, de se le représenter, dans une construction progressive d'un schéma corporel plus organisé. Tout ceci se travaille bien en psychothérapie, par l'instauration d'une relation de confiance, par l'éprouvé du soulagement que peut procurer le fait d'être aidé à penser ce qui se passe. Ainsi, petit à petit, l'enfant va accepter de se confronter à ce qui lui fait peur, à l'intensité de tout ce que suscite en lui le fait d'être en relation avec quelqu'un, grâce à la présence vécue comme soutenante de son thérapeute.

Pour Pacôme, les perceptions internes et externes tactiles qu'il pouvait se procurer constituaient la partie la plus développée de ses initiatives et explorations.

Étant donné l'éloignement de mon bureau par rapport au bâtiment où il se trouvait, en prise en charge éducative et les difficultés de Pacôme à se déplacer, son inquiétude à quitter la salle du groupe qu'il connaissait bien, je décidais de le voir, les deux premières années, dans une salle de son bâtiment, qui faisait également office de salle de repos et de vidéo. Dans cette salle se trouvaient un peu plus loin des livres, des jeux, du matériel éducatif et, plus près de nous, des matelas en « en mailles de filet », comme dans les crèches. Un jour par semaine s'y déroulait un temps de sieste, de calme. Ces matelas vont être très fortement investis par Pacôme. Je commençais la prise en charge de Pacôme dans cet espace, ce qui suscitait beaucoup d'intérêt de la part des autres enfants qui passaient dans le couloir et essayaient de regarder dans la pièce. J'eus à fermer la porte à clé pour avoir l'assurance d'une tranquillité relative.

Le travail sur le Moi corporel fut d'emblée très important. Après deux séances de prise de contact, Pacôme prit vite l'habitude de venir, manifestant de plus en plus son envie que je m'occupe de lui, y compris à d'autres moments, dans l'institution, lorsqu'il me croisait. Cela n'était pas évident pour cet enfant aux aguets d'accepter de se retrouver seul face à quelqu'un. Je lui verbalisais cela et ce que j'avais remarqué en l'observant : combien c'était difficile, pour lui que les autres enfants courent partout et lui arrivent dessus, le touchent, le bousculent sans qu'il puisse les voir arriver de loin lorsqu'ils arrivent par la droite. Je lui disais combien il me semblait être tendu et stressé dès qu'il fallait aller en récréation ou se déplacer dans l'établissement au milieu du groupe et que cela devait être très fatigant de vivre cela. Je lui proposais de travailler ensemble sur la façon d'avoir moins peur et de se sentir protégé dans ces situations. J'avais également noté que la lumière du soleil ou toute lumière intense lui faisait peur et qu'il s'en cachait, comme s'il avait peur d'être brûlé. Sa peau du côté de son angiome était rouge. Je pensais alors au soleil qui aurait pu le rendre encore plus rouge et donc le marquer physiquement. En fait, j'allais apprendre peu de temps après le début de la thérapie qu'il était au moins deux fois dans l'année soumis à des rayons pour « atténuer » l'aspect rouge de son visage, rayons faits à des fins esthétiques, qui nécessitaient une anesthésie générale, provoquaient son absence pendant deux semaines et boursouflaient sa peau. Une fois, il revint brûlé, « par erreur ».

Dès le début de notre travail, il s'est agi de l'aider à dépasser ses angoisses corporelles, en mettant en mots ses difficultés et en l'aidant à trouver plus de confort dans son corps avec un sentiment de sécurité plus important.

Plus précisément, le travail le plus important fait avec lui a consisté à l'aider à intégrer la moitié malade de son visage et plus globalement le côté droit de son corps. Je m'appliquais à le regarder au niveau des deux yeux, ne sachant s'il pouvait récupérer un peu de vue de l'œil droit. En fait, son œil droit était la plupart du temps dirigé vers l'extérieur et il me fallait alterner entre l'œil droit ou le gauche pour croiser un regard de sa part. Il était beaucoup question en séance de la partie gauche et de la partie droite et de comment faire pour coordonner les deux et les informations qu'il en retirait, lorsqu'il était en relation avec une personne. Cela se jouait dans le transfert. Rapidement je suis allée chercher des Lego que je lui ai proposés, et une maison – type « école » – avec laquelle on pouvait évoquer la construction de sa propre solidité, d'un corps ouvert, sphinctérisé (visible par l'investissement des fenêtres, portes).

Pacôme a tout de suite investi deux grands Lego de même taille : un rouge (comme la moitié rouge de son visage) et un vert, qu'il mettait face à face, puis écartait et les faisait se rejoindre à hauteur de son visage, selon un axe vertical. Avec les travaux psychanalytiques du Docteur G.Haag, nous savons combien l'investissement d'un axe vertical qui relie la partie gauche et droite du corps est un progrès important dans la constitution et l'intégration d'un Moi corporel solide. Cela correspond à l'intégration dans la représentation du corps, d'une colonne vertébrale, d'un axe qui relie les deux côtés du corps. Je dirai que c'est aussi un éloignement du sentiment que tout est dispersé dans l'espace, incompréhensible ou confus. Investir un axe de liaison corporel entre deux espaces, côtés, va de pair avec la capacité de faire des liens, de comprendre des choses qui sont liées ensemble par un axe commun. Pour l'enfant normal, cela se met en place et s'observe dès bébé, comme en attestent différentes observations des nourrissons faites par le Dr Haag et par son mari – observation selon la méthode d'Esther Bick.

Si je précise cela, c'est parce que la connaissance de la façon dont les vécus primaires corporels s'organisent les premières semaines de vie, chez l'enfant normal, et, de la façon dont la sécurité de base se met en place progressivement à cet âge, me paraissent deux fondamentaux à avoir en tête lorsqu'on travaille avec des personnes autistes pour comprendre ce qu'ils expriment, rencontrent comme difficultés et tentent « d'élaborer ». Ce sont des « organisateurs », à étayer chez le sujet autiste qui s'en trouve très souvent démuni.

Les nouveau-nés sont aussi pris par des sensations, des vécus corporels qui les dérangent et les dépassent : digestion difficile, sensation de tiraillement due à la faim, énervement incoercible de fin de journée, sensation de brûlure ou de tiraillement de la peau desséchée à l'air libre, confusion entre l'air et les aliments lorsqu'ils avalent, régulation thermique et respiratoire encore incertaine, etc. La différence fondamentale est que le bébé normal est apaisé par le maternage. Le bébé autiste n'arrive pas facilement à trouver l'apaisement. Au contraire, toute perception tactile ou sonore supplémentaire peut ajouter à la saturation de son système nerveux et augmenter sa confusion. S'ensuivent des stratégies d'auto-apaisement visant à simplifier l'univers extérieur en n'en considérant qu'une infime partie : un rai de lumière, un bijou brillant, une musique…

Pacôme, lui, en séance, évoquait deux moitiés, dont l'une était rouge, à hauteur de son visage. Il utilisait également deux plus grandes plaques de Légo de 25 cm sur 15, avec deux couleurs différentes : une verte, une rouge, qu'il plaquait l'une contre l'autre, dans un grand claquement. Travailler ce thème était très important pour lui. Je faisais le lien avec son champ visuel restreint et sa difficulté à faire face à tout ce qui était à sa droite (il avançait souvent la tête baissée, avec le côté droit de son visage, protégé par son épaule). J'évoquais également la question de son frère jumeau (« l'autre moitié » non malade), car il me semblait très important de lui restituer toutes les autres « moitiés » de lui-même.

Il est difficile de retranscrire ce travail, mais tout cela a eu beaucoup d'effet sur lui et dura deux bonnes années, rythmées et entrecoupées par les séances de radiothérapie dont il revenait les semaines qui suivaient, avec la moitié droite de son visage plus rouge qu'avant.

La thématique principale qui le préoccupait s'est rapidement exprimée dans ces manipulations d'objets en séance. Quant à la question, de ses séances de radiothérapies, elle arriva tout aussi rapidement.

Après les vacances de la Toussaint, Pacôme revint à l'établissement plus tardivement que les autres. Son expression de visage était très sérieuse à son retour. Il n'y avait plus la détente que l'on pouvait percevoir avant les vacances. Il recroquevillait à nouveau sa tête dans ses épaules.

Je lui fis part du fait qu'on avait l'impression d'avoir presque à repartir à zéro. Comme s'il fallait tout recommencer : reconstruire le confort qu'on venait tout juste de trouver en intégrant les deux côtés dans quelque chose d'unifié. La radiothérapie lui avait, à l'inverse, renvoyé combien le côté droit du visage était différent, puisque la chaleur désormais, qui en émanait lui rappelait en permanence ce côté rouge de sa peau sur la moitié droite de son visage. Je ressentais à la fois de l'incompréhension, et un grand abattement dans cette séance de reprise avec lui. La radiothérapie faite pendant les vacances et dont nous n'étions pas au courant avant, m'avait pris de cours et abasourdie dans cet effort de reconstruction d'une sérénité.

En même temps, il me semblait que j'étais au plus près de ce qu'il pouvait vivre. Il nous fallait tous les deux intégrer ce temps de soin esthétique dans notre travail. Je nommais donc les questions qui se bousculaient dans ce moment « post-radiothérapie » : combien de temps faudra-t-il avant que la sensation de chaleur, de brûlure sur la joue, l'oreille, le cou, l'œil, ne disparaisse ? Combien de temps de répit avions-nous avant que cela ne recommence ? J'essayais de nommer les émotions qu'il me communiquait dans la relation transférentielle. Je faisais également très attention aux lumières de la salle et fermais les néons au plafond qui, après la radiothérapie, comme toute source de chaleur et lumière, l'angoissaient.

Quelques mois plus tard, après avoir repris les Lego, commencé à les emboîter et investi un peu la maison (le travail de reconstruction d'un Moi corporel unifié et solide avait donc repris), il eut une idée de génie. Cela devait être avant des vacances et je me souviens que je me posais la question de savoir s'il allait à nouveau avoir des séances de radiothérapie. Il trouva spontanément une nouvelle façon d'évoquer la radiothérapie : il prit un des matelas en « maille de filet » et, debout, le mit à la verticale, contre son visage, se tournant alors face à la lumière du néon, comme un masque sur sa tête. C'était comme s'il rejouait quelque chose des séances de radiothérapie avec la notion d'un pare-excitation ou d'un linge de protection sur le corps (un drap chirurgical ?) – dans un moment très intense émotionnellement et avec des gestes très précis et une grande concentration. Le moment était très fort. L'évocation par les gestes était très claire. C'est ainsi que nous avons pu reconstituer, travailler sur le vécu des séances de radiothérapie. Pacôme a ensuite mimé un allongement total sur un matelas, en mettant là-encore, « la grille » (tissu) sur son visage ; ce qui m'a immédiatement fait penser au drap chirurgical mis pour délimiter la zone à chauffer au laser. Il s'est exposé ainsi à la lumière du néon. D'habitude, il se mettait plutôt dans le recoin le plus sombre de la pièce : à l'opposé de la fenêtre et pas en dessous du néon. Je lui nommais les sensations et impressions dont il me faisait ainsi part et qui me venaient à l'esprit de par son attitude. Ainsi, dans cette séance il a évoqué : l'envie de se protéger de la lumière qui chauffe et l'impression d'avoir les lèvres gonflées ou insensibilisées : il prenait le bord de ses lèvres doucement entre ses doigts, le tâtait. Sa peau était comme gonflée à cet endroit, suite à la radiothérapie. Je nommais des sensations au visage qui dérangent, qui grattent, qu'on avait envie d'essayer d'arracher tant cela pouvait être insupportable. Si je tenais ces propos c'est qu'après la radiothérapie, il s'était gratté violemment le visage et en était tout griffé, comme s'il avait cherché à arracher cette peau marquée et tout ce qu'elle lui apportait comme souffrance (il y a eu, en effet à cette époque, en France, plusieurs patients brûlés, par des rayons laser mal dosés, en raison de problèmes de machines).

Je fais allusion ici à son angiome tout comme aux rayons. Si l'angiome lui laissait une grande plaque rouge sur la moitié droite de son visage, les rayons lui ajoutaient temporairement cet aspect brûlé, chaud, gonflé. La mère de Pacôme tenait beaucoup à améliorer l'aspect esthétique de son fils, afin qu'il soit moins dévisagé dans la rue. Elle était très sensible à cela. Cela amenait Pacôme à s'absenter, à subir des soins qui lui faisaient ressentir à nouveau cette zone différente de son visage, qui redevenait chaude et gonflée. Pacôme semblait de mieux en mieux percevoir ses sensations et en être gêné, perturbé, déprimé aussi. Une fois, il a même été brûlé sur cette grande partie de son visage suite à un défaut de programmation de la machine. Nous étions très mal à l'aise de le voir souffrir ainsi, sans que cela soit, à nos yeux, nécessaire, mais plutôt délétère sur son bien-être physique et psychique. Nous avons essayé en vain d'en reparler maintes fois avec ses parents.

Autant dire que les séances de thérapie avec Pacôme ont été très intenses ! J'étais impressionnée par tout ce dont il se rendait bien compte et savait en dépit de l'anesthésie générale. Il aborda ce thème très intensément pendant trois séances. Il me fit comprendre la force potentiellement traumatique de ces rayons, au point qu'à chaque nouvelle petite vacance, désormais, je m'inquiétais qu'il puisse avoir à en subir à nouveau.

Toutefois, désormais, il n'était plus seul à vivre tout cela et avait réussi à partager son vécu. Avec les mots, les possibilités de mimer, les mots pour dire « non », « j'en veux pas », « ça me brûle », « j'ai peur »., sont apparues, Pacôme gagna en assurance et le début de son langage, jusqu'alors écholalique, devint de plus en plus personnalisé. S'il parlait toujours peu, Pacôme se mettait maintenant à dire des mots très sensés et pertinents, qui traduisaient son point de vue, par rapport à ce qui se disait autour de lui.

Les rendez-vous familiaux auxquels il participait, faits par une collègue psychologue consultante se sont également améliorés : Pacôme, qui auparavant, restait peu en place, s'agitait et criait beaucoup, amenant parfois l'équipe à devoir le sortir pour que les adultes puissent s'entendre, était maintenant très à l'écoute et ponctuait les thèmes abordés de réactions ou d'associations verbales très pertinentes.

Comme nous pouvons le constater, à travers ce suivi, le fait qu'un enfant soit non verbal et très en difficulté, n'empêche pas un psychothérapeute « d'être à son écoute » et l'enfant, l'adolescent, l'adulte de pouvoir partager, exprimer, faire ressentir ses vécus, par le jeu du transfert et du contre-transfert mais aussi par des formes de figuration et d'expression presque scéniques parfois, à partir d'objets.

Pacôme était également suivi, à l'époque, en psychomotricité.

Suite à la séance où il est revenu brûlé (et même avant), Pacôme nous a entendus défendre auprès de sa mère, plusieurs fois, le fait que ces rayons lasers lui étaient difficiles à vivre.

En séance, nous travaillions sur cette notion de pouvoir récupérer un ressenti de « corps au repos », dans le bien-être. Pacôme intégrait de plus en plus la partie rouge de son visage (droite) qui me semblait devenir plus sensible et commençait à diriger mieux son regard. Il s'est alors mis à beaucoup s'arrêter sur les trajets pour aller à sa séance et à vouloir explorer les dénivelés, à redresser la tête et regarder les groupes d'enfant passer, monter et descendre un petit talus du jardin, avec beaucoup de plaisir. Ayant acquis une meilleure représentation de son corps, des deux moitiés de son visage, du pan tronqué de son champ visuel (information que j'avais beaucoup évoquée avec lui, tant cela générait chez lui un stress d'être approché sans le voir), Pacôme pouvait maintenant chercher mentalement à reconstituer ce champ visuel vide pour construire « une autre vision de l'espace autour de lui ». Ainsi, tel un aveugle avec sa canne, il utilisait dans ses explorations son pied droit pour cogner et tâter la surface au sol, avant de s'élancer. Tout ceci se faisait dans un mouvement fluide et il riait beaucoup de ses propres compétences et de cette nouvelle autonomie dans les creux et dénivelés des espaces extérieurs. Je l'avais plusieurs fois accompagné et lui avais souvent nommé ce qu'il ne pouvait pas voir arriver près de lui, sur les trajets. Avait-il intégré ainsi le fait de prendre le temps pour penser et se représenter l'espace, les autres, en sentant avec d'autres sens, l'espace visuel manquant ? C'est l'impression qu'il donnait désormais, d'avoir pu étayer sa pensée, ses représentations spatiales, à partir de certaines de mes phrases comme : « attention, il y a un enfant qui va passer en courant près de toi et te dépasser et qui arrive de derrière ton dos ».

Pouvait-il maintenant commencer à construire une représentation mentale des déplacements autour de lui avant de les sentir corporellement ? Car, tel un aveugle avec sa canne, il tâtait le sol avec son talon et parfois se redressait, statique, tendant l'oreille vers le bruit des autres jeunes qui arrivaient au loin. Il riait alors. Pacôme avait indéniablement progressé, était joyeux, devenu curieux de son environnement et montrait sa subjectivité. Il avait désormais acquis une certaine sécurité pour faire face au groupe de ses pairs. Il avait également récupéré une meilleure activation et coordination des yeux, côté droit et gauche, qu'il dirigeait mieux lorsqu'on lui parlait ou lorsqu'il entendait des bruits au loin et abordait avec beaucoup de joie et de plaisir l'espace bi et tridimensionnel, le volume. Ses envies exploratoires et de participation explosaient d'elles-mêmes. Il explorait les espaces, les volumes, les dénivelés.

Fort, dans son corps et dans sa tête, il trouvait un équilibre et une façon de reconstituer mentalement l'espace qu'il ne pouvait pas percevoir, abordant désormais les lieux dans leur volume global. Pacôme devenait un jeune garçon plus à l'aise, beaucoup moins anxieux, avec une sécurité acquise pour faire face au groupe.

Il s'est aussi mis à investir les encastrements, les objets. Il était prêt à tout explorer, apprendre et se laissait désormais guidé par la main si on s'approchait. Il répondait « oui » ou « non », dans sa langue maternelle, lorsqu'on lui proposait de participer à une activité. Il était beaucoup plus présent. Il se sentait plus « grand », et le groupe des plus jeunes où il était ne lui correspondait plus. Son passage dans le groupe des plus grands s'envisageait désormais.

Malheureusement, pour cet enfant lourdement malade, la suite a été moins heureuse, car il a fait de très nombreuses crises d'épilepsie qui l'ont fait régresser. Toutefois ce travail et la rencontre avec Pacôme ont été de très beaux moments humains et cliniques, avec une belle progression, avant que la maladie épileptique n'interfère.

Le travail ici, en tant que psychothérapeute a permis d'aborder les points suivants :

- Un travail sur la sensation d'imprévisibilité totale et d'insécurité lors des déplacements dans l'espace, sur la construction d'une représentation de l'espace en volume, sur le vécu d'une partie du corps comme morte et non mobilisable, non intégrée, non coordonnée au reste du corps.
- Un travail sur l'intégration et la représentation de l'hémicorps droit touché par l'angiome et mal intégré du fait du déficit visuel de ce côté.
- Un travail sur l'intégration d'une solidité corporelle fondamentale, sur les angoisses d'intrusion, de brûlures, d'effraction, de perte d'une partie du corps, en lien avec l'atonie faciale, le manque de sphinctérisation d'une partie de la bouche (bouche au début de la prise en charge atonique d'où s'écoulait la salive).
- Un travail sur le sentiment d'être exposé, vulnérable et sans défense face aux multiples déplacements des adultes et des enfants, dans des situations de confrontation à l'autre et au groupe et lors des demandes de la part d'autrui. Pacôme ayant du mal à savoir comment répondre de façon adéquate.

L'évolution observable a été :

- Le réinvestissement par l'enfant de la partie du corps atone et non coordonnée. Son appropriation d'un corps réunifié quant à la partie droite, touchée par l'angiome et la partie gauche, saine.
- Une amélioration considérable de l'abord de l'espace. Le développement notoire d'une perception tridimensionnelle, surtout au niveau visuel, l'utilisation de tout son corps pour « reconnaître et reconstituer mentalement l'espace, y compris du côté du champ visuel manquant ».
- Le développement très net d'un vif intérêt dans l'exploration des espaces extérieurs, des buttes, des trous, des volumes du terrain de l'établissement, le développement d'un meilleur équilibre, une exploration des escaliers.
- Une mise en pratique spontanée de toutes les possibilités corporelles nouvellement acquises pour faire face au monde et explorer.

J'insiste pour souligner ici que, contrairement à d'autres approches (la méthode A.B.A., par exemple) nous n'avons pas dû lui apprendre les exercices étape par étape, mais que dans l'approche psychodynamique, une fois certaines étapes de réappropriation corporelle construites, toute une reprise développementale se met en place spontanément, chez l'enfant, comme le montre ici Pacôme, pourtant lourdement atteint neurologiquement. Contrairement à certains discours qui avancent que si c'est organique, neurologique, la psychanalyse n'a rien à apporter, ceci n'est pour moi absolument pas recevable, car dans de multiples accompagnements d'enfants et d'adultes avec des troubles organiques, neurologiques, génétiques, déficiences et inaptitudes diverses, le soutien du développement du self, de la subjectivité, de l'appropriation de ses propres compétences et difficultés, améliore considérablement la vie de la personne et peut également étayer des reprises développementales très importantes facteur de mieux-être et d'intégration.

Pour Pacôme, des séances de gymnastique en salle ont eu également une grande importance dans la récupération de certaines zones corporelles : l'utilisation de celles-ci comme lieux de stimulations basales et sensorielles, a permis le développement d'une meilleure motricité et d'une fluidité des gestes. Pacôme s'est mis à investir le poids de son corps, sa masse corporelle, à présenter une meilleure stabilité, une diminution de son sentiment de fragilité face au groupe. De fait, parallèlement à tout ceci et sans que cela ne soit précisément travaillé dans la thérapie, il s'est mis à explorer du matériel éducatif et plus particulièrement celui qui a trait aux encastrements, à participer de temps en temps à l'activité éducative faite par le reste du groupe, que ce soit du coloriage, des puzzles simples, déchirer du papier, coller du papier ou maïs sur un pot, transvaser de l'eau. S'est également développé chez lui un intérêt pour les livres et des capacités à chanter.

Le langage a émergé, avec de plus en plus de réactions « à propos », lors des conversations d'adultes ; Pacôme montrant une belle autonomie dans sa pensée. La consensualité entre ses cinq sens s'est aussi mise en place. Lors de la récupération de plus de ressentis tactiles au niveau de sa tête, Pacôme a présenté des épisodes de démangeaison, surtout au niveau de ses oreilles. Il s'est mis, à un moment, à utiliser la surface de son oreille gauche et de son conduit pour mieux percevoir la qualité tactile des objets, voire sans doute leur texture et peut-être leur volume. Dans le développement normal de l'enfant, c'est la langue qui joue ce rôle : le jeune enfant porte à sa bouche les objets et avec sa langue, il peut en retenir un volume plus exact ainsi que des informations quant à la texture. Pacôme a utilisé non seulement sa langue, mais aussi la peau de son oreille – sans doute très sensible. On peut donc faire l'hypothèse, chez ce jeune garçon que la zone des oreilles pouvait lui donner des informations précieuses sur les objets. Dans le film *Intouchables*, inspiré d'une histoire vraie, il est également évoqué, chez le personnage principal atteint d'hémiplégie, une hypersensibilité des lobes d'oreille.

Lors de sa progression, Pacôme s'est mis aussi à investir sa zone anale et génitale, ses attributs virils et à signifier sa compréhension de la différence sexuelle et des attributs spécifiques de chacun. Il a eu également un passage où il se dénudait lorsqu'il avait envie d'uriner.

Petit à petit sont venus des gestes de défense lors d'agression ou d'intrusion trop massive d'un jeune, près de lui.

Je ne peux pas relater ici toutes les séances de psychothérapie avec Pacôme, mais pour ceux qui douteraient que ces enfants, si lourdement « handicapés », autistes, puissent trouver un espace de soutien et de soin en psychothérapie psychanalytique, voici résumé une séance, très explicite, quant à l'intérêt de l'enfant pour ce travail et quant à ce qu'il peut lui « déposer ».

Extrait de séance

Séance peu avant une radiothérapie. Le travail est alors déjà bien avancé avec Pacôme.

Pacôme est dans mon bureau. Il a pris un crayon qu'il met dans sa chaussure, entre la languette et son pied. Il dit « glisse ». Je reprends en écho « tu glisses le crayon dans ta chaussure ».

Il prend ensuite un livre et en met l'arête sur son nez (ou la reliure centrale ?). Il dit : « Sabina » (peut-être évoque-t-il la psychomotricienne Sabine et le travail fait avec elle ?). Il mordille les pages, puis touche son nez. « Tes bises » dit-il en mordillant la reliure et « C'est pas scotchess », sans doute au fait que la page est mal mise. En effet, j'ai l'habitude de réparer les livres abîmés, surtout côté reliure avec un gros rouleau de scotch. Il goûte les bords du livre, les angles et dit de façon bien articulée : « Comme toi ». Je lui réponds : « Comme toi, quelque chose de bien articulé ». Je lui parle également du fantasme de « manger la charnière » (ce qui aiderait à se sentir « bien relié », bien tenu, dans un processus d'intériorisation sur un mode cannibalique).

Il se met à chanter : « Allumette, ze te plumerai (me semble-t-il) ». Je lui dis : « Comme allumette je te plumerai ? » Je reprends : « C'est peut-être une inquiétude par rapport à la radiothérapie, que cela fasse comme "Allumette, je te plumerai la peau". » Cela le fait réagir dans un râle plus tendu : « RRR ». Il met les feuilles du livre contre sa tête. Cela me fait penser à la recherche d'une protection par les mots-pensées-livres - livre avec charnière solide dont il cherche à s'accaparer la protection et la force. Je lui parle de la caresse des feuilles du livre (dans le sens de l'aspect doux et réconfortant de ceux-ci). Il répond : « Et bota-Bota ». Je tente une reformulation : « C'est beau ça. » (un « bon objet » que le livre-thérapie pour penser les choses). Il a ouvert le livre à la page des canapés. Ce livre est un imagier. Il dit : « La pitche, la pitche ». Je dis : « La page ? » Il tourne sur la page des moyens de transport, wagons, puis revient à la page des canapés. Comme je me demande s'il parle sa langue, je lui dis que peut-être il parle sa langue et cherche à m'expliquer des mots de sa langue. Il va sur la page avec les oreillers : « Non… bisous… groupe Ime ». Évoque-t-il le départ de la maison-canapé, le matin, pour aller en transport à l'I.M.E. ?

Il met le doigt dans la charnière du livre. Je dis : « C'est bizarre, en même temps une articulation avec un côté solide et de l'autre côté, un trou pour que cela circule. » Il se gratte l'œil avec le rebord du livre (l'œil côté angiome). Je lui dis que peut-être quand cela gratte trop, il aimerait bien des pensées images. En disant cela, je pense à l'après-radiothérapie où il est souvent très rouge et absent de l'établissement, donc sans pensées-images-thérapie pour « panser » la douleur des soins et cette peau qui alors le gratte, excite ses sens.

Il répond : « Promenons-nous, promenons-nous ! »

Je parle également de la reliure-livre, un peu comme une colonne vertébrale. Il reparle de bisous.

Il met les livres à l'arrière de ses mollets (zone nouvellement investie) et derrière ses pieds. Je lui dis : « Ben oui, vers les pieds c'est solide » ; on avait parlé de cela en gym (j'avais passé un jour un moment avec lui, pour essayer de le faire investir le bas de son corps autrement et ressentir la possibilité de déplacer son poids corporel de bas en haut, grâce au trampoline). Pacôme présente en effet une démarche qui témoigne d'un investissement de la moitié inférieure de son corps comme très massive, tout en lourdeur, poids. À l'inverse, jusqu'alors il n'avait pas expérimenté le fait que ses bras pouvaient le soulever, en gainant un peu son ventre. Il était essentiellement « ancré » vers le bas, pour ne pas perdre ses prises de repères dans l'espace en raison de ses difficultés visuelles. Avec sa confiance en notre relation, il a accepté de s'élancer sur le trampoline et a pu ressentir et investir cet aspect léger et solide de ses pieds et de ses jambes, aptes à le porter et surtout qui tenaient bien au reste du corps, même s'il s'envolait en l'air (c'était vraisemblablement sa crainte). Sans doute celle-ci s'explique-t-elle en partie par le fait qu'il a beaucoup plus investi le ressenti du poids de son corps pour se le représenter et le percevoir, que sa vue (défaillante). De fait, il lui était difficile de ne presque plus ressentir ni les appuis au sol donnés par ses pieds (qui lui permettent de se repérer dans l'espace), ni le poids massif de ses jambes (en s'envolant sur le trampoline), sans une certaine appréhension. Après cette séquence en gymnastique, il a investi différemment le bas de son corps.

C'est en référence à cela que je dis ce jour-là : « C'est solide pour sauter, rebondir… », tout en me demandant s'il ne faisait pas également du trampoline en psychomotricité.

Revenons à cette séance : il dit ensuite : « Dessiné. Dessiné ». Puis sur un ton interrogatif : « Un ? Un ? » Je lui dis qu'avec tout cela, il y a plein de choses qui peuvent se dire et je conclus : « Quelle chance ! » Il reprend en écho d'acquiescement : « Quelle chance ! »

Pour conclure, Pacôme avait beaucoup progressé et s'était beaucoup éloigné des premiers temps où il ne parlait pas, restait la plupart du temps couché par terre, isolé, loin des autres et avait souvent des crises de cris et de larmes.

Désormais, même lors des entretiens familiaux, il était très à l'écoute et ponctuait les thèmes abordés de réactions ou d'associations verbales très pertinentes.

C'était de plus, pour moi, un très beau travail de rencontre avec cet enfant, si touchant dans sa vulnérabilité face au monde et si courageux aussi.

2e. Baptiste et l'impact du groupe « Le corps dans tous ses états » sur sa localisation du sonore

Baptiste est un enfant de 9 ans, arrivé en hôpital de jour à 7 ans. Il est longiligne, le visage gracieux et ne parle pas. Spontanément, il va souvent s'allonger sur un canapé dans son groupe de référence et balancer sa tête de droite à gauche, les mains collées aux oreilles, en émettant un bruit continu.

C'est un groupe bruyant, dans une pièce relativement petite (24m^2). Il y a au maximum huit enfants, dont plusieurs sont autistes et présentent des stéréotypies bruyantes, parfois certains crient aussi. Sont présents deux adultes. Il est difficile de se dégager du groupe ou du bruit dans la pièce, lorsqu'ils sont regroupés. En dehors de cela, les enfants se répartissent en activités et ateliers.

Par moments, une adulte référente s'assoit près de lui et vient le masser, un peu pour l'engager dans les échanges. Il accepte ce contact physique, mais supporte très mal les bruits, qu'il recouvre en se balançant et en émettant un son continu.

Quelques mois après mon arrivée dans le service, il part deux jours pour un mini séjour et revient plutôt fatigué, ayant mal dormi. Lorsqu'il arrive, il geint énormément et se balance, épuisé, recroquevillé en cherchant une position de confort, les mains aux oreilles. Il semble avoir du mal à baisser sa tension interne. Ce jour-là, je vois qu'il est exténué par la fatigue et la tension-sans doute liées aux changements et qu'il réagit comme un bébé saturé par tout, irrité par tout et qui a besoin de repos. Je décèle une différence de tonalité par rapport à ses balancements habituels ce que je trouve plutôt encourageant puisque son expressivité émotionnelle semble s'être élargie et se diversifier.

En septembre, je commence avec deux collègues un groupe thérapeutique de type « le corps dans tous ses états ». Du matériel et des explorations de différentes natures en relation avec les difficultés de construction du Moi-corporel y sont proposées. Nous y abordons différentes thématiques, chacune pendant 4/5 séances, selon l'ordre suivant : accepter de ressentir le corps tactile, le corps enveloppé de peau, les différentes parties du corps (les bras, la nuque, le cou, la tête, les jambes, les pieds), les différentes sensations (piquant, doux, agréable, désagréable), les sons (en direct, émis à travers un tuyau, vers l'autre ou vers soi), avec des mots de vocabulaire comme agréable, désagréable, doux, piquant, rugueux aussi, lisse, etc.

- Le corps et l'air.
- La sphère O.R.L.
- Les parfums, l'odorat : en proposant de sentir des flacons de shampoing, gels douche, des épices aussi.
- Le corps et ce qui y circule (suite) : la digestion, l'eau, le sang…
- Le corps « dur », le squelette.
- Le corps et les sons.

Au bout de trois mois de participation, Baptiste semble beaucoup mieux percevoir la provenance des sons et les localiser. Son cerveau semble mieux les discriminer. Il a bénéficié, les premiers mois de vocalisation et explications dites à travers un tuyau dirigé vers son oreille afin de l'aider à mieux « capter » la voix par rapport aux bruits de fond. Cela lui a beaucoup plu.

Premiers effets concrets : maintenant lorsqu'il y a un enfant qui crie ou tape en faisant beaucoup de bruit, Baptiste ne se balance plus, mais se dirige droit vers lui pour le trouver et lui signifier le dérangement et parfois, lorsque c'est douloureux pour lui, va pour le taper. Il localise maintenant beaucoup mieux d'où viennent les sons et a compris qu'il s'agit d'un envahissement lié à un stimulus extérieur identifiable, localisable – qui peut potentiellement cesser. Le dedans et le dehors se différencient mieux.

Évolution cognitive et augmentation des exigences relationnelles

En revanche, Baptiste ne comprend pas maintenant qu'on ne peut pas, chaque fois que quelque chose dérange, se dégager, s'éloigner ou le faire arrêter par quelqu'un, « puisqu'on sait » d'où ça vient et lui également (alors qu'avant il ne comprenait pas, il n'associait cela à rien). Il s'ouvre au relationnel, mais devient exigeant. Il doit passer un nouveau stade cognitif : catégoriser ce qui vient de l'extérieur comme pouvant être potentiellement modulable par une action sur l'extérieur (et laquelle ?) et le distinguer de ce qui est dans le corps, comme les tensions internes, que l'on doit supporter et que normalement la mise en mot, dans un échange soutenant, apaise ou tout au moins fait diminuer, du fait de se sentir « compris », « entendu », « perçu ». Il accède de plus en plus aux émotions à l'envie, à la contrariété. Mais il ne comprend pas encore que les émotions, on ne peut pas les mettre à distance comme les bruits.

La phase d'indistinction quant à la source des tensions a évolué et est passée d'une indistinction entre les stimuli du dedans et du dehors (indistinction quant à ce qui fait confusion, envahissement) à une recherche « revendiquante » omnipotente de dégagement de toute tension quelle que soit sa source : perceptive, sensorielle ou émotionnelle.

La recherche de dégagement du « trop intense » devient exigence qui se manifeste sous forme de tantrum (cris, pleurs). Il aborde ainsi une phase où les émotions sont vécues « à fleur de peau », de nerfs, comme de désagréables surcharges de tensions internes et provoquent le rire ou les cris. S'amorce pour lui, une phase de rapprochement – de la même façon que chez le petit enfant (cf. M.Mahler), lorsqu'il se ressent comme dépendant de l'adulte pour comprendre la normalité ou non de ses ressentis, pour arriver à les trier, les identifier, les catégoriser : ressentis de colère, de jalousie, etc.

Baptiste se met à manifester des élans de reconnaissance envers l'adulte. Il regarde l'adulte, se presse affectueusement contre lui par moments, l'enlace. Il ne donne pas ses manifestations affectives à n'importe qui. Par exemple, il part en récréation pour aller caresser la joue d'un adulte qu'il a vu précédemment en atelier.

Sa mère est à nouveau enceinte ; sur son groupe d'enfants, un nouveau comportement émerge : il se rapproche parfois d'un autre enfant dont la mère vient d'accoucher. Ses activités sont moins stéréotypées. Il expérimente des sons, il passe beaucoup moins de temps l'oreille collée sur un matelas. Au niveau des repas, il a beaucoup changé depuis son retour d'un voyage dans le pays d'origine de ses parents et goûte plus. Parfois, quand il y a trop de bruit, il ne veut pas venir manger et attend que le groupe soit plus calme. La perception et la compréhension des notions de ce qui vient du dehors et ce qui vient du dedans commencent à s'organiser.

Si avant il mastiquait et faisait des boulettes avec les aliments, dans sa bouche, qu'il ressortait, regardait, reprenait ; il le fait moins. Par contre, il peut manger trois yaourts, puis sa viande. À la maison, il a du coca. Il mange de plus en plus de légumes… Il ne s'agit plus uniquement pour lui d'avoir des choses qui viennent en lui et potentiellement l'envahissent. Il commence à trier et distinguer des choses qui lui conviennent ou non, agréables pour lui ou désagréables et à s'essayer à d'autres choses.

Cette évolution s'accompagne d'un changement de rythmicité et de stabilité du sommeil (comme souvent chez les enfants autistes vers 6-7 ans) : il présente des difficultés de sommeil, se réveillant vers 1 heure du matin et a alors du mal à se rendormir. Un traitement (de mélatonine) est envisagé.

Dans le groupe de psychomotricité « Corps et sons » auquel il participe, une évolution s'observe également dans son abord spatial : il est moins dans les « transats » et plus en contact avec le sol. Désormais c'est lui qui se déplace pour trouver les adultes et non plus l'inverse. Il peut relier les personnes dans un même espace. Il semble que la meilleure compréhension de la localisation des sons l'y a aidé et a étayé sa construction spatiale ! À un moment, il vient faire « le cardiologue » et écouter le cœur de chaque adulte, très attentivement. Dans ce groupe c'est maintenant lui qui crée le plus de lien entre les enfants.

Une évaluation standardisée, à l'aide d'un P.E.P. est alors passée. Elle se déroule sur plusieurs semaines en trois fois et laisse percevoir d'une passation à l'autre, l'évolution de positionnement de l'enfant à la fois dans son abord spatial, environnemental mais également quant à ses explorations cognitives !

Nous allons voir comment, entre la première passation, où Baptiste n'a pas encore participé au groupe et la seconde et troisième, où il a déjà participé plusieurs fois au groupe « Le corps dans tous ses états », son expérimentation, son approche cognitive et son plaisir de s'essayer à des choses, ont déjà beaucoup changé. Son abord du test s'en ressent et il se montre les trois temps de la passation très différent.

D'une situation de test standardisée à un espace de co-constrcuction et de rencontre

Ainsi, lors de *la première passation*, Baptiste vient avec une A.M.P. référente sur son groupe. Il vient de bénéficier, au vu de la chaleur, de la piscine gonflable en extérieur. Ce sont des journées d'été, à l'hôpital de jour, où le planning n'est pas le même que celui de l'année en cours et plutôt imprévisible.

Je n'ai pas le temps de venir le chercher, c'est une soignante qui me l'amène.

C'est la première fois que je vois Baptiste dans mon bureau. Je l'ai déjà observé sur son groupe. Lors de cette première passation, je connais très peu cet enfant, qui n'est jamais venu dans mon bureau.

Dans mon bureau, il se montre inquiet, stressé et respire en contractant constamment son larynx, comme s'il faisait remonter l'air en cherchant aussi la gutturalité sonore (et le creux, peut-être) dans son corps. La façon dont il se resserre sur ses « viscères » ou plutôt sur son larynx et sa gorge contractée est pénible à voir. Pourtant, son visage n'exprime aucune émotion.

Observé, peu de temps avant, sur son groupe, j'avais remarqué qu'il semblait, au niveau de son corps, investir sa bouche, ses orifices du visage, ses bras, mais pas son buste, qu'il investissait comme sans poids et sans rapport avec le reste. Sa façon d'écarter les bras plusieurs fois, donnait l'impression que ses épaules ne s'articulaient pas au buste ; le mouvement de rotation étant très particulier et témoignant du peu d'intégration d'une image du corps unifiée (cf. G.Haag) et d'une pauvreté de l'investissement de l'axe central. Cet enfant donne l'impression d'être soumis à l'aléatoire de ses perceptions et vécus sensoriels qu'il anticipe avec angoisse comme pouvant être douloureux (mains aux oreilles) ou confus, tout en sensitivité, « identifié » plutôt à des flux impermanents qu'à une structure interne stable et fiable.

Dans mon bureau, il arrive mains aux oreilles, les bras repliés, comme s'il allait entendre des bruits forts. Sa référente, qui est également présente, verbalise qu'il est stressé.

Le matériel va être proposé assez rapidement afin d'écourter le temps de ce premier rendez-vous, car Baptiste me semble bien loin de pouvoir entendre, dans son état de stress, et d'être en mesure de décoder mon langage.

Je propose le tube de bulle, Baptiste essaye d'y poser le bord des lèvres, comme pour boire. L'aide-soignante me rapporte qu'elle vient d'essayer le matin de le faire boire à la bouteille. Baptiste cherche à transposer ce qu'il a appris juste avant avec une bouteille. Le flacon à bulles ressemble effectivement à une petite bouteille bleue de boisson. Il n'essaye pas de souffler. Son organisation corporelle me paraît bien loin, d'une représentation d'un corps avec des flux et des sphincters (un contenant), qui permettrait de « laisser passer l'air en soufflant » et refermer la bouche ensuite.

Deux types de matériel l'intéressent beaucoup. Tout d'abord le matériel sonore : Baptiste se tourne vers le sifflet (pourtant fort) sans se boucher les oreilles et vers les clochettes qu'il fait tinter sans problème, en s'orientant tout de suite vers les sons de façon adéquate. Être « maître » des sons produits (donc pouvoir les anticiper et les maîtriser) l'intéresse beaucoup. Il porte le tintement des clochettes près de son oreille sans doute pour mieux en percevoir le son et la vibration et prend le temps d'écouter leur sonorité individuelle. Le claquement de la claquette en bois ne le gêne pas. Il regarde avec fascination la soignante produire le son avec le sifflet, dans une bonne coordination œil-son.

À d'autres moments, il se détournera ostensiblement d'un autre type de matériel qui ne l'intéressera pas.

L'autre matériel qu'il comprend tout de suite et dans lequel il se montre performant est l'encastrement de trois formes géométriques et de trois carrés du plus petit au plus grand. Baptiste y réagit, comme s'il était en terrain connu et va vite. À l'inverse, il n'arrive pas à prendre en compte mes demandes verbales : « Donne-moi le carré, montre-le, etc. » Il n'en tient pas du tout compte, s'éloigne, attend la suite, comme si je ne lui avais pas parlé. Il est « accroché » à son repérage visuel d'activités reconnues par lui, et concentré sur cette tâche, n'a plus aucune centration sur le décryptage ou la prise en compte du verbal (aspect multimodal non acquis).

Le puzzle à 4 éléments est instantanément balayé d'un revers de main vif et balancé au sol. Le dessin de l'oiseau dessus, en jaune vif, semble avoir provoqué une telle réaction. J'ai l'impression que dans un mouvement de mauvaise distinction de ce qui va s'animer ou non (du vivant ou non), il a eu peur. Il faudrait tester avec des formes neutres car je pense qu'il peut repositionner 4 éléments.

Pour la pâte à modeler, il est difficile de lui proposer de faire un boudin (son attention dévie et cela me semble complexe pour lui). Par contre, il accepte de mettre les bâtonnets sur le faux gâteau et sa préhension se fait avec la main entière à plat, les deux mains même.

Les marionnettes ne l'intéressent pas du tout et son attention est vite partie sur d'autres choses qu'il connaît et l'intéressent plus. Baptiste s'intéresse ainsi aux coussins sur la banquette, qu'il déplace, entasse et à une couverture. Il se fait presque un lit, dans lequel il se couche, comme recouvert d'une couette. Il fait très chaud dans le bureau et les conditions d'observation ne sont pas idéales (chaleur, nouveauté, emploi du temps inhabituel). Je sors le ballon et Baptiste sort du bureau avec. Il part au bout du couloir (il le fera plusieurs fois surtout vers la fin). Il faut aller le chercher. Il tient le ballon en marchant en le coinçant sous son bras et non pas entre ses deux mains, comme s'il fondait un peu le ballon à lui (collage plutôt adhésif), il n'est pas du tout intéressé par le fait de lancer et rattraper.

Baptiste me semble évoluer plus dans un univers fait de sensations, de perceptions, moments parcellaires que dans un monde où il situe soi et l'autre comme bien différenciés.

L'impact des stimuli externes sur lui est encore prégnant et envahissant et il mobilise son temps à s'en prémunir, à réguler (il se balance beaucoup sur le groupe).

Les cubes tactiles sont pris en main (les deux premiers) et tenus, mais c'est tout. Le troisième, plus doux, ne l'intéresse pas.

Baptiste semble attendre de repérer ce qu'il connaît et se précipite alors pour s'exécuter. Il est de bonne volonté lorsqu'il connaît ou comprend.

Ainsi, il identifie la brosse à dents qu'il prend et enchaîne sur le fait de se brosser réellement les dents frénétiquement et se hisse même sur ma chaise pour se regarder, dans la vitre du tableau comme dans un miroir (il faut que tous les éléments, comme d'habitude, soient là). Il prend également le peigne, mais le porte à sa bouche. Ensuite, cela semble faire trop et il se détourne.

Le fait d'enchaîner des tâches différentes les unes à la suite des autres lui est difficile ; c'est trop de choses en peu de temps. Une recherche de portage et de soutenance s'exprime alors : il grimpe sur le canapé, glisse sous une couverture, puis finit par sortir de la pièce.

Baptiste est très « agrippé » à ce qu'il peut reconnaître, à défaut d'avoir intériorisé une structure interne fiable.

Le groupe thérapeutique sur le corps, les états corporels et les vécus internes, est envisagé pour l'aider à se forger un « contenant », à ressentir une permanence de son Self, afin qu'il soit moins vulnérable aux imprévus et stimuli externes et ainsi, plus disponible à ce qu'on lui présente.

Lors du deuxième temps de passation, le groupe « Le corps dans tous ses états » a commencé depuis quelques séances. Il y participe ; j'y suis également. Nous nous connaissons un peu plus. On travaille avec lui et les autres enfants la distinction de la voie humaine par rapport aux bruits de fond et l'écoute plus différenciée, moins confuse des sons.

Pendant cette deuxième partie de passation du test P.E.P. III, Baptiste ne cherche pas à effectuer les consignes du test, mais cherche à prolonger l'exploration du sonore commencée en groupe. Il refuse de faire les activités du test que je lui propose mais écoute avec grande attention les sons des mots des consignes verbales que je prononce. Il passe quasiment toute la séance à faire des sons avec sa bouche, en me regardant régulièrement, essayant de reproduire avec sa bouche tous les sons des consignes que je lui donne ! Il se met ainsi face à mon visage et remue les lèvres, arrive à produire quelques sons, mais c'est très laborieux pour lui et cela lui demande beaucoup de concentration. Il en a grande envie !

Maintenant qu'il a compris qu'on peut distinguer le son de la voix, les paroles, des bruits de fond du bruit environnant, seul l'intéresse l'intériorisation de cette expérience, encore et encore et d'expérimenter aussi sa voix, qu'il perçoit comme sortie de sa gorge…

Le troisième temps de passation a lieu un mois et demi après car la famille n'est pas venue au rendez-vous précédent. Il y a eu ensuite les vacances d'été. Baptiste a passé un mois dans le pays d'origine de ses parents, en famille ; pays qu'il ne connaissait pas. Il se montre encore différent en acceptant plus d'être guidé par l'adulte.

Ce jour-là, ses deux référentes sont sorties, je reçois Baptiste seul. Dès le trajet, il commence à faire des sons gutturaux. J'arrive assez bien à le faire venir en lui rappelant que l'on va dans la salle où on avait fait des bulles.

Il va vers le bureau sans difficulté. Il fait des sons nombreux avec sa bouche, s'installe face à la feuille (comme pour l'atelier créatif) et crayonne avec un Bic vert dessus, puis se penche vers la feuille, comme pour sentir ou goûter les traces de couleur, et fait ensuite un son de grattage avec sa bouche, comme s'il se focalisait sur le son émis par le grattement du stylo sur le papier.

Il fait presque des traits sur toute la feuille, avec des lignes dans deux directions différentes, complète ensuite, par des traits avec un crayon de papier, puis s'apprête à prendre le feutre rose avant d'être attiré par le liquide à bulles. L'abord fonctionnel des objets est meilleur.

Lors de ce troisième temps, il écoute, essaye de suivre du regard, cherche à se laisser guider par l'autre. C'est nouveau. Le relationnel est moins anxiogène et imprévisible, me semble-t-il. La confiance est là Il a compris qu'on pouvait l'aider à expérimenter et comprendre les choses. Il n'est plus du tout agrippé sur les choses connues comme lors de la première phase de passation ! L'adulte peut donner des directions et il devient possible d'apprendre conjointement. A plusieurs reprises, ce jour-là, Baptiste prolonge mes gestes de démonstration avec une fluidité déconcertante, terminant de lui-même l'exercice. Cela donne une impression de mouvement exécuté par prolongement et étayage sur le mouvement de l'autre.

On peut « apprendre conjointement », ensemble. « L'*object presenting* » et ce qu'il apporte de constructif et de partage dans les échanges fonctionne. La prise en compte de ses difficultés sensorielles, les soins qu'il a reçus et l'attention accrue de sa famille pendant le voyage ont été bénéfiques.

Baptiste a aussi débuté une psychothérapie. C'est également un espace où il peut maintenant laisser, donner à voir et à entendre à l'autre, dans quelque chose de partagé, ses ressentis et intérêts. Désormais il regarde souvent l'adulte droit dans les yeux, lorsqu'il fait quelque chose ou regarde quelque chose, pour partager ce qu'il fait ; ce qui, là encore, rappelle la phase de rapprochement de M.Mahler.

Au test du P.E.P., il semble cette fois-ci accepter de faire des choses, mais avoir besoin que l'adulte initie les débuts, dans une identification adhésive qui lui permet de montrer ses compétences. Ainsi, il fait le puzzle des trois gants, en se trompant, mais en visant bien les espaces creux. Il ne prête pas attention à la taille des pièces.

Le puzzle avec les quatre animaux, refusé à la première passation est accepté et réussi avec de l'aide : il place les pièces dans les creux, mais à l'envers (il a retourné les côtés pile et face des pièces). Je lui dis que ce n'est pas correct et je commence à enlever les pièces. Il prolonge ensuite mon geste de démonstration et finit de les faire glisser vers les bons trous. Je retrouve cette façon de prolonger mon geste lorsqu'il lui faut monter une pyramide de cubes. Je commence la démonstration et au bout de 4 cubes empilés, il glisse à son tour un cube dessus, finissant à ma place mon geste. Le chacun son tour est deux fois accepté, et il continue à essayer d'empiler le plus de cubes possible. L'effondrement des cubes, une première fois, le surprend, mais ne lui fait perdre sa concentration et je suis surprise de le voir reprendre la construction. Il devient possible de retrouver l'ordre après le chaos ! Il peut maintenant compter sur nous pour cela.

Globalement, j'ai l'impression que Baptiste a beaucoup changé. Quelque chose d'une réelle exploration et compréhension beaucoup plus habitée est là. Il a plus confiance en la permanence des choses et allie le plaisir, l'émotionnel à des activités. Les activités sont aussi supports d'échanges relationnels. Baptiste n'est plus du tout en agrippement sur son larynx ou autre, mais reprend des sons produits avec moi dans le groupe que nous faisons. Il est calme, sourit, cherche à faire mais sans se précipiter parce qu'il a compris ce qu'on attend. Il fait le puzzle des moufles, pas par mémorisation visuelle, cette fois-ci, mais parce qu'il a compris qu'il fallait mettre les pièces dans les creux. C'est moins parfait, mais moins précipité !

J'ai l'impression que le travail fait dans le groupe autour du corps et surtout de l'audition afin de pouvoir distinguer avec le tuyau les bruits de voix des bruits de fond, lui a donné une grande confiance et beaucoup de plaisir dans la relation et dans le sonore. Ainsi, il fait tout un tas de sons et dit en suraigu, pendant le test « oui » et « maman ».

Il rit, sourit, s'amuse de ce nouveau « pouvoir sur les sons » qu'il a compris : on peut les filtrer et jouer avec eux. Le sonore, l'échange de regard et le plaisir émotionnel s'articulent.

Le phénomène d'identification adhésive très notable pendant ce troisième temps du test montre à quel point Baptiste cherche, à ce moment, à se saisir d'un étayage, pour suivre ce que font les autres.

Dans cette phase d'identification adhésive, si l'on ajuste la façon de lui présenter les choses (l'*object presenting*) à sa sensibilité, il peut participer aux exercices d'imitation et par exemple mettre la main lui aussi dans la marionnette, ce qu'il va effectivement essayer tranquillement.

L'ajustement peut être aussi le recours à une voix tempérée, posée, pour énoncer des consignes doucement. Le tactile apparait aussi délicat chez Baptiste, qui garde la marionnette sur sa main, mais la fait un peu tourner, comme si la sensation était un peu bizarre.

Dans l'entretien qui suivra avec sa mère, elle fera état de la grande sensibilité tactile de Baptiste, lors de la coupe des ongles et des cheveux.

Le début des mots

Baptiste se mettra à dire des mots variés, mais essentiellement dans un cadre calme, en groupe restreint. Lorsqu'il est en présence d'enfants qui ont des jeux plus organisés et bruyants, Baptiste écoute essentiellement et tente de suivre ce qu'il observe et entend. Il peut restituer, plus tard, les consignes et ordres forts qu'il répète, en souriant, avec une rythmicité et un tempo parfait de la façon dont la phrase a été vivement dite ! C'est plus la prosodie rapide qui ressort avec un ou deux mots distincts.

Pour le préparer à l'arrivée d'une deuxième petite sœur, bientôt prévue, lors du groupe « Le corps dans tous ses états », nous avons évoqué les sons, cris, pleurs des bébés, leur aspect normal et communicationnel. Nous avons également abordé ce que cela pouvait déclencher chez l'entourage : apporter un biberon, essayer de faire dormir l'enfant, changer la couche, afin d'aider Baptiste à comprendre et anticiper ces sons « bruyants », odeurs, déplacements de son entourage, etc. Nous avons introduit un baigneur, mimé des gestes de soins, fait un jeu « Pourquoi il pleure ? » et utilisé des livres. Cela l'a bien intéressé surtout, lorsque nous disions avec le poupon dans les bras : « Alors pourquoi il pleure ? », « Qu'est-ce qu'on peut essayer pour l'aider à se calmer ? » Là encore, il me semblait important d'aborder avec lui l'aspect fonctionnel et cognitif des pleurs pour ne pas le laisser face à une pure réception sonore potentiellement envahissante, difficile à penser, à situer dans un contexte élargi.

Voyons maintenant ce qu'il en est pour Viviane, suivie en thérapie, avec laquelle un premier travail sur la lutte contre des vécus de confusion, d'éparpillement, d'intrusion persécutante et le sentiment d'être perdu spatialement sera mené.

2f. Viviane : d'un monde chaotique où règne la crainte de l'autre à l'éprouvé d'une contenance avec des relations plus apaisées

Viviane est une enfant de 10 ans qui présente une trisomie et un visage qui se remarque, car elle n'a plus ni cheveux ni sourcils ou cils depuis des années. Elle ne parle pas.

La première année de sa présence au centre (un I.M.E.), elle agresse beaucoup les enfants et les adultes, frappant anxieusement les personnes qui passent, ou se précipitant sur des parents ou enfants pour les gifler, après les avoir approchés avec un sourire, et éventuellement, après leur avoir serré la main comme pour dire bonjour. C'est ainsi qu'elle accueille toute personne et que je fais sa connaissance. Alors que je lui dis bonjour, elle me sourit en grimaçant, vient, me tend la main tout en me regardant de près, pour, la seconde d'après, m'envoyer une claque sonore tout en continuant à me dévisager avec grande attention.

Il m'apparaît que Viviane est très craintive et qu'elle met d'emblée de la distance vis-à-vis des autres de cette façon (en effet, enfants et adultes se mettent vite à la craindre). Ce qui me « frappe » plus que la gifle est son absence de réaction adéquate, d'un point de vue émotionnel. De son sourire grimaçant à la claque, il me semble n'y avoir rien de vraiment défini comme émotion dans son visage ou dans son comportement. Son geste est comme une prise de contact, qui est « brusque » avec l'autre. C'est d'ailleurs le seul mode relationnel qu'elle sait instaurer. Viviane ne sait pas jouer et la lecture d'histoires, le visionnage de vidéos, l'utilisation de crayons, de peinture, d'accessoires divers ne l'intéressent pas. Elle regarde parfois les autres, se sent vite « oubliée » dans un groupe et réclame ainsi régulièrement l'attention.

Elle supporte très mal qu'un autre enfant se rapproche de l'adulte et le frappe. Tout refus de la part d'un adulte provoque une colère qui ne s'exprime que par des coups bien ciblés.

Perdue dans ce monde auquel elle ne semble pas avoir accès, dans des mécanismes de clivage bon/mauvais, sans liaison souple des pulsions agressives et libidinales, je remarque chez Viviane des angoisses archaïques. J'observe chez elle, une difficulté à ne pas se sentir en danger lorsque quelqu'un approche. En effet, soit elle agresse directement l'autre, soit elle présente alors d'intenses stéréotypies : des balancements du tronc d'avant en arrière avec des mouvements de battement d'ailes des mains. Un jour, à la pataugeoire, je note qu'elle réclame avec des gestes qu'on lui fasse couler de l'eau sur son dos, surtout au niveau de la partie centrale supérieure. Viviane présente des besoins de ressentis corporels sur des zones spécifiques, en lien avec une mauvaise perception de zones de son corps et des angoisses archaïques importantes, angoisses « spatiales autistiques ».

J'avais déjà remarqué que lorsqu'on l'asseyait sur un muret ou sur un tabouret en hauteur, elle était incapable de trouver comment descendre. Viviane se mettait alors à pleurer tendant les bras et suscitant de l'aide, bien qu'elle soit dégourdie et alerte d'un point de vue moteur. Elle ne cherchait pas du tout à descendre par elle-même. Elle ne bougeait plus, émettant des appels plaintifs. À l'inverse, les pieds au sol, elle se montrait très rapide et agile dans ses mouvements et déplacements.

J'ai commencé une thérapie avec Viviane. Les premières séances ont été très particulières, comme toujours avec les enfants en si grande difficulté. Viviane s'est enfuie dans tous les bureaux la première fois, avant d'arriver dans le mien, prenant toutes les feuilles, carnets, calepins, cartons, qu'elle pouvait trouver, pour les déchirer ou les enrouler sur eux-mêmes comme des rouleaux, qu'elle affectionnait beaucoup. Très angoissée dans le bureau, elle a tout jeté, lancé, parfois cassé, déplacé jeux, jouets, stylos, papier, lampe, etc., à la vitesse d'un éclair, laissant le bureau jonché de morceaux mélangés, éparpillés çà et là, tout étant répandu au sol, même les cartes postales et posters qu'elle avait brusquement arrachés des murs. Sur le chemin du retour, elle s'est également enfuie dans les bureaux voisins où elle cherchait à agripper et déchirer tous les papiers. Ce n'était pas une mince affaire alors de la ramener dans son groupe.

Cela confirmait pour moi mon impression que d'emblée, l'autre est vécu sur un mode persécuteur et qu'angoissée, elle agresse, immobilise l'autre par la rapidité et la multiplicité de ses attaques qui viennent « occuper, accaparer » l'interlocuteur potentiel. Mais contrairement à certains autistes, Viviane est tout de même dans la relation à l'autre et pas si en retrait que cela. En sa présence, je n'éprouve pas de phénomène de sidération ou de saturation de la pensée. Je suis plutôt occupée à parer ses attaques hétéro-agressives très directes.

La deuxième séance est tout aussi difficile à l'aller et au retour, mais dans la pièce, Viviane ne casse rien et je constate lors de la deuxième et de la troisième séance, que son démantèlement de l'espace recèle une certaine forme d'organisation. Viviane enlève tout ce qui se trouve sur la surface du bureau, même le sous-main qu'elle met par terre. Mais surtout, elle enlève tout des murs, grimpe sur tout ce qu'elle trouve pour détacher le moindre papier du mur avec patience et précision. Elle s'arrête ensuite dans son élan les séances suivantes et sollicite mon aide pour ôter le scotch d'un papier qu'elle a décollé du mur. Il m'apparaît qu'il ne s'agit pas, ici, de détruire l'autre, mais surtout d'interroger la relation dans le sens d'une angoisse de rester collé, confusionné – assimilé l'un à l'autre. Ce que je lui verbalise. C'est d'ailleurs lors de ses premières séances que Viviane sort le tube de colle pour en sortir le contenu qui se répand, entre autres, sur mon fauteuil.

Lors des séances du début, alors que j'évoque sa mère, elle m'envoie immédiatement un jouet « camion d'ambulance » dans la tête, lancé avec vivacité. C'est avec force qu'elle revendique un espace à elle, rien que pour elle, dans un décollement – déconfusion d'avec toute image maternelle.

Dans cette institution, je ne vois pas la famille. C'est une autre psychologue qui s'en charge. Lors des rendez-vous, la maman revendique beaucoup des aides et droits qu'elle estime lui être dus, et semble avoir du mal à rêver sa fille comme un enfant en plein développement. Il m'est rapporté qu'elle la voit plutôt comme un petit enfant qu'il faut prendre en charge. Lors de ces entretiens parentaux, Viviane est décrite comme tellement agitée qu'elle n'y assiste plus.

En même temps que la psychothérapie, se met en place tout un travail avec la famille. Viviane est inscrite dans des séjours de rupture, pour faire des premières séparations parentales. Une infirmière de l'institution l'y accompagne. C'est elle qui va progressivement ramener Viviane dans son groupe après ma séance. Les difficultés de Viviane dans les moments de passage et de transition d'un espace à l'autre, d'une attention d'un adulte à un autre se confirment : elle supporte très mal la fin des séances, refuse de s'habiller et se laisse traîner au sol ou attrape tous les papiers ou magazines dans le hall. Dès que l'infirmière viendra la chercher, cela ira beaucoup mieux, Viviane acceptant de s'habiller et de retourner dans son groupe, non sans passer par l'infirmière pour un petit tamponnage symbolique de sa jambe au mercurochrome, tant se séparer fait « souffrir ».

À la quatrième séance, Viviane rapporte pour la première fois tout ce qu'elle enlève dans le bureau sur mes genoux. Je me retrouve avec une pile impressionnante où se mêlent pêle-mêle : ballon, voiture, boîte d'animaux, pot de feutres, chaussures, chaussettes, lampe, poubelle (qu'elle n'oublie jamais), sous-pull, etc. Ma fonction de penser et « rassembler les différents éléments » se manifeste très concrètement chez Viviane. À tel point que je suis obligée de poser par terre les objets supplémentaires qu'elle me tend, au fur et à mesure, à un endroit qu'elle m'indique par un « là ». D'ailleurs, en me donnant les objets, elle va petit à petit me dire « Tiens ». Le début d'un contenant s'installe.

Lors d'une séance ultérieure au retour d'un séjour de rupture pendant lequel nous ne nous sommes pas vues pendant quinze jours, Viviane me vise toute la journée dans l'établissement, lorsqu'elle me croise, avec les objets les plus durs qu'elle trouve et je me sens attaquée de toutes parts au visage. D'ailleurs, elle vise très bien. Incapable de me le dire autrement, Viviane exprime une violente colère agressive. Ce jour-là, elle a une marque sur la tête. Elle a en effet été griffée au visage et au niveau du crâne par un autre enfant lors du séjour de rupture. « D'habitude, c'est elle qui tape, mais là, elle était plus calme », diront les gens du séjour. Amère déception pour Viviane de ce retour d'un « cassé à la tête » ramené par un autre enfant et qui vient raviver une crainte des autres, qu'elle commençait à travailler, dépasser.

Les semaines suivantes vont être jonchées assez régulièrement d'absences de Viviane pour maladie, fêtes, les retrouvailles s'accompagnant toujours d'un regain d'agressivité. Cependant, Viviane est plus calme dans le groupe et surtout très désireuse d'apprendre, curieuse. Émotionnellement, elle semble avoir compris que l'agressivité ne cassait pas le lien, et me sourit avec plaisir dès qu'elle me retrouve. Le long du trajet, elle anticipe en me disant : « Là, là, là, là, là » tout en désignant la route et le bureau. Elle dit « bonjour » aux personnes qu'elle croise et ne va plus systématiquement dans les autres bureaux. Elle n'a plus le regard angoissé au fond des yeux, et semble envisager le rapport à un autre d'une façon moins persécutrice. En début de séance, elle se déshabille un peu, enlevant ses chaussures en premier puis les pulls, qu'elle me lance ou me donne suivant son humeur.

Depuis quatre séances, elle demande à ressortir de la salle pour aller aux toilettes où elle souhaite que je l'accompagne. Lorsqu'ensuite elle va pour se laver les mains, à sa demande, elle se lave toujours également la bouche et les dents et essuie l'ensemble avec précaution. La confusion des zones du corps est encore bien présente mais le désir d'être propre est là. Par ce passage sanitaire, elle semble me signifier que tout comme je reçois et contiens son agressivité, elle peut commencer à gérer elle-même (avec l'appui de nos rendez-vous) ses contenus intestinaux.

Un des comportements de retrait autistique de Viviane consiste à déchirer les couvertures des magazines pour les enrouler et se caresser les joues avec. J'ai plusieurs fois évoqué avec elle son envie de s'envelopper dans des mots doux caressants (papier glacé) à la place des mots durs qui cognent (faisant ainsi le lien avec la séance où j'avais prononcé le mot « maman » et reçu un coup « d'ambulance » en retour).

Depuis peu, Viviane s'intéresse aux animaux et objets dans une boîte. Elle a beaucoup apprécié que je mette en scène des animaux tout en faisant leur cri, en séance et elle me demande de les faire s'animer mais inclut également dans sa demande d'autres objets divers : panneau d'indication, mappemonde, petit seau en plastique, dans une indifférenciation totale de ce qui est animé et de ce qui est inanimé. Le « grand tout confus », pas encore bien trié, classé, organisé, est encore présent chez Viviane. « Que faire de tout cela ? », semble-t-elle me dire à sa façon ; de ces choses animées ou inanimées ? Organiser, hiérarchiser les différents éléments du monde prend du temps, tout comme organiser les différents espaces d'apprentissage : classe, groupe éducatif, psychothérapie, qui apportent, tour à tour, un tas de petits contenus : mappemonde, etc.

Cet élargissement de ses intérêts me montre qu'il y a une reprise d'animer ce qui semble jusqu'alors « inerte », « inanimé », dans un premier temps ; objets comme animaux reprennent vie, intérêt et fonctionnalité.

L'hétéro-agressivité de Viviane va beaucoup diminuer et ses intérêts s'élargir. Lors des rendez-vous familiaux, elle restera beaucoup plus calme, pouvant être présente et écouter.

Le travail avec la famille deviendra cependant compliqué lors du projet de sortie, quelques années plus tard, car la famille souhaitera garder Viviane à domicile après ses 16 ans, refusant un projet d'autonomisation en foyer adulte, avec d'autres camarades. Pourtant son rapport à ses camarades et aux autres s'était grandement amélioré et une initiation au travail, en restauration (service de table), était envisagée par l'équipe mais non suivie par la famille.

Les choix des familles restent un point important dans le devenir et les formes de prise en charge et stimulations de ces enfants, jeunes et adultes.

L'intégration familiale et le partage des événements familiaux : mariages des autres sœurs et frères, naissances... étaient des éléments très importants pour la mère de Viviane, ainsi sans doute que la présence au quotidien de sa fille pour cette mère, isolée loin de son pays d'origine. Viviane avait une place importante dans son équilibre familial.

2g. Jonathan : un enfant ayant des difficultés tactiles et alimentaires

Jonathan est un enfant qui est arrivé en institut médico-éducatif à l'âge de 10 ans – c'est là que je l'ai rencontré – et était jusqu'alors scolarisé avec une prise en charge éducative à la maison de type A.B.A. Sa mère avait concentré ses efforts sur l'accès de son fils à la lecture et l'écriture, pendant ces années. Jonathan parlait, écrivait, lisait, mais la construction de l'identité corporelle et les fonctions « de base » intégrées que cela suppose, étaient restées à un niveau très régressé, si ce n'est archaïque : Jonathan ne mangeait pas normalement, ne mâchait pas, mangeait très peu d'aliments et se nourrissait presque exclusivement de boissons liquides protéinés.

Par ailleurs, s'il savait faire un certain nombre de choses, comme chercher sur internet, cela se limitait vite à quelques sujets de prédilections, répétitifs : les pigeons, les clochers, les insectes, qu'il ramassait abondamment en cour de récréation. Il pouvait ainsi se lancer dans de longs quasi-monologues, avec des adultes ou des enfants, sans comprendre la notion d'échanges d'idée, d'altérité dans la communication ni les codes et nuances sociales.

Jonathan attendait de plus qu'on séquence et prévoit pour lui chaque instant, se contentant de poser des questions mais n'ayant que très peu d'investissement ni compréhension (dans le sens de « connaissance »), de sa propre subjectivité, capacité éventuelle à réfléchir par lui-même, penser.

L'inscription à l'école s'était arrêtée et la recherche d'un établissement adapté mise en place, en raison de nombreux bleus constatés par les parents à la sortie de l'école, dus entre autres au fait que Jonathan se collait aux autres enfants et venait les toucher à des endroits intimes.

Si Jonathan avait été éduqué, quant à ses comportements « en surface » – c'est-à-dire comportement par comportement, appris par cœur, guidé par l'autre, il questionnait ouvertement à sa façon ce « dedans » des autres : l'être humain « à l'intérieur », dans sa chair, ses réactions intimes, sa densité, ses pensées aussi, inaccessible de « l'extérieur », malgré ses tentatives d'en saisir quelque chose physiquement.

Habiter son corps, se l'approprier, habiter son Moi, comprendre que l'on a des pensées propres, et échanger avec l'autre autour de ce qui excite sexuellement ou met physiquement en tension, ce n'est pas aller prendre sur le corps de l'autre quelque chose comme on prendrait une consigne. Jonathan, faute de comprendre ce niveau d'échange, pouvait aller agripper le sexe de l'autre, toucher les fesses, les seins. Et je pense que Jonathan avait atteint les limites pour lui de cette approche qui lui laissait entendre exclusivement que seul l'autre « avait », « savait ». Dans sa logique, si l'autre avait cette richesse (des compétences ou choses en plus), il fallait donc venir lui prendre, lui voler. Or, tous les savoirs qui constituent un être humain ne sont pas des sujets de connaissances partagés par tous comme les consignes ou règlements ou notices. Les émotions et sensations sont propres et vont servir aux idées et représentations personnelles, au déroulement d'un système de pensée personnel, puis de fantasmes intra psychiques. La personne autiste peut et doit développer ce potentiel-là. Je pense que les personnes autistes sont tout à fait capables de se représenter ce que vivent les autres, si on leur donne une forme de représentation des vécus personnels et de l'émotionnel qu'ils peuvent saisir.

Lors du premier rendez-vous, nous remarquons avec l'éducatrice que Jonathan pose beaucoup de questions. Il demande constamment quelque chose ou affirme des choses, a des sujets de prédilection. Il y a peu de place pour l'autre dans l'échange dans cette succession de propos « sortis » comme des savoirs, des repères, face à une situation nouvelle (le rendez-vous de premier contact). Jonathan sort « tout ce qu'il sait », tout un tas de « contenus-connaissances déjà connus », sur les sujets « qu'il connaît : pigeons, clochers d'église, villes, etc.) quel que soit le sujet que nous essayons d'aborder dans le rendez-vous. S'il n'a pas de stéréotypies gestuelles (il reste assis), c'est son esprit qui dans cet autobalancement de propos et de phrases habituelles, de conversations « déjà connues », fait fonction de stéréotypies. Les échanges avec son entourage apparaissent vite « préformés » pendant l'entretien : Jonathan pose des questions, affirme deux ou trois phrases et attend le retour de « la consigne-guidance parentale » de sa mère, qui ne manque pas d'arriver.

Dans cette forme de communication et de relation, on perçoit ainsi une ritualisation des échanges qui fait repère pour lui mais laisse peu de place à la spontanéité, l'imprévu, et ne lui demande ainsi pas trop d'adaptation.

Les « retours maternels-guidance » sont constitués de propos de la nature suivante : « Tu sais bien, Jonathan, quand tu fais cela, on t'a déjà dit que cela pouvait gêner » ou « Tu sais bien, Jonathan, concernant ton intérêt quasi exclusif pour telle chose (clochers, villes, etc.), on t'a déjà dit pas plus que… » « Jonathan quand quelqu'un parle, on ne lui coupe pas la parole ! », etc. L'éducation est permanente et, en cela, on reconnaît la méthode A.B.A. On se sent peu dans un entretien avec les parents et plus dans une perpétuelle reprise de l'enfant autiste. Dans ce système, on perçoit combien mère et fils sont un peu enfermés dans un rôle : lui prend toute la place et accapare l'attention qu'il sait déjà centrée sur ses demandes et attitudes, et sa mère fournit en permanence sans s'en rendre vraiment compte des consignes de comportements pour tout, tout le temps, ne stimulant pas une certaine autonomie de la pensée et la recherche du décryptage des indices par Jonathan. Ce dernier est loin d'être autonome et d'avoir ses propres repères avec les autres. On comprend aisément qu'avec les autres camarades cela marche beaucoup moins bien car eux ne vont pas prendre cette place de donner constamment des consignes ou de reprendre Jonathan. Surtout en établissement spécialisé où il est déjà difficile pour les autres enfants d'aller vers les autres et de comprendre les nuances sociales.

Jonathan a l'habitude d'être soutenu par un système rééducatif qui n'est pas facilement transposable et dans lequel ses propres facultés de discernement et d'adaptation, de créativité ne sont quasiment jamais sollicitées. Ce qui est sollicité c'est sa mémoire des consignes entendues. D'ailleurs il n'envisage pas qu'il n'y ait pas immédiatement de réponse en face et insiste constamment jusqu'à accaparer l'espace vital d'autrui (par la parole ou physiquement). Il a progressé jusqu'alors avec ce type d'étayage et a ainsi pu apprendre à lire et écrire. Toutefois, faute de repères propres, il est très dépendant de son environnement dont il ne comprend pas intuitivement, les codes et interpelle, questionne, constamment, jusque parfois provoquer pour avoir sa réponse.

Il y a toute l'intériorité du sujet qui est à développer. Jonathan sait lire, connaît la classe, mais ne comprend pas l'utilité de ce qu'il lit, ne sait pas s'en servir, lit juste pour lire, comme un acte moteur et verbal autonome, loin d'une quelconque tentative d'échange de points de vue ou de représentations, comme c'est parfois le cas dans l'autisme. De plus, à l'école, il ne voulait plus vraiment travailler mais faire ce qui l'intéressait.

La première année dans l'I.M.E., il ne voudra rien faire de ce qu'on lui demande pendant le temps classe et posera, à la place, de nombreuses questions à l'instituteur sur les domaines qui l'intéressent. L'instituteur aura beaucoup à travailler sur son comportement en classe et l'acceptation par Jonathan d'une position d'élève : accepter que l'on ne réponde pas tout de suite à ses questions, d'attendre son tour, accepter que le maître oriente le travail, décide du travail, rester à sa place devant son travail, etc.

Sa maman demande vite qu'on lui donne « un programme » de ce qu'on va travailler avec lui (dès le deuxième rendez-vous) afin de pouvoir travailler aussi dessus, « l'entraîner » à la maison.

Un objectif nous apparaît vite qui est de l'amener à sortir de cette logique du « tout programmé » « tout prévisible » afin qu'il accepte de laisser de l'espace à la pensée, au manque, à la réflexion, à la recherche par lui-même d'indice, en étant aidé quant à cela. Il me faut expliquer à sa famille qu'il n'y aura point de programme « rééducatif » prédéfini mais de l'éducatif, les accompagner, eux comme Jonathan à l'acceptation du « flou », « du non-encore su », sans pour autant penser qu'il n'y a aucun repère possible sur les apprentissages et le travail en cours.

Il s'agit pour Jonathan comme pour son entourage de travailler ce qu'est une adaptation aux données au fur et à mesure qu'elles se présentent. J'entends que si cela va être difficile pour Jonathan, il en est de même pour ses parents qui semblent s'inquiéter (inquiétude amplifiée par la polémique alors dans les médias) de risquer de se perdre dans un discours dont on perçoit difficilement la concrétude. Toutefois, je proposerai quelques recours à des pictogrammes et images pour rassurer et aider à intégrer cette nouvelle façon d'aborder l'Autre.

Car il s'agit bien de cela : amener Jonathan à comprendre que dans les rapports humains il y a toujours une part d'inconnu, d'imprévisible, mais qu'il y a quand même des repères et que cette part d'imprévisible, voire de déception, d'incompréhension n'est pas due à l'autisme mais est inhérente aux rapports aux autres. Autrement dit, cela va amener la question de l'intime, du dedans, des pensées, des doutes, des questionnements, de ce qui ne se voit pas, ne s'attrape pas (Jonathan cherche à toucher les autres, y compris toucher les seins, les sexes, etc.). Ce qui fait l'humain, l'esprit, le psychisme, ne s'attrape pas comme une paire de lunettes, ne se voit pas, ne se touche pas. L'articulation avec la question de la sexualité adulte sera également à aborder. Autrement dit il s'agit de poser ce qu'est le dedans, l'intérieur, chez l'être humain et d'en parler à Jonathan, de l'aider à comprendre, ce qu'il ne peut pas « voir » ou apprendre par deux ou trois questions. Cet Autre dont il ne peut pas tout savoir malgré toutes les questions qu'il sait poser, constitue cette limite qu'est l'altérité. Il est l'autre avec ses idées propres, ses pensées, son intimité que l'on peut rencontrer mais que l'on ne peut pas saisir tel un objet. La première « consigne » sera donc de dire qu'il ne s'agit pas de tout savoir (ou dire) mais que certaines zones sont « privées ».

L'éducatrice s'attellera toute l'année à échanger beaucoup avec Jonathan sur l'intériorité, à poser la question des pensées, des ressentis dans les échanges avec les autres. Tout en restant très psychanalytique, comme approche, cela est très concret et complémentaire à une approche antérieure comportementale, type A.B.A.

Une présentation des choses, pour faire le lien entre les deux approches est à construire.

Outre ses difficultés dans les relations avec les autres, j'apprends lors des premiers rendez-vous que Jonathan refuse de mâcher et à 11 ans, ne mange que des liquides ou du mouliné, tel un tout petit. Son alimentation est à tel point restreinte qu'il en a un retard de croissance et le teint pâle. Je questionne alors ses difficultés du côté d'un possible trouble de l'intégration tactile et gustative.

Ses difficultés corporelles sont-elles liées à des troubles de l'intégration des données fournies par les récepteurs sensoriels (les sens) qui n'ont pas été clairement identifiés et travaillés ? De fait, ses apprentissages, qui ne s'intègrent pas dans un « contenant-tête-pensées et corps » bien défini, sont précaires, ne renvoient à rien personnellement pour Jonathan qui reste très dépendant des formes de consigne données par l'environnement. Sans faire référence à son propre soi, à ses ressentis (difficile lorsqu'ils entrainent du mal-être et de la confusion) comment comprendre (dans le sens étymologique du mot de « prendre à l'intérieur de soi ») les apprentissages et savoir les exploiter d'une situation à l'autre, en fonction de ce que l'on ressent dans cette situation ? Comment l'enfant autiste peut-il savoir que cela est adéquat ? Opportun à la situation ? La personne normale part de son ressenti : « Là, je vois qu'il est en colère, alors je vais le laisser tranquille ou je vais lui parler » ou bien encore « Là, j'éprouve une sensation de froid, donc c'est opportun d'aller chercher un pull », etc. Pour la personne autiste dont les sensations, ressentis, sont perturbés, qu'en est-il du décryptage des perceptions et de la compréhension des données contextuelles à prendre en compte dans la mesure où les unes ne sont pas forcément ressenties comme systématiquement plus fortes que les autres : un éblouissement peut être ressenti par une personne autiste comme beaucoup plus fort que la colère de la personne en face de lui et que ses cris agacent (s'il crie).

Des objectifs de soin et de travail éducatif

Beaucoup de choses ont été travaillées avec Jonathan afin de lui faire comprendre ce que sont l'intériorité, la subjectivité, les pensées, les ressentis, l'aider surtout à pouvoir prendre son corps comme repère, à mieux le comprendre, y compris dans ses dysfonctionnements, bref, à installer sa subjectivité et laisser la place à celle des autres, en comprenant mieux ce que sont les rencontres.

Mais si « programme il y a » c'est dans une vision globale de développement de sa subjectivité et d'objectifs précis et adaptés à Jonathan et non pas dans une optique de « rééducation » (cf. partie sur les PTEPI).

Ces « objectifs » seront en effet travaillés au fur et à mesure de la spontanéité des rencontres avec les adultes aussi bien qu'avec les autres jeunes au cours de sa prise en charge dans l'établissement. En effet, il sera amené à vivre de nombreuses situations collectives et relationnelles, de travail et d'apprentissage lors desquelles il se trouvera spontanément confronté à ses difficultés et engagé par l'adulte présent à se les représenter, chercher des solutions ensemble, au fur et à mesure de la relation de confiance qui se créera avec les adultes.

Un des accompagnements très forts de Jonathan pendant la première année a été le moment des repas, puis celui des récréations. Les difficultés alimentaires de Jonathan me font très vite supposer des troubles des sensations tactiles, une hypersensibilité de la zone O.R.L. La maman m'affirme ne pas avoir voulu rééduquer cela en priorité en collaboration avec l'hôpital où il consultait. À l'école, elle apportait des briques de liquide de réalimentation pour enfants, pour ses repas. Lors de son arrivée, Jonathan refuse de mâcher, de croquer et ne veut pas des aliments durs.

Je leur demande si Jonathan est sensible aussi aux vêtements, aux textures de ceux-ci sur sa peau. J'essaye d'évaluer sa sensibilité tactile. Je remarque à plusieurs reprises que pendant les entretiens, il coince parfois ses mains et avant-bras contre son corps, comme un poussin qui replie ses ailes contre lui, comme pour s'autoréguler dans son envie de toucher à tout, mais je pense aussi pour ressentir des pressions tactiles sur ces zones (le long des côtes, comme Temple Grandin).

Je propose à l'éducatrice et à la famille de travailler cela pendant l'année, mais en mettant l'accent non pas sur le refus ou non de manger mais sur les ressentis tactiles provoqués par les aliments sur les muqueuses internes ; c'est-à-dire autour d'une hypothèse de difficultés d'intégration des ressentis piquants ou durs, secs, provoqués par le passage des aliments dans la bouche. Cela peut aussi être la résonnance et les vibrations dues au mâchage des aliments ; le bruit aussi qui peut déranger et résonner dans la tête et être vécu comme très désagréable. En effet, Jonathan peut souffrir de troubles de l'intégration des données sensorielles, sans se représenter ce qui se passe ou en avoir souffert et être resté sur cette appréhension. Pour l'instant, il n'accepte que du « doux, glissant » : les liquides, dans cet espace. Cela me fait également penser à l'aversion et aux difficultés des autistes pour l'évacuation ou plutôt le passage des matières dans leurs intestins : parfois c'est dur (ils sont souvent constipés), parfois cela brûle (la diarrhée), cela peut déclencher des coliques douloureuses (spasmes). D'un point de vue tactile, manger comme digérer est source d'énormément de sensations variées, parfois à l'opposé : trop liquides et brûlants ou trop secs, qui doivent être totalement imprévisibles et incompréhensibles pour un autiste hypersensible, mais peuvent vite, à mon avis, devenir des moments anxiogènes.

Je demande à l'éducatrice et à la maman si elles réessayent de varier l'alimentation, de nommer les qualités tactiles des aliments et de demander à Jonathan si cela le pique, le gratte, le brûle, d'essayer de nommer des sensations plausibles et d'évaluer au fur et à mesure si certaines l'incommoderaient, l'inquiéteraient ou provoqueraient des confusions ou des ressentis douloureux. L'éducatrice tentera dès la période d'essai de faire goûter à Jonathan les aliments de la cantine. Elle aura quelques succès au fur et à mesure des mois : il acceptera de goûter plus de choses et prendra quelques cuillerées parfois. Jonathan va se mettre à manger un peu plus de choses, même si au final il faudra tout de même souvent lui écraser et l'inciter à faire comme les autres. Cela va améliorer son teint et relancer un peu plus sa croissance. Ce qui était un enjeu important pour sa santé.

Concernant les difficultés avec ses camarades, nous constatons au fur et à mesure des mois qu'en sollicitant constamment l'adulte pour des réponses immédiates et consignes, parfois pour avoir ce qu'il veut, les autres enfants le ressentent facilement comme un rival qui monopolise beaucoup l'adulte et prend « trop l'attention ». De plus, il se met au bout de quelques mois à plus chercher les autres, enfants et adultes, en se confrontant à eux physiquement ce qui se manifeste par des attouchements directs sur certains adultes et jeunes : il s'avance et plaque ses mains sur les seins ou met la main entre les jambes ou colle sa tête contre l'épaule des autres enfants, souvent en recherchant ceux que cela va le plus déranger, ceux chez qui il va pouvoir avoir en réponse une réaction forte. Ayant du mal à s'arrêter, Jonathan va jusqu'à provoquer de la violence physique et verbale de la part des autres jeunes qui ne savent plus quoi faire pour être respectés et s'en défaire. Jonathan ne semble éprouver aucune gêne sur ces coups qu'il reçoit mais plutôt rechercher vivement « cette animation intérieure » chez les autres.

À sa façon, il pose la question de la sexualité, de la notion d'intimité d'autrui qu'il ne comprend pas, faute de faire lui-même quelque chose de ses ressentis (aucune réaction de protection par rapport aux coups reçus, indifférence quant aux bleus sur ses jambes).

Nous apprenons alors que ce sont ces comportements qui faisaient problème à l'école. L'éducatrice référente de Jonathan et son instituteur vont travailler tout cela avec lui.

Après avoir demandé à sa mère si elle lui avait déjà parlé de la transformation de son corps à l'adolescence, de la sexualité génitale qui va s'éveiller en lui et de celle des adultes de façon globale, je lui suggère d'expliquer à son fils, avec ses mots, à elle, comment son corps va se transformer (elle ou le père) et globalement qu'est-ce que ce lien entre les adultes qu'est la sexualité ainsi que d'introduire la notion d'intimité. Car si des pictogrammes ont été faits par la maman pour expliquer à Jonathan « comment on doit toucher des personnes » et « comment on ne doit pas les toucher », cela ne correspond pas vraiment à la pluralité des situations. J'explique que sans parler de sexualité et d'intimité, Jonathan ne peut pas comprendre qu'il n'a pas le droit de se coller ou de toucher des seins alors que dans tous les magazines, publicités et à la télévision on voit souvent des personnes en dessous se toucher, se frôler, l'un sur l'autre, parfois s'embrasser sur la bouche... Le pictogramme « on ne doit pas faire cela » ne correspond pas à ce que Jonathan peut percevoir.

De plus, je demande dès le début que soit introduit un nouveau pictogramme : « ?= je ne sais pas ». Il me paraît très important de casser cette logique de Jonathan de pouvoir toujours avoir une réponse tout de suite. Il va devoir comprendre que « je ne sais pas » est aussi un vécu normal. De plus, sortir ce pictogramme doit ouvrir sur la recherche d'indices et la réflexion – le recours à la pensée ! Maintenant il s'agit pour lui de trouver quand placer ce temps d'autoréflexion.

Non, on ne pourra pas tout lui dire. On ne peut pas toujours savoir pourquoi quelqu'un est en colère, se tait, est triste ou content. Il y a un en dedans, des émotions, une subjectivité, un espace interne qui ne s'attrape pas, ne se voit pas, s'échange ou non. La notion d'intimité doit être introduite.

Si je reprends plus précisément le travail effectué :

Travail sur l'alimentation

Il y a eu tout un travail de mise en place avec l'équipe et plus spécifiquement avec une éducatrice, pour accompagner Jonathan dans les sensations éprouvées lors de l'alimentation, afin de resituer que ce n'était pas forcément une opposition relationnelle ou un malaise de cet ordre, mais un malaise face à l'intensité et l'impermanence des ressentis. Ce travail finement mené par l'éducatrice d'amener Jonathan à goûter un peu plus les aliments en s'attachant à nommer les sensations perçues, a permis à ce jeune garçon de ne plus amener de repas liquides protéinés, de manger de plus en plus d'aliments et de goûter quelques nouvelles saveurs et surtout de s'approprier et d'apprendre à trouver ses ressentis, dans une relation empreinte d'un grand respect, de son besoin d'aller doucement, à son rythme. Le temps entre deux nouvelles tentatives étant très long au début.

Travail sur la socialisation, l'intersubjectivité

En parallèle, cette même éducatrice, référente de l'enfant, travaillait sur son rapport aux autres, sa façon de les chercher, d'amener la question du corps de l'autre et de la différence sexuelle. Elle pouvait articuler ainsi, la question des ressentis à celle des échanges relationnels : « que ressent l'autre lorsque tu lui fais cela ? », en rappelant que cette question pouvait être sensible, pour lui comme pour l'autre.

Formée à l'approche psychodynamique, elle a aussi beaucoup aidé à développer la représentation des vécus de l'autre chez cet enfant, et lui a appris à différer ses élans et réponses comportementales. Pour lui apprendre à suspendre l'envie de réagir immédiatement, elle a instauré un « premier temps » de dégagement de la situation et de réflexion sur les conséquences probables de ses actes, qui se concrétisait par une mise à l'écart avec elle, dans une pièce « à part » pour « réfléchir avant » et se poser les « bonnes questions » : qu'est-ce qui s'est passé ? Qu'est-ce tu as fait ? Comment l'autre a réagi ? Que peux-tu comprendre de cette réaction ? Qu'est-ce que tu penses que cela a fait aux autres, etc.

Jonathan va devoir intégrer ce temps de la pensée et intégrer le décryptage, le détour par le fait de prendre en compte ce que l'autre envoie, émet comme signal. L'émotionnalité de l'autre tout comme la sienne, les envies, les non-envies, tout cela est parlé, montré et signifié comme moteur indiscutable des réponses des gens autour de lui. Ainsi, il faut savoir si cela plaît ou déplaît, est agréable ou non, a plu à l'autre. C'est tout un nouvel univers qui s'ouvre à Jonathan : celui de l'espace interne, de la subjectivité, afin de sortir d'une vision ritualisée des relations et des êtres que les provocations de Jonathan interpellent. Car en touchant les autres intimement c'est bien l'intérieur de leur être que Jonathan cherche, l'intérieur de leurs émotions, réactions.

Au bout de deux ans, cet enfant ayant envie d'aller coller un autre enfant dira de lui-même : « Oui, je sais, M. (son éducatrice), il faut que je réfléchisse ! Est-ce que lui il est d'accord pour que je le touche ? » Cela témoignant non seulement de son investissement de sa propre capacité de réflexion, mais surtout de son intérêt, en miroir et par identification aussi à la fonction psychique de l'éducatrice, pour désormais réfléchir, chercher par la pensée propre. Étant lui-même ainsi initié aux échanges humains de pensées, à partir de ce moment-là, son mode de contact par des gestes intrusifs sur le corps d'autrui a beaucoup diminué (et les attouchements ont diminué), en présence d'un adulte « contenant ».

Un tel travail sur les ressentis d'autrui est un préambule indispensable pour permettre par la suite à un adolescent d'intégrer l'évolution de son corps et de sa sexualité.

Si les pictogrammes sont un des moyens de repérages dans les interactions, le langage et les questions posées aux autres, en sont d'autres. C'est le recours à tout cet ensemble de possibilités qui fait la richesse de l'individu. En ne stimulant que d'une certaine façon les aires cérébrales (le risque des méthodes uniquement rééducatives purement comportementales qui recourent au binaire : stimulus-réponse unique), on limite les stimulations des connexions avec d'autres aires cérébrales telles que l'intuition, les échanges de représentations et de points de vue par la parole, la gestion des émotions par l'humour, aptitudes, qui nécessitent des connexions complexes et « plus inter factorielles », véritables richesse de l'être humain.

Pouvoir faire des raisonnements hypothético-déductifs en est un exemple.

Cela ne veut pas dire non plus ne pas savoir ce que l'on est en train d'apprendre à l'enfant et ne pas pouvoir évaluer son évolution. Il est important que les psychanalystes puissent expliquer plus facilement aux parents ce qui se travaille et les améliorations concrètes qu'ils peuvent guetter. En I.M.E., ce va-et-vient, cette interaction entre le soin, l'éducatif et le pédagogique, le rapport aux camarades, sont des choses quotidiennes qui se croisent et se travaillent. Cela facilite aussi le travail de chacun car le thérapeute peut voir en quoi son travail a aidé l'enfant à être mieux en groupe, par exemple, et l'éducateur ou le pédagogue peut demander au psychologue comment présenter les données ou apprentissages de façon plus accessible à l'enfant en fonction du niveau de compréhension auquel il a accès.

L'approche psychodynamique a cette richesse de stimuler et d'encourager les échanges de pensée, l'investissement de celle-ci, l'accès aux représentations et les échanges de point de vue, le questionnement de sa propre pensée (méta-point de vue), etc.

Il existe tout un ensemble de connaissances dans la psychanalyse sur la façon dont les représentations et la pensée se mettent en place, à partir des ressentis corporels, des fonctions Moïques et des échanges relationnels, comme nous l'avons vu en deuxième partie. La psychanalyse, pour moi, n'est pas seulement l'investigation de l'inconscient mais avant tout une science humaine du développement des processus psychiques, y compris complexes, et de la façon dont ils sont stimulés, croissent dans les échanges relationnels et affectifs. De nombreux auteurs psychanalystes abordent la façon dont la pensée passe de proto-représentations, comme, par exemple, les signifiants de démarcation, à des fantasmes plus élaborés et de plus en plus « secondarisés » et comment la pensée du soignant étaye le développement des processus de pensée chez l'enfant, chez l'adulte et donc l'ensemble des processus cognitifs.

N'ayant présenté que des profils d'enfants autistes ayant d'importants dysfonctionnements de l'intégration sensorielle, je souhaite ici présenter un enfant autiste ayant d'autres types de difficultés autistiques, bien que sa compréhension du langage reste difficile, mais plus sur un versant de la compréhension des codes sociaux. Cela illustrera la question des différentes formes d'autisme possibles. Cet enfant a aussi une histoire familiale impactant clairement son développement et certains « hyperintérêts » pour les relations entre adultes, qui lui sont propres.

C'est un cas d'enfant intéressant pour présenter à la fois d'autres formes d'autisme et aussi la singularité de chaque histoire d'enfant et de son développement. En effet, d'autres formes de confusion chez des personnes autistes semblent non liées à des dysfonctionnements sensoriels premiers.

Kristen illustre cette question des variétés de formes dans l'autisme.

2h. Kristen : un autre profil d'autisme avec une hypersensibilité aux conflits dans son environnement proche, mais sans atteinte sensorielle primaire

Kristen est un jeune garçon autiste arrivé en I.M.E.-I.M.Pro à l'âge de 8 ans. C'est un enfant craintif, qui parle un peu et montre une hypervigilance envers les autres autour de lui, tient des propos et présente des gestes de protection physiques qui sont inquiétants, encore plus chez un enfant autiste, normalement plutôt centré sur ses propres intérêts et moins présent que cela à tout ce que vit son environnement. Kristen présente en plus de son autisme, des symptômes en lien à de la violence physique vécue ou vue.

Alors que je commence à le recevoir en individuel, la disproportion entre le temps que je lui consacre et celui où il a peur des autres enfants et du groupe me paraît trop importante pour que mon « *holding* » et ma contenance tiennent suffisamment longtemps dès qu'il retourne en récréation. En effet, c'est dans ces temps de jeu libre ainsi qu'en sport que Kristen est le plus envahi par la peur et l'inquiétude. En récréation, il passe beaucoup de temps, le visage contracté, à regarder à sa droite et sa gauche, en disant le bras replié contre son visage comme pour se protéger : « Taper. Pas taper ! » Il est alors transi d'angoisse. En sport, il refuse tout bonnement d'entrer dans le gymnase, très apeuré et s'échappant ou se dégageant à tout prix, si on lui prend la main, pour s'enfuir.

Outre le travail d'investigation et de protection de l'enfant à envisager, j'ai réfléchi à ce que nous pouvions mettre en place pour offrir à Kristen un sentiment de protection et de pare-excitation » lorsqu'il était confronté à d'autres enfants. L'observation clinique et phénoménologique des moments qui étaient difficiles pour Kristen m'a permis de me rendre compte qu'une des difficultés de Kristen, autiste très écholalique et un peu échopraxique était son incompréhension des jeux des autres enfants et sa grande peur des moments où ils arrivaient en courant ou avec de grands gestes vers lui et surtout lorsqu'ils lançaient des ballons en visant une personne. Il était littéralement terrorisé et ne comprenait pas l'aspect ludique de la chose mais prenait cela comme de réelles agressions. Il me semblait indispensable de m'occuper de sécuriser suffisamment cet enfant en journée en même temps que de lui offrir un espace individuel de psychothérapie. Je me mis à l'accompagner et à l'accueillir lorsqu'il n'arrivait pas à soutenir le fait de rentrer dans le gymnase : là où le son des cris résonnait et là où des ballons fusaient ainsi que des bousculades qui avaient lieu lors des matchs. Parfois même, certains enfants tombaient au sol. Tout cela lui faisait très peur, faute d'en comprendre l'aspect sportif.

Je mis en place pour Kristen un dispositif « sur mesure », très individualisé, d'accompagnement au gymnase, près de lui, pour l'aider à savoir où se positionner : en observateur, près de moi, dans un premier temps et la moitié de la séance.

Puis, je l'emmenais dans mon bureau et reprenais, à l'aide d'images, ce que nous avions observé : qui devait faire quoi dans le gymnase lors des séances de sport. Le but des objets lancés – et cela, « à froid », c'est-à-dire en scénarisant avec des photos et personnages, quelque chose qui n'allait pas l'atteindre directement. J'étais très vigilante à ses réactions. Petit à petit, Kristen a pu rester plus longtemps dans le gymnase à mes côtés, au début. Puis, il n'a plus eu peur et a pu rester seul. Cette détente a pu se transposer en récréation, spontanément.

Mais tout cela a pris du temps et nécessité un travail en partenariat étroit avec le professeur de sport. J'ai demandé, pendant un temps, à l'enseignant de ritualiser ses exercices d'échauffement et de montrer chaque exercice sous forme de séquençage en photos, avec lui en situation dans le même gymnase où avait lieu le sport. Ainsi, par ce biais, j'espérais pouvoir amener Kristen à savoir où et quoi regarder pendant les séances de sport et mieux comprendre ce qui était attendu, visuellement, étant donné la foule d'informations possibles à regarder au même moment, dans laquelle il pouvait se trouver noyé.

Pendant tout un premier temps, je montrais des photos des exercices d'échauffement, vus un par un, et proposais à Kristen de les faire « à vide », avec moi, dans le bureau, à partir des photos. Il était important de lui montrer, dans un contexte simplifié, ce qui était attendu, à partir des photos prises, puis, de chercher à le reproduire en vrai. Pour une personne autiste cet enchaînement n'est pas forcément simple. Nous avancions pas à pas !

Kristen a très vite compris et surtout exploité la réassurance qu'il pouvait y trouver. Petit à petit, il s'est mis à participer à l'échauffement et a pu rester dans le gymnase, apaisé. Une fois l'échauffement fini, il s'asseyait dans un coin défini à l'avance et observait sans peur. Au début, il demandait à ressortir, une fois l'échauffement fini, et je restais près de lui, pour l'accompagner pendant ce temps et mettre en mots ses difficultés, ses ressentis, les exercices qu'il avait pu voir aussi et ceux qu'il avait réussis.

Dans un second temps, nous avons commencé, avec le professeur d'éducation physique, à faire des photos séquentielles du sport qui suivait : badminton, escrime, gymnastique, etc. Kristen a pu comprendre et participer et réaliser les exercices tels que faire une course à deux, faire un relais, ou exécuter en tennis un « service », « un revers », etc.

Dans les exercices à deux, l'enseignant se mettait avec lui et, au début, je lui montrais les photos d'abord. Cela a très bien fonctionné. C'était par contre trop compliqué de lui demander des consignes complexes de groupe telles que changer de partenaire à chaque fin de match en fonction des points gagnés ou non.

Mais le gymnase n'était plus, pour lui, l'équivalent d'une séance de multiples combats ou bagarres dans le réel.

Ce travail de compréhension des jeux de ballons, balles et autres a permis que Kristen se rassure en récréation et commence à voir les gestes brusques ou vifs de ses camarades et les bousculades après le ballon, comme des moments de jeux, non violents, où il n'était pas en danger. En parallèle ses parents se sont séparés et Kristen n'était plus ou en tout cas beaucoup moins confronté à la violence intra-familiale. Au bout de plusieurs mois, il ne disait plus « Taper/pas taper », en se protégeant le visage, une fois la séparation de ses parents actée.

Toutefois, il n'en est pas moins resté hypervigilant pour le monde et les soucis des adultes, ce dont il me faisait part en psychothérapie individuelle, une fois le cadre « plus classique » retrouvé. Il écrivait beaucoup en écholalie des termes ou thèmes évocateurs des soucis et conflit parentaux, au milieu de longues listes de titres de CD, de films, ou de noms vus sur des boîtes aux lettres chez lui. Il y avait une réelle réflexion mature chez ce jeune homme très délicat, qui a décroché plus tard sans souci un travail en emploi protégé. À l'époque de mon travail avec lui, il n'avait que 10 ans.

Kristen est un enfant autiste qui, de mon point de vue, ne présente pas de trouble sensoriel, mais un autre profil : il est verbal, logique, dans la relation-parfois même hypervigilant à l'autre, a manifesté une grande anxiété, a vécu une situation de violence familiale, et cherche constamment, à essayer de comprendre les codes sociaux et ce qui régit nos relations.

Il doit décrypter le monde autour de lui. Il est également très écholalique mais peut aussi répondre et parler normalement. Pour parler de lui, il se cite : « Kristen va aller au Mac Do après ? » Comme souvent pour ce type d'autisme quelques rituels journaliers sont vécus comme reposants et lui permettent de ne pas toujours être en « décryptage de l'environnement ». Le « Après, on va au Mac Do ? » en faisait partie, comme la promesse d'un temps de pause, d'accalmie, après un temps d'attente ou pénible…

Nous avons aussi à un moment donné ouvert une classe, pendant les récréations, pour les enfants autistes qui se sentaient trop perdus et une des institutrices leur laissait accès à des jeux sur ordinateur, s'ils le souhaitaient : jeux de détente qu'ils comprenaient beaucoup mieux que les jeux symboliques sociaux normotypiques. Kristen y est souvent venu.

Là encore l'approche psychodynamique, couplée à la phénoménologie ainsi qu'à la connaissance de la méthode T.E.A.C.H. et du séquençage (pendant un certain temps en tout cas) m'a permis, d'aider Kristen à reconstruire un sentiment de protection et de sécurité lorsqu'il était confronté au groupe, aux autres.

Le contexte familial était aussi pris en compte et des rendez-vous parentaux ont été faits, très vite en séparant les deux parents (suite au premier rendez-vous en commun des parents, Kristen avait dit pendant dix jours « couteau » et Madame nous avait dit avoir été menacée avec un couteau par Monsieur.

Il nous fallait accompagner la famille dans la prise de conscience des difficultés de leur fils et quant à l'impact de la crise qu'ils traversaient et des violences commises devant les enfants : menaces, agressions physiques, disqualifications, etc. La mère a déménagé et pris les enfants dans son nouveau logement, où ils étaient beaucoup plus au calme. Toutefois, pendant la grossesse de Kristen, elle avait relaté avoir reçu des coups entre autres dans le ventre… Kristen avait très peur des coups.

Dans cette situation – certes peu banale – de violence familiale, la pathologie autistique prend une autre dimension et l'accompagnement psychologique post-traumatique est à articuler avec les spécificités de compréhension liées à l'autisme. Pour autant le travail de soutien psychologique et d'accompagnement reste fondamentalement le même que l'enfant soit autiste ou non. De même, à l'adolescence, Kristen accédera à la problématique adolescente comme tout autre jeune, regardant pendant sa thérapie, dans le miroir, la carrure de ses épaules élargies –

grand sourire aux lèvres et se tournant vers moi pour me prendre à témoin en me disant, les yeux dans les yeux et avec un grand sourire : « Beau gosse premier ! » guettant également ses premiers poils de barbe et ses premiers boutons (peu présents)... L'adolescence... ça ne s'invente pas... ça éclot et... ça se découvre... dans le miroir...

Lorsque je dis que Kristen est écholalique et qu'une de ses activités principales consistait à chercher à comprendre le monde des adultes autour de lui, c'est que pendant nos années de travail il apportait beaucoup de matériel écrit qui était constitué de véritables « copiés-collés » de phrases lues ou entendues, mais en même temps très choisies et signifiantes de ce point de vue-là.

Ainsi, il recopiait souvent des phrases issues de listes de musique de CD, parfois des dialogues de téléfilms sur le pays de ses parents, ou autres dialogues entendus, mais il choisissait précisément certaines phrases aux thématiques « fortes ».

- Des conflits de couple autour de l'argent ou autre : « C'est pas tes affaires. Je m'en fous ». « Fait. M'a fait ; M'a fait mal. », « Mon cœur y est » ; « Mélissa, tu peux pas partir comme ça (avec le ton de pleurs) ». « Mon cœur va saigner ! »
- Des questions relatives à des papiers de divorce : « séparation des corps », « jugement relatif à Mr et Mme... du... ».
- Les vécus de solitude et d'abandon d'un homme que l'on quitte : *« Mélissa, tu ne peux pas partir comme ça ! » « Non, mais pourquoi, pourquoi ? »* J'avais à ce sujet commenté qu'effectivement, on pouvait se demander pourquoi une femme quittait un homme et que peut-être il se posait des *questions sur la séparation de ses parents. Kristen avait enchaîné sur le texte suivant : « Avec ça, Madame... tu fais quoi de l'argent ? Tu fais quoi le loyer ? », « ... bouffer là ». « Je vais te couper...* » (les vivres ?, un mot, en tout cas, qu'il n'a pas compris)
- Une autre fois, il a écrit des revendications plus paternelles, à travers ces phrases enchaînées d'un trait : *« C'est gatebo » « Hein ? Tu dis encore. Tu viens encore tu, ton papa ». « quarante.quarante. » « deux maris des envoyer » ; « Toi tu vis encore ». « Tu mérites ici en plus ». « C'était ta maison » « Je suis son papa. » « Télégan, je suis son papa ! » « Je vais voir. » « Sourit papa. » « Tu veux manger ? » « Demain là... »*, etc.

J'avais parfois quasi le déroulé entier de ce qui me semblait un téléfilm.

À d'autres moments, l'écholalie concernait des émissions ou dialogues beaucoup moins relationnels, comme : *« Alors bienvenue sur TF1.fr au 3180. Le gagnant sera tiré au sort. 3281 ou par SMS au 7.13.13. Le gagnant sera tiré au sort. » Puis : « règlement des conditions de remboursement ».*

Je pense que Kristen avait compris l'importance de l'argent et de celui-ci entre autres dans les conflits de ses parents. Lors du second rendez-vous où les parents avaient été présents, de nombreux thèmes du conflit de couple avaient été ouvertement exprimés par l'un des parents, devant nous.

Mais ces extraits, même s'ils étaient extraits de téléfilms, m'apparaissaient comme clairement liés aux préoccupations des personnes autour de lui et à ce qui le questionnait, l'intéressait. Ils étaient « pertinents ». Ainsi, en relatant les jingles des jeux télévisés, il pouvait dire : « Bon, jouez au 3281ou par SMS, en envoyant 1, 2, 3. TF1, tiré au sort. » « La chance t'est bienvenue ! » Puis, il enchaînait sur cette phrase : « Des bonnes nouvelles et de bien répondu ». Autrement dit, il choisissait ses phrases et le tout avait du sens !

Si je présente Kristen ici, c'est pour illustrer qu'il existe des formes d'autisme vraiment différentes et que toutes les personnes autistes n'ont pas forcément des troubles de l'intégration sensorielle. Les dysfonctionnements peuvent apparaître à d'autres niveaux, comme la compréhension des codes sociaux ou lorsque les intérêts sont restreints et extrêmement répétitifs.

Pour résumer, les difficultés de Kristen étaient surtout autour de :

- la compréhension du langage ;
- un retard cognitif léger ;
- des troubles anxieux importants ;
- une difficulté à comprendre les codes sociaux (qui pouvait se travailler).

Nous avons vu dans cette troisième partie, différents exemples de formes d'autisme chez des enfants et leur évolution.

Je souhaiterais reprendre maintenant, d'un point de vue plus théorique, les processus de subjectivation à l'œuvre (presque pas à pas) que j'ai pu observer au cours de cette pratique et de ces rencontres cliniques.

PARTIE IV

La relance du processus de subjectivation

A. Forme spécifique du travail et ajustement de la pratique : la question du travail du psychanalyste

Si G.Haag a décrit quatre phases de récupération dans de très riches travaux publiés dans différents articles. Je vais ici rendre essentiellement compte des acquisitions structurantes qui ont ponctué les psychothérapies de Shen, Diane, Viviane, Pacôme, telles qu'elles sont apparues dans le soin. Cela correspond à une phase de récupération corporelle que je situerai entre le premier et le deuxième stade décrit par le Dr Haag. Je présenterais mon matériel en mettant en exergue le développement des intérêts, connaissances et explorations de l'environnement qui ont accompagné la consolidation du Moi corporel et la récupération d'une sécurité de base (cela, en lien avec les concepts d'identité et d'individualité de M.Mahler).

Dans ma pratique, les étapes de récupération du Moi corporel ont été variées dans leur déroulement et leurs formes, à l'image des différentes façons que prennent les jeunes enfants normaux pour se mettre debout : certains vont d'abord à quatre pattes, d'autres se déplacent sur les fesses, d'autre avec appui systématiquement à des objets, d'autres en tenant la main d'un adulte, etc.

Si l'on repère facilement les paliers décrits par Mme Haag, leur phase d'acquisition est souvent complexe, car entrecroisée de la récupération et de la stabilisation de soubassements neuronaux et sensoriels indispensables tels que la stabilisation des perceptions visuelles, de l'abord spatial, etc. Ainsi certaines nouvelles acquisitions peuvent être source d'excitation dans un premier temps et « déréguler » l'apaisement transitoirement, car elles nécessitent alors une « réorganisation » des différents stimuli et perceptions nouvellement apprises.
Ainsi se structure et s'assimile pas à pas un Moi plus compétent à traiter un nombre d'informations et de catégories (émotionnelle, affective, cognitive, sensorielle), toujours plus grand et complexe. Un exemple est l'aspect temporairement « excitant » de la mémorisation (auditive) des propos, qui nécessite souvent un temps d'adaptation à ces nouvelles données. Des phrases peuvent être ainsi parfois répétées, et « essayées » longtemps en écholalie différée.

La recherche de type « accordage affectif primaire » consistera à prendre une forme assez paradoxale qui s'attachera moins à reprendre en écho les tentatives de communication de l'enfant, qu'à décrypter et identifier ses besoins d'apaisement de son état d'excitation nerveuse globale, ressentie comme intolérable, envahissant, comme « un tsunami ».

Il s'agit également de rompre les vécus d'isolement psychique et émotionnel, en donnant accès au partage émotionnel et relationnel des vécus, y compris dans ce qui « assaille » de l'intérieur, en étant, au contraire, très « présent », pour comprendre et identifier les besoins fondamentaux de la personne et ce qui génère en elle une telle souffrance qu'elle en est obligée de rompre tout contact. Comprendre et observer, apprendre à respecter la personne qui souffre, quel que soit son trouble, c'est humaniser le lien et lui signifier qu'elle a à gagner dans une présence « pensante », même discrète, par exemple, si la personne autiste ne supporte pas beaucoup les bruits.

B. De l'inconfort du corps à la construction d'un Moi-corporel fiable, face aux dysfonctionnements sensoriels

Pour en revenir au manque de cohésion corporelle des personnes autistes, leur focalisation sur des préoccupations corporelles ou leur enfermement dans des stratégies d'apaisement des éprouvés douloureux ou de gestion des excitations imprévisibles et déstabilisantes, leur donne à tous une quasi-impossibilité de vivre leur corps comme un lieu privilégié d'éprouvé de confort et de réconfort, où se réfugier, ce que permet l'auto-érotisme (sucer le pouce, etc.). Le bébé normal éprouve à des moments suffisamment nombreux dans la journée, un état de bien-être, de demi-sommeil bien heureux, de façon plus en plus prévisible et repérable (après les repas, etc.), ce qui va constituer un état de fond de bien-être, perturbé par des états de tension plus temporaires dus à la faim, au sommeil. L'autiste, serait, au contraire, comme une personne qui ferait des crises de migraine, d'épilepsie, de colites, d'aérophagies ou de dysfonctionnement sensoriel douloureux, et qui ne saurait jamais pour combien de temps il a réussi en tenant son ventre, sa tête ou autre, à obtenir un apaisement, si l'on veut chercher un équivalent dans les sensations internes, à ce que nous connaissons. Les crises peuvent également être en lien avec des stimuli extérieurs, lors de la confrontation avec l'environnement.

Les autistes, eux, doivent toujours maintenir leurs stéréotypies pour s'apaiser et en cela, ils n'ont pas accès facilement à un auto-érotisme « calmant ».

Pendant tout un temps, faute de mouvements actifs, le bien-être et la détente semblent ne pas se maintenir longtemps. C'est comme si, faute d'action intense, l'apaisement, la sensation de confort corporel et de bien-être disparaît dans l'autisme. La tentation spontanée qu'ils ont de perpétuer sans cesse ces stéréotypies en témoigne. Dans un parlé plus « mécanique » de l'humain, ce qui ferait défaut serait de l'ordre de connexions neuronales, par exemple en lien avec des neuromédiateurs ou de récepteurs permettant à l'excitation de se diffuser de telle façon que le sujet ressente une perduration de la sensation de bien-être. À la suite d'une participation « active » du sujet (téter le sein, etc.) devrait s'en suivre un ressenti éprouvé « passivement » d'une profonde détente, lié à l'éprouvé de « satisfaction », de satiété.

Or, chez les autistes, entre l'activité motrice basale ou intense et les récepteurs des zones de détente, il y aurait comme un hic, une sorte

« d'incommunicabilité ». C'est une hypothèse de difficulté majeure dans l'autisme.

Dans mes expériences cliniques, comme dans les témoignages des personnes autistes, on remarque que seul le recours à la mémoire visuelle ou auditive (chansons, mots-phrases entendus) semble les aider à provoquer la diffusion et la stimulation de cette sensation de « bien-être ». Par exemple, ils témoignent de l'aide que leur procure, à ce niveau, le fait de se rappeler visuellement des actions ou des situations agréables : se remémorer des listes de chiffres en les faisant défiler devant leurs yeux, redessiner un personnage de dessins animés, reproduire un bel alignement, etc. Il semble d'ailleurs possible d'aider la personne autiste à retrouver par l'appel à des représentations mnésiques (la pensée), l'apaisement et la détente qu'elle aurait dû trouver dans la persistance du plaisir corporel en lien avec une activité concrète. En effet, normalement, à partir de l'activité entraînant la satisfaction chez le bébé, se développe progressivement la perception d'un confort, rien qu'en apercevant la personne donnant le sein ou le biberon. Chez le bébé normal, l'autre est vécu comme un « pourvoyeur » de bien-être qui perdurera, même après la rencontre et non pas comme une personne susceptible de perturber l'homéostasie et un confort difficilement trouvé.

La psychanalyse permet de travailler ces questions des traces d'expérience ressenties dans les rencontres. Et il existe tout un pan de la psychanalyse qui travaille sur la mise en place progressive des liens en relation avec le fonctionnement corporel primaire, comme nous l'avons vu avec les auteurs précédemment cités. C'est-à-dire qui travaille sur les éprouvés simples et limités dans le temps en lien avec des moments de rencontre et d'échanges. Nul besoin d'allonger les personnes autistes sur des divans ou qu'ils aient accès au langage verbal, dans un premier temps. Il ne s'agit pas non plus de travailler d'abord l'histoire familiale en psychothérapie, même si, quand l'autiste ira mieux, il sera important de faire des liens avec ses vécus familiaux, de l'inscrire dans son histoire, dans sa famille.

Dans un premier temps, il s'agit de travailler tout ce qu'engendre une rencontre, au niveau corporel et affectif et de développer au mieux l'étayage possible sur des moments forts, intenses, positifs, vécus dans la rencontre.

Plus précisément, c'est en effet par le travail de repérage du transfert et du contre-transfert et de nomination de celui-ci dans toute son ampleur spécifiquement corporelle que le travail sur les liens s'opère. Au fur et à mesure vont s'identifier des moments affectifs positifs, mais aussi douloureux ou insupportables, qui vont être accompagnés, repris, aux côtés de la personne autiste, pour l'aider à faire face à tout cela. C'est un travail fondamentalement sur le présent de ce qui se joue en séance. On est loin, au début, pendant tout un temps, des souvenirs d'enfance racontés sur un divan.

L'évocation de souvenirs d'enfance ne pourra se faire que bien plus tard et sera signe d'une importante évolution du sujet. C'est déjà un grand pas dans l'aptitude relationnelle quand l'autiste souhaite évoquer en séance ce qu'il a fait dans la journée ou la veille. Et là, il est important de faire des liens avec les informations précieuses des familles sur ce que l'autiste vit à ce moment-là, en dehors des séances. L'autiste éprouve alors un vif plaisir à ce que l'on demande confirmation de ce qu'il a cherché à nous dire, car cela décuple sa tentative de communication. Le message étant alors que lui aussi il a plein de choses à raconter. Son plus vif plaisir est de vérifier qu'il y a réussi, et qu'on le perçoive alors différemment.

C. Étapes de récupération d'une construction du Moi-corporel et de l'exploration libre au cours d'un suivi individuel en tant que psychothérapeute

1. Prendre la mesure du vécu de chaos

Dans un premier temps, deux points essentiels vont être à travailler : prendre en compte l'intensité de ce que provoque la rencontre. On est d'emblée au cœur de la difficulté, dès les premières séances. Cela suppose de prendre la mesure du vécu de chaos quant à l'intégration des informations sensorielles.

Le deuxième point est de poser l'investissement de la parole et de la pensée comme modalité de travail et de régulation des souffrances internes.

La première question qui doit émerger chez le thérapeute, dès le début, est : « Que suscite la situation psychothérapique pour le patient ? » Pour ces personnes qui vivent dans la confusion sensorielle et qui ont des difficultés à situer les choses autour d'eux, la rencontre et les échanges sont ce qu'il y a de plus variable et ils peuvent spontanément chercher souvent à éviter ces contacts. Nommer d'emblée les efforts que demande cette situation tout en rassurant sur le fait que de telles difficultés qui rendent la personne autiste vulnérable seront prises en compte, est important, aux premières séances. Il m'arrive aussi de dire la première fois qu'on n'est pas obligé de se regarder dans les yeux, si c'est trop difficile et qu'on peut s'écouter sans se regarder si besoin.

Il faut éviter de saturer de stimuli les personnes autistes hypersensibles et être vigilant à sa présence corporelle, au nombre de ses mouvements, à ralentir si besoin, son propre débit de parole, à ne pas trop bouger ou regarder directement, afin d'éviter que la personne autiste ne soit plus disponible. En effet, lorsque ces vécus sont trop intenses, trop fréquents, toute l'énergie psychique de la personne autiste peut être mobilisée pour tenter d'en amoindrir l'aspect incontrôlable et envahissant, d'où de nombreuses stéréotypies. Le sujet n'est alors plus disponible, ni pour entrer en communication, ni pour apprendre, tant il se débat avec « un monde interne, un Moi-corporel chaotique ». Nommer et cerner cette souffrance est important.

Un travail sur la disponibilité à l'autre est donc essentiel ainsi que de prendre la mesure du vécu de chaos.

Soutenir l'investissement narcissique est un autre point important.

2. Pointage des mouvements protecteurs et réinvestissement narcissique

Il est important, essentiel, dès les premières séances de soulager la personne autiste en lui renvoyant, non pas l'inadaptation de son attitude, mais l'aspect protecteur que celle-ci représente pour elle et de lui signifier que l'analyste et elle, vont être désormais ensemble pour travailler et aborder toutes ces angoisses et craintes réveillées par la confrontation avec autrui et tout ce que cela peut représenter d'imprévisible (des émotions imprévisibles, des actes, des paroles, des ressentis).

Le fait d'avoir à entrer en contact et d'échanger avec une personne, a souvent un effet stressant : cela active la crainte de ne pas savoir ce qui est attendu, ou quoi répondre, etc. La confrontation avec autrui et ce que cela suscite, ainsi réactivé, permettent d'observer d'emblée les mécanismes mis en place par la personne autiste, pour « faire face » en cas de difficultés. C'est une première phase de travail sur les inquiétudes, les difficultés, et les manifestations psychocorporelles suscitées ou non par la rencontre.

Cette phase d'identification et de nomination des dysfonctionnements psychocorporels de la personne autiste et de ses souffrances est une phase préliminaire indispensable à une évolution vers la co-modalité et la cohésion corporelle.

Progressivement, le thérapeute doit accueillir la personne autiste en prenant la mesure de ses difficultés à dépasser des vécus et angoisses spécifiques : des états de confusion, le sentiment d'être débordé par des flux d'impressions, de sensations, de lumières, de bruits, inassimilables par le psychisme, envahissants, voire perçus comme douloureux (voir la partie I) et des angoisses de morcellement, de dispersion, d'éparpillement, de confusion, de menace d'explosion, spécifiques à l'autisme et bien décrites, entre autres, par le courant psychanalytique post-kleinien.

L'aspect contenant du thérapeute passe d'abord par ce rassemblement et cette nomination des vécus « à vif » dans la rencontre : nommer, identifier, rassembler, trier, recenser les différents morceaux du self, en un point : le psychisme du thérapeute. C'est le temps où l'enfant va amener de plus en plus de lui-même, y compris évoquer et se confronter, au fur et à mesure des séances, à des sensations trop fortes, aux crises qu'elles génèrent. Ce travail de rassemblement des « éléments disparates » du Moi, des éléments « bruts » parfois, est très visible dans le suivi de Viviane présenté précédemment, lorsqu'elle apporte physiquement au thérapeute, ses vêtements tout autant que les différents objets qu'elle trouve… et même ses crises ! C'est un gros travail d'identification des difficultés sous-jacentes aux crises et une phase de rassemblement des éléments qui agissent et agitent le sujet. C'est donc un travail sur le négatif, qui va prendre du temps et ne se met en place que si le patient se sent soutenu, en confiance, avec son thérapeute. Comme pour tout enfant en psychothérapie, apporter le négatif ne se fait que lorsqu'une relation transférentielle d'étayage solide a pu se ressentir et s'éprouver.

L'ajustement aux difficultés sensorielles spécifiques des patients et leur prise en compte par la recherche d'accordage psycho-corporel, permet cet éprouvé d'un certain contenant « solide », par le patient.

Progressivement, la nomination de ces ressentis corporels et psychiques produit un effet positif important sur le sujet et sur son envie d'entrer en contact, puis, plus tard, d'investir le langage.

Le deuxième point consiste donc à poser la parole et le langage comme modalité de travail et de transformation, pouvant apporter un soulagement des tensions internes. Soit, de construire une fonction alpha opérante ; ceci suppose d'être au plus près des vécus spécifiques et de les connaître.

Il est toujours intéressant, en tant qu'analyste d'écouter les dernières découvertes sur le fonctionnement corporel et ses mystères. Comme nous l'avons vu en partie I, ces ressentis et vécus peuvent être très spécifiques et il est important d'être au fait des dysfonctionnements et d'avoir lu des témoignages de personnes autistes pour que les formulations, au début, soient au plus près de ce qui se joue, se perçoit, se vit au niveau organique, corporel. Sans travail sur ce registre, le discours de l'analyste ne serait qu'abstraction.

De fait, une vigilance aux contre-transferts corporels chez le thérapeute doit être particulièrement aiguë. Le recours à l'observation fine de la personne et de son abord de l'espace est important pour « récolter » les différents éléments « bruts » à penser, métaboliser. Ceci étaye la construction du self en cours, par rassemblement de ces différents vécus, parties du Moi.

Ce premier temps permet d'accompagner les vécus chaotiques et d'aider la personne autiste à comprendre ce qui se passe pour lui, dans les rencontres avec d'autres, ce qui le submerge, l'envahit, l'agace.

Construction et éprouvés d'une permanence dans la prise en charge psychothérapeutique. Vers une mise à l'épreuve du Moi

Dans cet état de difficulté à stabiliser les perceptions en raison d'un mauvais fonctionnement des systèmes d'intégration du système nerveux central (souvent en cause dans ces cas-là), les autistes évoquent, lorsqu'ils sont suivis, dans les temps de soins (psychomotricité, psychothérapie), une première forme d'organisation pouvant donner une impression de permanence des choses autour d'eux : l'intégration de flux identique d'objets autour d'eux. Ainsi, pour ressentir la stabilité d'un endroit, beaucoup se mettent à tournoyer dans l'espace pour faire du chaos des éléments variés qu'ils n'arrivent pas à prendre en compte en même temps, « une seule chose à intégrer » : un flux de formes colorées qui défilent. Je pense que ces tournoiements ne servent pas simplement à provoquer des stimulations vestibulaires (pour des effets simplement visuels ou d'étourdissement). On peut aussi penser que c'est une façon de simplifier les données d'un espace pour mieux le retrouver. D'ailleurs, à ce sujet, les autistes n'aiment pas beaucoup que l'on change d'endroit les objets dans une pièce, au début. Cela rend plus difficile, pour eux, l'intégration de l'ensemble.

Pour sortir de la confusion, il faut donc que ces personnes arrivent à identifier des entités stables.

Parfois, certains enfants se mettent à disjoindre les objets, par exemple les briques de jeux encastrées, et cherchent à étaler sur le sol (un plan bidimensionnel, une surface), les différents objets pour mieux se les représenter, individuellement, dans leur « entité » propre, dans une sorte de mouvement d'éloignement phobique de la confusion, du « trop mélangé ». Ils peuvent ainsi frénétiquement vider les boîtes, les placards et tout mettre à plat, rendant tout visuellement accessible d'un seul coup d'œil-comme pour pouvoir penser l'ensemble des choses dans un seul espace. Ce mouvement d'isoler les différents éléments pour sortir du « tout confus », peut se voir aussi dans les dessins.

Une petite fille en thérapie, un jour, s'est mise à dessiner différents objets chacun dans une bulle, bien distincte spatialement des autres. Un autre, après deux ans de thérapie, a dessiné sur sa feuille, différents ballons colorés, espacés les uns des autres et bien délimités. Un adolescent autiste, a fait une série de dessins où le premier contenait dans un rectangle très délimité un personnage ; puis il a fait au dessin suivant trois rectangles très distincts, à l'intérieur desquels était dessinée une scène différente, puis un véhicule très fermé avec un personnage dedans. Le reste de la feuille, en dehors de ces carrés délimités, ne contenait pas de dessin, comme un espace non existant, indéfini.

Confrontés au chaos spatial, et au risque d'envahissement, certains enfants autistes se concentrent sur un véhicule : voiture, camion, qu'ils posent au sol, dans l'espace de la pièce et au travers duquel, ils semblent se vivre, comme en sécurité, comme s'ils étaient à l'intérieur. Ils le placent souvent à hauteur de leur visage ou se couchent à côté et « traversent » ainsi la pièce, allant parfois, d'un point à un autre, ainsi « tenus » et enveloppés par cet espace restreint d'entourance proche qui se déplacerait avec eux – telle une voiture, pour affronter l'espace inconnu, vécu comme trop grand, dispersant.

Les difficultés d'intégration des données environnementales, si je puis appeler cela ainsi, confrontent parfois la personne autiste à des difficultés de l'ordre du « cosmonaute dans l'espace » : il lui faut rechercher un point d'ancrage, un satellite possible pour stabiliser l'espace et donner une impression non plus de flottement, mais d'ancrage, de gravité. D'ailleurs, beaucoup d'enfants autistes se comportent comme s'ils étaient en apesanteur : ils marchent sur la pointe des pieds, flottent dans l'eau, se suspendent sur des radiateurs, cherchent à grimper dans les arbres, etc. Faute d'ancrage spatial et de densité, leur corps paraît très léger et susceptible de s'envoler, de disparaître. Le cas de Luc, que j'ai présenté dans mon article sur « La réversibilité du démantèlement », illustre bien ce point.

Une deuxième façon de chercher à stabiliser l'espace se manifeste chez certains par la création de vibrations fortes ou d'ondes sur lesquelles ils se focalisent dans un point précis de l'espace de la pièce, à partir duquel, ils semblent chercher à localiser le reste, comme une sorte de point O d'abscisse et d'ordonnée, à partir duquel évaluer les distances. Cela en lien avec la prise en charge thérapeutique qui permet progressivement ce sentiment d'ancrage. Le transfert et le travail en cours s'expriment alors dans cette construction gestuelle d'un point ou axe d'ancrage, par la personne autiste.

L'évolution de l'abord spatial peut se voir, par exemple, dans la façon dont l'enfant autiste ou adulte, traverse un couloir. Ainsi, il peut, au début de sa prise en charge, traverser le couloir en oscillant de droite à gauche, jusqu'à cogner les murs sur les côtés, faute d'arriver à voir de façon centrale et fovéale et faute d'une construction de son regard central (d'autres enfants autistes hochent la tête très vite de droite à gauche en se déplaçant). Lorsque l'enfant progresse et acquiert un axe propre, il se met alors à pouvoir traverser l'espace en allant tout droit, se centrant sur son axe interne, enfin investi, comme ressource propre.

D'autres enfants manifestent cette acquisition en cours, d'une permanence « stable » d'un corps propre, lorsqu'ils traversent l'espace, en se mettant à garder un petit objet dur dans la main, qui passe lui aussi d'une pièce à l'autre. Ce sont souvent des objets représentant des véhicules qui sont pris !

A l'inverse, l'hyperperception de détails, éléments perçus comme étant sans liens, dissociés, va de pair avec l'inquiétude de perdre certains éléments vécus comme potentiellement importants pour le Moi. Ceci n'est pas sans rappeler les angoisses en lien avec la phase schizoparanoïde décrite par Mélanie Klein, dues à trop de projection en petits morceaux. Avec le non-mantèlement et le démantèlement, l'isolement en petits morceaux distincts et disjoints, entraîne le risque de perte d'un élément, comme le manifeste souvent les personnes autistes très attentives à ne perdre aucun morceau à cette phase de leur évolution.

Une fois l'ancrage trouvé, ces enfants autistes explorent souvent les qualités de surface de ce support. Ils sont, comme le dit Meltzer, en identification adhésive avec cet étayage dans un rapport bidimensionnel.

Voici un exemple d'évolution dans l'abord des espaces, relaté par une étudiante:

Leïla, au bout de quelques semaines de prise en charge, prend un objet avant de changer d'espace qu'elle garde en main – ce qui est courant comme phase dans les prises en charge. Elle manifeste ainsi qu'en dépit des changements permanents d'espace, commence à exister grâce au temps de prise en charge la perception de quelque chose d'invariant (qui correspond à elle-même) et qui passe d'un endroit à l'autre. Ce qu'elle matérialise par cet objet « qui traverse les espaces » sans s'altérer. Si l'on reprend la métaphore du cosmonaute, ce serait un peu comme prendre conscience que notre corps ou nos facultés ne se sont pas perdus en passant d'un système solaire à un autre… qui sait ? Je pense que vivre avec des difficultés à stabiliser l'intégration des informations perçues c'est un peu vivre des inquiétudes de perdre ses capacités et de se retrouver dans des états d'aperception de son propre corps qui peuvent être source de ressentis anxiogènes : ne ressentir que des flux mouvants autour de soi, ne plus sentir certaines parties du corps (angoisses d'amputation du museau, décrites par G.Haag ou perceptives décrites par C.Lheureux). Cela peut entraîner la recherche des bords dans l'espace en se cognant contre les murs.

Leïla dès son arrivée dans l'établissement passait beaucoup de temps, lors de ses déplacements à s'activer en allant d'un mur à l'autre. Au bout d'un certain nombre de séances, elle manifeste qu'elle commence à intégrer que des éléments peuvent se toucher, des personnes se rapprocher sans que ceci les mélange ou transforme. Dès qu'elle évoque cela dans le matériel, elle se met à rechercher le contact physique par le toucher, le regard et à explorer la constitution ferme et solide d'un corps : celui de l'autre, puis le sien.

Ainsi, lors d'un atelier terre, elle écrit à son sujet qu'elle sort de la pâte à modeler, prend deux boules de couleurs différentes, les rassemble et les décolle en regardant furtivement son interlocuteur (thérapeute). Dans la foulée, elle tape sur l'os du genou de celle-ci en disant « Pa… P.A… Pa… » et malaxe à nouveau la pâte à modeler. Elle se dirige ensuite vers une troisième personne (co-thérapeute) dans la pièce et lui caresse la joue.

Elle va ensuite chercher un livre sur les poissons et met la main de l'adulte sur l'image poisson, puis la regarde pour que soit chantée la comptine des petits poissons. On voit ainsi que la notion d'identité stable (ici représentée par un poisson, commence à l'intéresser. Il existe des choses, des entités qui peuvent être nommées mais aussi dans ce qu'elle dit correspondre à plusieurs formes : une représentation visuelle, un nom et une chanson. Ici trois registres simultanés d'évocation et d'ancrage sont possibles pour Leïla qui montre bien qu'en sortant de la confusion la personne autiste complexifie spontanément ses données et cherche par le contact avec ses soignants à se définir, à explorer ce qu'elle est, ce que sont les autres (les personnes tout comme les objets). Ainsi, juste après, Leila va s'allonger le livre en main, en feuilletant apaisée le livre. Quelques pages touchent son menton. Elle se met alors spontanément à explorer de la main cette partie de son corps, tapote dessus, puis décide de prendre le livre et de le promener sur son torse, son bassin, ses jambes et ses pieds. Elle s'arrête et dit « pié,pié ». Elle se situe comme le poisson pouvant être nommé et identifié par un livre, montrant une approche de son schéma corporel figurable comme une image d'un livre, mais aussi sa compréhension d'un lien entre les figurations sur un livre, les mots et des choses concrètes extérieures aux livres et toutefois consignées dedans.

Elle fait alors le lien entre les mots du livre et la description de corps, d'objets concrets. On pourrait dire « le livre touche la chose concrète ».

Récupération du schéma corporel et ouverture aux apprentissages

On voit ici très bien combien ce travail sur la récupération du corps propre – très cher à la psychanalyse post-kleinienne, à F.Tustin et au Docteur Haag –, éloigne l'enfant autiste d'un apprentissage « robotisé » dans lequel il pourrait apprendre à dire le mot « poisson » en désignant la bonne image sur le livre, mais ne faire aucun rapport « avec la chose concrète, la dimension physique de l'animal autour de lui ou dans la nature ». Certes, apprendre ainsi, est plus long et moins « prévisible à tout moment » mais l'abord des apprentissages dans un registre relationnel et psychodynamique favorise une compréhension du monde en rapport avec le corps propre, le sujet et ses ressentis et encourage la psyché à prendre le temps de faire des associations d'idées entre des modes référentiels complexes : le self, les autres, le corps. Dans cet exemple s'entrecroise la mise en lien des images, des noms, des identités des objets, des animaux, du corps propre. Il est en effet fréquent que les personnes autistes préfèrent évoquer des vécus d'abord en les reproduisant sur des objets ou animaux plutôt que de parler d'eux-mêmes en tant que sujet. Se saisir soi-même peut être trop complexe au début. (Voir ma thèse, 1999, 3e partie, sur « la figuration sensorielle et mécanique ».)

Le cadre des rencontres est essentiel et doit être ajusté par le thérapeute. Non seulement, comme nous l'avons vu, pour que le psychothérapeute dose le temps de rencontre des premières séances et ajuste en fonction du « trop d'effet » qu'une telle rencontre peut provoquer. Il ne s'agit pas de mettre le sujet dans une situation de stress tel qu'il se désorganise.

Mais, d'autre part, la personne autiste doit pouvoir compter sur la régularité du temps, du lieu, des espaces et de leur organisation. Les prochaines rencontres doivent être prévisibles, au fur et à mesure de leur répétition. Les absences doivent être clairement annoncées, y compris à l'aide de calendriers visuels, si elles deviennent complexes (ponts). Si elles sont imprévisibles, l'analyste doit parler de cette « attente » déçue et des effets provoqués par cette absence qui est vivement ressentie comme un « lâchage » et peut avoir des effets catastrophiques si le respect du cadre (dates des rendez-vous posés, horaires, salle, personne) n'est pas assuré. En effet, très vite dans ce travail psychanalytique un nouveau système de régulation des états corporels de stress et de tension, y compris dans leur dimension corporelle, tente de se mettre en place. La possibilité entraperçue par le sujet autiste d'un net amoindrissement de ses angoisses par une parole extérieure lui permettant de mieux situer, identifier, ce qui l'agite, le perturbe, l'envahit régulièrement au point de l'empêcher de penser, d'apprendre, d'être dans l'échange, l'amène à attendre le soulagement donné par les séances avec grande intensité et un fort investissement. Tant que ce sentiment d'étayage du Moi n'est pas étendu aux autres espaces avec d'autres personnes, par la personne autiste, elle reste très sensible à la régularité du cadre de soin.

Intrication du sensoriel et du relationnel : une phase de fragilisation à l'absence, un moment délicat, de vulnérabilité aux autres

L'espoir que la relation à autrui par la parole puisse apporter autre chose qu'une confusion sonore supplémentaire ou un sentiment résigné d'impossibilité à satisfaire l'autre dans sa demande de réponse, conduit le sujet autiste à considérer très rapidement ces séances comme un espoir de dégagement. Chercher à communiquer, à être compris, à se faire entendre, avoir du plaisir à être ensemble et à partager, pouvoir goûter à la sensation d'être soulagé par la compréhension bienveillante de quelqu'un, deviennent vite les enjeux de ces séances pour la personne autiste. Leur interruption brutale, sans égard, serait très dommageable dans la mesure où cela renforcerait vite chez le sujet autiste l'impression inverse : que rien de ce qui constitue l'échange émotionnel affectif et l'échange par la parole n'aurait de réelle valeur, que cela ne serait au mieux qu'une séduction illusoire, qui apporterait encore plus de confusion et de chaos, alors que la personne autiste en est déjà saturée. Il convient donc très vite, de faire comprendre à la famille qui doit amener l'enfant pour ses soins, l'important investissement par l'enfant des séances et les enjeux de celles-ci dans le soutien d'un renforcement des échanges relationnels ; cadre qu'il faut maintenir même si l'enfant va mieux ! Même si à cette phase, l'enfant ou l'adolescent autiste se précipite dans la salle de thérapie, il est bon de soutenir la famille dans cette démarche supplémentaire à faire pour aider leur enfant à grandir, car parfois les parents envisagent dès les premiers progrès d'autres lieux plus éducatifs, à la place de la thérapie, ne comprenant pas bien combien ce travail étaye la disponibilité aux apprentissages. Cela est encore plus nécessaire avec les enfants mutiques car il faut amener les familles à comprendre comment un autiste mutique peut travailler avec un psychanalyste à son « écoute ».

Un travail de renforcement du Moi à faire savoir comprendre

Pour que l'alliance avec les familles tienne, il faut transmettre quelque chose du travail en cours et de faire état de son importance, étant donné ce qui s'y joue et l'incapacité à ce moment pour la personne autiste de l'expliquer ou de réclamer ses séances s'il n'a pas la parole. Il peut également être intéressant d'en parler en institution, lorsque le temps de thérapie nécessite l'accord que l'enfant s'absente momentanément du groupe et du travail alors en cours, éducatif ou autre.

Par ailleurs, le matériel fourni par les personnes autistes est tellement riche et dense, qu'on repère facilement, avec l'habitude, les « tendances » principales d'une séance. Des formulations telles que *« il avait envie de raconter beaucoup de choses aujourd'hui » ou bien « ça l'intéresse beaucoup ses dents en ce moment », ou encore « il avait plus envie d'explorer le matériel » ou encore « aujourd'hui, il voulait parler d'un transport en voiture, ça vous évoque quelque chose ? » ou encore « aujourd'hui, il commence à pouvoir initier des colères ; fait-il des colères également chez vous depuis quelque temps ? », ou encore « aujourd'hui, il avait envie de vous retrouver plus tôt, il y a quelque chose qui l'attend après ? »* permettent de rendre la personne autiste plus vivante aux yeux de tous. Il est de plus très important en tant que psychanalyste, c'est-à-dire personne spécialisée sur la vie psychique affective de témoigner combien, en dépit de tous leurs troubles, les personnes autistes, vivent la vie quotidienne et familiale.

Ces phrases communiquées à la famille témoignent de tout le travail de mise en place d'échanges relationnels entre le thérapeute et son patient. Le travail psychothérapique et de soins, autour de la construction et du renforcement du Self permet à la personne autiste de transmettre, de penser, de « raconter » sa vie quotidienne, comme pour tout le monde.

Élargissement des différents espaces évoqués, et effet sur l'intrication des dimensions spatio-temporelles lors du travail : de la bi-dimensionnalité à la « mise en profondeur » et en perspective

On passe de la permanence recherchée à l'élargissement des espaces avec l'intrication des différentes enveloppes : familiales soignantes, etc. L'interface avec l'extérieur devient particulièrement investie (les enveloppes externes du

Moi), une fois le renforcement interne du Moi « acquis » et le soutien fiable intégré. Celui-ci donne son assise au ressenti d'une enveloppe-peau délimitante.

En effet, une fois les angoisses et difficultés abordées, le sujet évoque des événements de sa vie quotidienne qui l'intéressent. Je peux citer beaucoup d'exemples à ce sujet. Ainsi, à cette phase, alors même que les autistes sont totalement mutiques et ne savent pas jouer, un enfant m'a évoqué des travaux dans sa maison, en déménageant, un jour tous les objets sur l'étagère de mes placards ; un autre, une sortie dans un centre commercial où il avait poussé un caddie ; une autre fois, une sortie en véhicule. Une autre fois encore, il a signifié son envie de refaire une sortie en minibus dans la forêt, comme il avait fait, avec son groupe. Un autre enfant autiste a mimé des galipettes faites en sport le matin, etc. Ces éléments du quotidien investis par la personne autiste sont très importants, dans la mesure où ils introduisent une dimension spatio-temporelle plus élargie que le bureau du thérapeute, avec une mise en « récit » de leurs vécus, avec évocation d'un passé (proche dans un premier temps) et de leur désir pour le futur (comme, par exemple, recommencer une sortie). Le temps, jusqu'alors vécu « au présent », s'étire et se déroule.

Leur ressenti de leur propre subjectivité peut désormais être vécu comme pouvant « traverser le temps » et les épreuves.

La naissance des invariants. Le début de la cohésion sensorielle. La naissance « d'un sens », d'une direction, pour penser des vécus très ponctuels, dans l'instant où ils arrivent

suite au renforcement du relationnel apparaît une phase de mise en forme objectalisée, concrète, des rapports et liens, préfigurant une possible introjection comodale, dans un second temps. C'est « la figuration sensorielle ou mécanique "concrète" des liens ». Un pas vers la figurabilité et le développement des représentations des liens interpersonnels est franchi.

À cette phase d'avancement de la prise en charge, il y a souvent une diminution massive des gros troubles sensoriels et des désorganisations dans la rencontre avec le thérapeute. L'enfant, rassuré par la capacité de compréhension du thérapeute, augmente sa capacité d'écoute et devient beaucoup plus réactif aux propos, à la nomination des difficultés et inquiétudes par le thérapeute. La personne autiste commence alors à recourir à des mises en forme visuelles ou corporelles sciemment faites dans le but de communiquer ce que ça lui fait (la rencontre), ce qu'il ressent ; ce que je nomme « *la figuration sensorielle et mécanique* ». C'est un premier mode de reprise de l'expérience sous forme très archaïque, que j'avais exposé une première fois dans mon travail de thèse.

Je vais ici présenter ce que j'entends par cette reprise d'expérience, figurée et concrète par la personne autiste.

La figuration mécanique et sensorielle

Suite à l'observation filmée d'un enfant autiste de 4 ans, j'avais remarqué qu'il investissait et recherchait les objets susceptibles de provoquer des effets visuels forts et que la possibilité de faire apparaître et disparaître ces effets visuels, et donc d'en maîtriser la venue, l'intéressait au plus haut point. Lors de nos entrevues, il s'est mis à me regarder par les fenêtres d'une petite maison en jouet, puis il a progressivement obstrué les fenêtres en construisant un mur, avec des briquettes de construction, mettant ce mur, au fur et à mesure, entre lui et moi. Plaçant ses yeux et son visage, dans le creux de la maisonnette, l'entrée de la lumière et la vision de mon image, étaient entravées ainsi progressivement, pour lui, au fur et à mesure que le mur de briquettes venait obstruer la vue par ces « orifices-fenêtres ».

Ainsi me regardant à travers « cette construction » – les yeux placés adroitement au niveau de la fenêtre, qu'il décidait de fermer, tels des volets, ou de laisser ouverte à l'échange de regard – il avait pris le temps d'intégrer progressivement mon arrivée. Son utilisation des volets de la maisonnette m'avait beaucoup fait penser à une représentation des paupières, plongeant alors la construction dans l'obscurité ou non, selon le recouvrement.

Il s'agissait pour moi, de jeux sur les ouvertures et les fermetures et sur l'émergence visuelle et les disparitions. Cela m'avait rappelé le jeu du « fort-da » décrit par Freud, sur l'apparition et la disparition d'un objet investi par un enfant et jeté, à un certain âge, hors du berceau ; jeu qui reprend les allées et venues des personnes autour de lui. D'ailleurs, à cette époque cet enfant autiste jouait à faire « coucou » à sa mère, dans un jeu sur l'apparition et la disparition, l'absence et la présence.

Un jeune homme autiste que j'avais également rencontré, finissait ses bouchées en tendant son bras gauche, puis, regardait ainsi sa main « si loin », tout au bout de son bras tendu. Il la faisait revenir lentement vers sa bouche, puis repartir, comme une mise en scène du rythme et mouvement du bras des soignants, qui lui avaient donné un temps la cuillère.

Dans les deux cas, les manipulations d'objets extérieurs étayent l'accès à la figurabilité de l'expérience relationnelle et ont une sorte de fonction de Moi-auxiliaire pour penser et se représenter le relationnel. Par ces moments de « figuration sensorielle et mécanique », des événements représentés d'un point de vue parcellaire (l'image vue, ou la main qui s'éloigne), l'enfant élabore. Ainsi, il prend le temps de faire revenir l'expérience sous forme parcellaire et figurative, pour mieux se la représenter dans un second temps (en maîtrisant l'arrivée des sensations liées à l'expérience).

Ces formes figuratives, reproduites dans leur aspect archaïque (on est dans une approche parcellaire des objets) et sous une forme extérieure visuelle, se différencient des représentations verbales. Ce sont des reprises sensorielles, ou sous forme de structuration géométrique, des événements.

Ces manipulations à partir des qualités sensorielles des objets, lorsqu'elles présentent un aspect de scénario avec des causes et des conséquences, permettent au sujet autiste de « jouer » avec ses sensations, ses vécus relationnels. De même que l'enfant normal rejoue une scène difficile avec sa poupée, l'autiste rejoue avec l'objet l'apparition et la disparition visuelle, ou bien, une fonction corporelle qu'il cherche à se représenter comme cet autre enfant autiste qui observait très attentivement, pendant des mois, comment les pièces entraient par un orifice et ressortaient par un autre, à partir d'une machine à sous. Comme une exploration de l'ingestion et de l'évacuation de morceaux par cet « objet-ventre » machine à sous.

Je dirais que l'enfant autiste se projette plus qu'un enfant normotypique, dans des manipulations d'objets, à effets sensoriels et mécaniques, au travers desquels il recherche des mises en forme ou des « formes-*équivalence d'expérience* », vécus dans la relation. Il se tourne moins vers les représentations humaines « totales » ou vers l'adulte pour cela. Sans doute en raison de l'aspect trop multiple et co-modal de ce qu'il y a à saisir dans les relations humaines et qui lui permet plus difficilement, dans un premier temps, de suivre un processus en entier. C'est aussi, sans doute, parce que ses propres vécus sont aussi spécifiques et donc plus difficiles à faire saisir « intuitivement », chez l'interlocuteur qu'il se tourne vers le monde des objets dont il peut obtenir plus facilement la répétition de ce qui l'a intrigué dans l'expérience. Beaucoup d'enfants autistes ayant de forts troubles, investissent énormément les objets qui procurent des formes mécaniques ou sensorielles, ré expérimentables. Ces objets *« expérienceurs »* ont également l'avantage d'être assez constants dans leurs effets, lors de répétitions – parfois à l'identique ; cette répétition à l'identique étant plus difficile à obtenir d'une personne !

Ils peuvent y recourir dans leur quotidien, par exemple lors des séparations et des retrouvailles, qu'ils vont chercher à reproduire, comprendre et rééprouver, sous une forme qui peut nous paraître parcellaire et sensorielle, mais qui étaye une amorce de figurabilité.

On peut dire que dans l'autisme, certaines utilisations des objets ont une fonction de mise en forme, infraverbale, rééxpérimentable et donc, d'une certaine façon, figurative de l'expérience brute, abordée dans un premier temps sous forme démantelée. En cela, ils servent aux pré-conceptions, à la métabolisation des expériences dont ils permettent le prolongement et sans doute aussi, la saisie au ralenti. Ces expérimentations participent aux mises en forme par une fonction alpha qui rassemble, ordonne, restitue sous forme figurable l'expérience (humaine) et elles adviennent lorsque cette fonction alpha commence à être ressentie dans la relation au thérapeute. Il est important que ces « mises en forme » croisent un regard, une psyché qui les subjective ce qui permet d'obtenir alors un certain dégagement, par la pensée. La fonction alpha devient alors « pleine » avec une meilleure prise de recul et un accès au verbal, au conceptuel langagier, à l'intersubjectivité. Ainsi, les personnes autistes investissent fortement des organisations figuratives complexes spatiales, véritables premières « mises en forme ressemblantes » de vécus ou données, éparpillées, telles que les figures géométriques, les systèmes solaires, cellulaires, etc. Cette « figuration mécanique et sensorielle » telle que je la nomme (et l'on pourrait ajouter « spatiale »), me paraît très importante pour comprendre la façon dont certaines personnes autistes ont construit et stimulé leur système de représentation et de pensée. Cette compréhension permet également de mieux encourager et respecter les émergences figuratives chez ces enfants qui, parfois, passent inaperçues ou sont prises pour des troubles du comportement.

Car ces moments de reproduction répétitive, en tant que figuration possible des événements, participent à l'établissement d'une certaine schématisation du corporel et à sa structuration (même si l'appréhension du corporel reste parcellaire, par zones).

Je ne dirais pas que la personne autiste ne vit pas les séparations ou les dénie. Elle les vit de façon sensorielle et morcelée. C'est, par exemple, assimilé à une disparition visuelle et non au départ volontaire de quelqu'un, mais l'émotion et la sensation de perte peut être bien présente et douloureuse, et d'autant plus difficile à assimiler si l'enfant ne comprend pas les liens de causalité entre « un avant » et « un après » et se retrouve surpris d'un départ, d'une absence.

Par exemple, il y a une reprise des événements séparation-retrouvailles qui se fait par l'intermédiaire des orifices, mais, également dans l'utilisation des organes sensoriels, par exemple dans le fait de plisser les paupières et de les rouvrir : on fait disparaître progressivement un percept, comme dans le jeu du fort-da. Cela assure une certaine distance, un décollement par rapport à l'objet. Il y a des équivalents sensoriels du jeu du « fort-da ».

Faute de pouvoir se tourner aisément vers les personnes du fait des risques de « perte » de la concentration face à l'afflux de stimuli, les personnes autistes recourent aux objets extérieurs qu'ils observent longuement pour accéder à des proto-représentations mécaniques et sensori-motrices de certaines fonctions corporelles (dans le cas d'un enfant mettre en forme la fonction de la vision), mais également pour recréer et représenter les vécus quotidiens (dans le cas d'un autre enfant, la disparition et la réapparition des objets, des personnes).

C'est comme si, chez le sujet autiste, la représentation inobjectivable par les sens, était difficilement mémorisable, stockable, dans le sens d'accessible à une catégorisation qui ferait « trace ». On pourrait dire que le sujet autiste ayant de forts troubles sensoriels ne cherche pas spontanément dans son entourage ou en sa mère, dans le relationnel, un « écho » transformateur, selon la théorie de Bion, un écho susceptible d'accompagner mais, utilise de façon partielle des objets pour créer des formes en écho (des formes « écholaliques ») de son Moi et répéter des expériences de vécus parcellaires relationnels. Ces formes ont une fonction d'auxiliaire du Moi, en tant que soutien à la figurabilité de certains vécus. Cela correspond à une phase d'approche sous forme d'objets parcellaires, du fait du démantèlement. Autrement dit, cela implique qu'on ne peut supprimer un recours sensoriel sans faire vivre au sujet autiste l'impression d'une perte partielle de lui-même, vivement angoissante, voire insupportable.

Un autre de mes constats est d'observer que cette étape ou que ces moments de figuration émergent essentiellement dans un contexte où existe un minimum de continuité.

Quel statut, peut-on accorder à de telles figurations ? S'agit-il de proto-représentations, de figures, de mises en forme originaires, de proto-pensées ? Je laisse cette question plus théorique que j'ai abordée dans mon travail de thèse, en suspens.

L'enfant peut aussi manifester ses réactions aux séparations de façon plus directe en se laissant chuter au sol, par exemple si l'on s'éloigne ou en jetant des objets, dans un espace qui n'est alors plus délimité, contenu, par la présence du thérapeute. À l'inverse, il peut commencer à les rassembler en un point de l'espace (cf. Viviane), au retour du thérapeute. Un autre enfant peut aussi, plus classiquement, évoquer, par l'intermédiaire de l'eau, son avidité pour la thérapie. Exprimant, une « soif intense » de ces moments, une « soif sans fin », mais également, si les séances sont trop espacées ou si l'une d'elles a manquée, des angoisses d'être « assoiffé », « déshydraté », selon son intensité de souffrance en réaction à ce manque.

C'est toute l'analyse de ses réactions si « à vif », en lien avec un investissement personnel intense des séances-investissement qui mobilise tout son corps – qui constitue le travail si spécifique de l'analyste. Il s'agit de comprendre, avec la personne autiste, ce qui se joue dans la rencontre, lorsque se met en place un lien affectif, une certaine confiance, une attente, de la rencontre et comment l'aider à faire face à tout l'imprévisible qui traverse tout lien. La tristesse, le chagrin, l'envie, la joie des retrouvailles, la frustration progressive, la perception des limites comme une aide pour grandir. Tout ceci prendra du temps, *des années souvent*, mais est essentiel à l'épanouissement au sein de la famille, des pairs et à la compréhension de notre société. Si la psychanalyse n'a pas de but éducatif en soi, il est cependant aisé de saisir combien ce travail sur l'attente, la joie, le partage et les frustrations va également concourir à rendre l'enfant disponible aux apprentissages (qui auront lieu aussi lors des temps éducatifs et pédagogiques).

Contre-transfert sensoriel pour le thérapeute et création de figures externes objectalisées pour le patient, échappant au chaos

Ces figures vont constituer des « piliers », échappant au non-mantèlement et précèdent les imagos internes.

L'enfant autiste peut également figurer son investissement de ce travail, par des objets représentant les soins : ambulances, etc. Il peut alors signifier qu'il « n'est pas sûr de les retrouver », qu'il faut les cacher, les protéger (protéger ce temps), que ces objets-soins peuvent paraitre difficilement accessibles (après un temps de vacances, etc.) ou bien encore les donner aux thérapeutes (lui demander ses soins « de mise en mots », sa parole). Ainsi, la personne autiste interroge la fiabilité du contenant. Chaque autiste, en fonction du matériel à disposition, va adopter « sa métaphore » des séances et surtout du lien avec son thérapeute. L'analyste observe et met ce que l'autiste manifeste en correspondance avec « son contre-transfert », c'est-à-dire ce qu'il ressent lui-même à la suite à ce qui se joue dans la rencontre. Il n'utilise pas seulement l'analyse du comportement ou des gestes de l'autiste, il reste « attentif », aux réactions sensorielles et corporelles que le sujet autiste lui procure, lui transmet (parfois corporellement). Il prend ainsi connaissance de ce qui se joue pour son patient. La difficulté, dans la prise en charge des autistes, est d'arriver à penser ce qui n'est pas encore de l'ordre des représentations de mots. Pour trouver les mots les plus justes, pour aider le patient à mettre en mots ses ressentis, il faut du temps : celui de l'éprouvé, puis de la mise en forme. C'est au fur et à mesure de cette « traversée à deux », d'une rencontre et de son évolution, dans la répétition et la communication des ressentis, des sensations, des perceptions, que les choses vont prendre corps. Il faudra du temps au patient pour trouver d'autres solutions de soulagement immédiat que le recours aux stéréotypies pour « couper court » à l'inconfort relationnel (puisqu'il s'agit du relationnel dans ce travail). Il faudra également du temps au patient pour éprouver les répétitions stéréotypées, jusqu'alors rassurantes comme quelque chose d'enfermant et d'ennuyeux. Parallèlement, pendant tous ces mois de travail, c'est le stress des risques de moments de « coupure » ou de « désorganisation » qui va diminuer et une construction d'un schéma corporel va se mettre en place. Un schéma qui s'enrichit et se complexifie au fur et à mesure des séances et des répétitions.

On est dans une phase d'intérêt pour communiquer, pour se faire comprendre, qui s'accompagne alors d'un investissement de la parole même si, à cette phase, l'autiste ne cherche pas à être acteur de celle-ci, dans un premier temps, mais il fait « parler », expliquer, nommer, etc., par son analyste. Il « joue le jeu », de déposer, chez son analyste son mal-être. À cette phase la personne autiste est extrêmement vulnérable aux ruptures de prise en charge. Tant qu'il n'est pas dans une phase de restitution par lui-même (sans utiliser la « voix » de l'analyste), ni dans une phase où ses progrès se généralisent à l'extérieur, son analyste représente pour lui le lieu où il a déposé une grande partie de lui-même. Si cela s'interrompait, il se sentirait amputé de son être naissant dans le langage. Cela veut dire qu'il risquerait de se replier de façon dépressive et mutique avec une grande souffrance et méfiance vis-à-vis de toute aide potentielle même ultérieure. De fait, on n'interrompt pas, une prise ne charge avec des enfants autistes n'importe comment, de préférence, même si l'enfant doit déménager. Cela se prépare.

Le thérapeute devient vecteur du sentiment de continuité du sujet autiste. La reprise dans les séances de ce que l'enfant a évoqué, a déposé dans les séances précédentes, à partir du médiateur qu'est la pensée fait partie du travail et introduit le souvenir, la mémoire, les pensées, les représentations de mots. Le travail stimule l'investissement par l'enfant de la trace et le début d'intériorisation d'une continuité. Les discontinuités, lorsqu'elles ont lieu (maladie, absence, etc.) doivent surtout être intégrées dans le travail et nommées, reprises, comme élément à penser ainsi qu'à vivre, à traverser, sans effondrement. La reprise par des mots ou sous forme de métaphore donne à l'enfant la possibilité d'être moins dérouté mais également mis en danger par le relationnel, dans son quotidien.

De la permanence des soins à la permanence dans la compréhension

Dans cette phase, progressivement, l'enfant abandonne son temps de rituel, en séance, pour investir le thérapeute comme un potentiel transcripteur de ce qu'il vit (nous le verrons avec le cas de Shen, présenté juste après). Il est alors fragile et vulnérable à la fiabilité du cadre.

Face à l'absence, au manque, on observe souvent à ce moment-là, que l'enfant peut se détourner face à ce vécu de vide, d'absence d'étayage et recourir à tout un arsenal des stéréotypies pour ne plus penser, pour tenter d'annihiler un désespoir encore plus grand.

Nombreux sont les patients, qui les dernières semaines avant les congés d'été revivent des craintes de lâchage de cet étayage et de déconstruction, de fissuration de leur cohésion naissante, avec l'inquiétude de replonger dans le quotidien du chaos sensoriel.

Il s'agit d'y être attentif et de soutenir l'enfant pour éviter qu'il ne désinvestisse encore plus tout ce qui s'apparente à un investissement affectif relationnel, parce que cela engendre en lui des impressions, des émotions fortes, source d'un plus grand vécu de chaos et d'excitation, et qu'il pourrait lui sembler que tous les efforts qu'il a fait pour entrer en contact sont vains ou non investis avec autant d'importance, par la personne en face, dans une sorte de déséquilibre d'investissement.

La compréhension d'une permanence possible et d'une fiabilité d'un Moi suffisamment fort pour faire face aux aléas d'origine aussi bien tactiles, sonores, auditifs, qu'à la discontinuité des objets dans l'environnement, ou des personnes importantes, est donc un processus qui prend du temps, s'élabore et s'étend en s'éprouvant petit à petit, face à des situations du quotidien.

Grâce au regard du thérapeute qui le « tient », le pense, lui renvoie ce qu'il vit, l'enfant, la personne autiste, doit éprouver, vérifier, la possible réversibilité du phénomène de « coupure » et apprendre à le percevoir désormais comme un processus dynamique réversible et non plus potentiellement « dévorant » pour le Moi. En effet, d'une certaine façon, le Moi est « garant » du maintien de la cohésion interne dans la mesure où il lui appartient de faire tenir ensemble les différentes parties du self. Dans l'autisme, son travail devient ardu !

Vers une dédramatisation de « l'effet coupure » : de la perte, de la rupture, à la réversibilité de l'absence, un changement de paradigme temporel

Le début du regard vers son image au miroir

Souvent, dans cette phase, les personnes autistes viennent vérifier leur permanence et l'intégrité de leur corps au miroir. Elles peuvent aussi commencer à s'intéresser à la réversibilité des mouvements de bouche, des grimaces, des plis du visage, etc., et moins s'agripper par exemple au fait de retrouver leur odeur en mettant la main dans la bouche ou en passant leurs doigts, dans leurs fesses ou dans leur gorge, comme certains autistes, très en difficulté, le font parfois. Ces enfants, très en difficulté, se montraient jusqu'alors, dans une recherche de retrouver une permanence par les odeurs corporelles – dans un réflexe très archaïque. Or, dans cette phase, le recours aux sensations est relâché et l'intégration d'un corps « plus ferme », qui tient face au miroir, est investie.

Avec le thérapeute, elles peuvent commencer à sortir de ces besoins sensoriels.

Le corps tuyau

La thématique du corps, avec la question de la constitution et de l'intériorisation d'une perception d'une identité corporelle fiable, solide, offrant une permanence rassurante de fonctionnement permettant l'ébauche d'une représentation d'un schéma corporel construit avec une armature interne et des axes, des articulations est un autre domaine important et essentiel du travail dans les prises en charge psychanalytiques de ces personnes. G.Haag, pédopsychiatre française et psychanalyste a beaucoup travaillé cette question de l'articulation entre des moments de rencontre relationnels intenses et « nourrissants » chez le bébé normal et la structuration du tonus corporel, ainsi que l'investissement particulier des différentes zones du corps, dans un lien étroit entre l'affectif et le corporel. Elle a décrit, comme nous l'avons précédemment vu, les phénomènes « d'introjection intra-corporels » des liens qui se mettent en place très tôt chez le bébé normal et participent entièrement à la constitution d'une identité primaire solide et fiable, à partir de laquelle se développera le narcissisme et l'image du corps de l'enfant, ainsi que tout son potentiel relationnel. Comme nous l'avons vu en partie III, G.Haag, explique combien ces processus n'ont pas bien pu se mettre en place chez la personne autiste et comment ceux-ci peuvent se développer dans la relation psychanalytique transférentielle.

Cela étaye alors deux progressions simultanées : celle dans le domaine des échanges et des relations – l'autiste se sentant alors, dans son identité plus solide, plus prêt à affronter le monde – et celle de la construction de son identité. La personne autiste ayant travaillé sur ses ressentis chaotiques et vécus internes, en lien avec des moments de rencontre privilégiés et le travail psychanalytique, est plus armée pour faire face à ses propres crises, angoisses et vécus, qui sont de moins en moins perçus alors comme chaotiques et dangereux, menaçant à tout instant de faire imploser le peu d'équilibre trouvé. Comme l'ont bien explicité et décrit le Dr G.Haag et ses collaborateurs dans leur présentation des étapes de récupération des enfants avec autisme, se met en place une structuration du tonus, un axe corporel, un investissement des différentes zones du corps, à des moments de rencontre relationnelle privilégiée, intense, ou suite à ceux-ci. Le corporel, le relationnel, l'émotionnel s'articulent progressivement !

De mon point de vue, cela passe par un temps où ces mises en lien sont éprouvées, répétées et concrétisées, à travers ce que j'appelle les mises en

« figuration sensorielle et mécanique » et également par le développement concomitant et ultérieur de « signifiants de mise en rapport » qui sont de natures très diverses, mais toujours très présents : logiques, géométriques, structurels, mathématiques, relationnels, etc.

Ces figurations « sensorielles et mécaniques » et mises en rapport sont une première phase de reprise et de développement de représentations des liens qui préfigure la mise en sens commun et l'accès à la fonctionnalité des objets. Je vais ici expliciter ce que je nomme « signifiants de mises en rapport ».

Je présenterai ensuite un résumé des points d'évolution des enfants, des adolescents et des adultes, sous forme de présentations d'étapes clefs lors de la prise en charge ; étapes identifiables, qui témoignent de la progression intrapsychique de la personne autiste et de l'accroissement de ses représentations internes et de sa compréhension.

Voyons donc, dans un premier temps, les mises en forme figuratives externes spécifiques à certains autistes.

On peut observer, chez les enfants, les personnes atteintes d'autisme, une étape qui précède l'introjection intracorporelle des liens et qui consiste en des mises en forme extériorisées répétitives et « appréhendables » physiquement de « signifiants de rapport », de liens des éléments jusqu'alors vécus comme disparates dans l'espace et qui sont introjectés dans un second temps. Cela n'est pas sans me faire associer aux personnes qui ont une mémoire non pas auditive ou visuelle, mais praxique et qui mémorisent mieux par l'action motrice. Ces « mises en rapport » explorées sont souvent visibles dans les manipulations et intérêts de ces enfants.

D'où le grand intérêt à porter aux explorations libres des enfants et intérêts divers des personnes avec autisme.

Voyons maintenant ce que j'appelle –peut-être maladroitement, mais je trouve cette formulation explicite – des « signifiants de rapport ».

L'enfant normal explore et comprend le monde à partir de son corps et de ses sens. Ainsi le bébé perçoit-il les objets avec sa bouche, sa langue, son odorat. Il met en équivalence son corps et les fonctions qu'il en connaît avec les objets de son environnement qu'il trouve près de lui : un ballon rond est sucé comme une tétine ou un sein, une porte de placard s'ouvre et se ferme comme une bouche (voire les portes des maisons-bonhommes que les enfants dessinent presque tous à certains moments). Les signifiants « entrer et sortir », sont compris à partir du rôle de la bouche et constituent un thème fondamental qu'il transfère partout pour mieux appréhender le monde : il fait entrer et sortir des objets des placards, des serrures, des fentes, des bouches d'égout, etc. Il essaye de voir quand cela se bouche, quand cela déborde, quand il y en a trop (la baignoire, le lavabo, les transvasements dans une bouteille plus petite, dans la dînette, etc.). Il joue à mettre de la pâte à modeler dans une seringue d'où il observe de longs filaments sortir. Il saute avec bonheur dans la boue sale à défaut de pouvoir se salir aux toilettes, acquiert ainsi la notion de propreté qu'il transpose : se met à prendre le gant de toilette pour laver aussi les carrelages de la salle de bain, tente de passer la serpillière bien humide par terre, comme ses parents, mais aussi pour le pouvoir de mouiller partout, etc.

Ces transpositions sont nécessaires et témoignent de l'intelligence de l'enfant et de sa capacité à mettre en équivalence les choses, c'est un pas essentiel dans la progression vers la catégorisation et le symbolique.
On sait combien, à l'inverse, les enfants autistes ont du mal à transposer et à généraliser les choses. Ainsi, le mot chien peut être associé par eux à un seul modèle de chien : celui de la photo qu'on lui a montrée lorsqu'on a prononcé ce mot. L'enfant autiste ne comprendra pas forcément que l'on puisse appeler chien un autre animal, d'une race différente et si peu ressemblant à ce qu'il a vu la première fois (cf. Temple Grandin, *Penser en images*). Il peut faire la même chose avec le mot « céréale » ou « yaourt », associé à une seule marque, un seul aspect du paquet, avec non-reconnaissance des autres.

Il en est de même pour les actes de la vie quotidienne qui peuvent devenir vite figés et pénibles : l'enfant ne voulant pas prendre un autre trajet que d'habitude pour se rendre à un endroit, etc.

Il doit d'abord travailler, dans un premier temps, les mises en rapport des différents éléments perçus. Cela se fait souvent par des mises en formes matérielles, concrètes, sensorielles ou géométriques de micro-rapports, de type : éclairé/dans le noir, chaud/froid, mangeur/mangé, ouvert/fermé... Dans un registre plus intellectualisé, les mises en rapport apparaissent dans les hyperinvestissements de micro-univers ou « systèmes » tels que : les insectes, les planètes, les chiffres mathématiques et surtout les rapports et formes de liens qui les sous-tendent. Ce type de savoirs et d'intérêts donne place à une construction du savoir par juxtaposition de domaines de connaissances, qui s'assimilent un par un. Cela donne une progression particulière sous forme de progrès alternés avec de l'agitation : les moments calmes sont alternés avec des moments de crises, qui reviennent. En effet, les nouvelles connaissances étant aussi de nouvelles données à intégrer par le système nerveux, à classer, cela donne des phases d'excitation avec la reprise « en boucle », sous forme de mouvements ou de gestes répétitifs, de ces nouveaux intérêts. Chaque nouveau domaine entraîne en effet la nécessité d'ordonner, de trier, catégoriser ensuite le nombre d'éléments et d'informations s'y rapportant et de les « gérer », de les articuler avec le relationnel, tâches souvent plus complexes pour leur système nerveux et qui prend temporairement la forme d'une vague de surstimulations multiples excitantes. Cela donne d'ailleurs lieu à ces « séquences de rumination » ou « remâchage écholalique », intempestifs, de nouveaux mots, de nouvelles phrases entendues, comme dans une tentative d'ancrer l'intégration de nouvelles données, comme on digérerait, en plusieurs fois. Puis, une fois les nouvelles informations acquises, catégorisées et surtout remobilisables par la mémoire sans générer trop d'excitation, le calme revient et l'enfant se penche sur un autre centre d'intérêt. C'est ce que je nommerai une construction « en patchwork ».

Dans cette phase, les changements peuvent déclencher des crises car l'enfant peut alors croire perdre le peu de cohérence des choses qu'il avait comprises. Le travail en psychothérapie psychanalytique, qui prend en compte le corporel et les vécus internes, facilite pour ces enfants le fait de « tenir » pendant ces temps d'excitation et d'oscillations. Il rassure sur une permanence d'une partie posée et calme du Moi. Cela aide ces enfants, adolescents ou adultes à transposer et à accéder à l'aspect fonctionnel, puis symbolique des choses. Ils y parviennent ensuite tout seuls et peuvent ainsi disposer progressivement d'une assise Moïque stable, qu'ils savent transposer n'importe où, y compris lors d'une situation relationnelle stressante.

Le Moi, vécu comme plus fiable et permanent dans le temps, devient rassurant et un « pôle de sécurité ».Nous verrons ceci avec le suivi de Shen.

G.Haag a publié des articles qui décrivent différentes étapes de récupération chez les personnes autistes lors du travail psychanalytique. Lors de ces étapes, plusieurs structures corporelles fondamentales se mettent en place : l'investissement des orifices en tant que « trou-béance », « passage » vers un dedans/dehors, après intégration du corps comme structure pouvant contenir, retenir. Il y a également la perception du corps comme un tuyau longitudinal, muni de deux extrémités et dans lequel circule un flux, puis la définition d'un dedans et d'un dehors, l'investissement de barrières et d'un sens de circulation : œsophagienne, O.R.L., digestif, spatial, dans un premier temps. La compréhension, saisie, de l'aspect multimodal est d'abord possible dans certaines activités familières ou sur certaines zones du corps, uniquement. L'investissement d'une verticalité, d'un axe qui relie et articule la droite et la gauche, puis l'investissement de l'horizontalité en lien avec la jonction de la partie haute et de la partie basse du corps, se mettent également en place (cf. G.Haag). C'est sur l'aspect dynamique de ce processus que je souhaite m'attarder, en explicitant plus finement ce qui me semble constituer le passage de l'étape I, décrite par G.Haag, à l'étape II, déjà beaucoup plus construite, à partir de la clinique des patients que j'ai suivis et accompagnés, en tant que psychologue institutionnelle ou psychothérapeute.

Ces progrès sur la construction du Moi et la subjectivation de la personne ont un fort impact sur le développement cognitif.

Certains apprentissages « normaux », se font par extrapolation, transposition, de ces notions d'unités différenciées, articulées entre elles et autres notions précédemment présentées. Ainsi, dessiner ou écrire sur une feuille, sollicite la notion d'horizontalité spatiale, la compréhension de l'articulation des lettres entre elles pour former un « tout », nécessaire pour l'écriture et la lecture. Il en est de même, pour faire un puzzle, reconstituer une histoire : il faut la compréhension qu'un ensemble est formé de différents éléments et qu'il constitue en lui-même une identité propre avec ses caractéristiques, sur laquelle peut s'accoler provisoirement un autre ensemble, etc. Ces différents ensembles à faire coexister se retrouvent dans les mathématiques (comparer des ensembles, des masses, etc.) ou en français (les différents groupes grammaticaux, les différents temps de conjugaison d'un même verbe…).

Le lien entre les choses, leur articulation, les liens même abstraits entre deux choses qui peuvent paraître, au départ si différentes, mais qui tels un bras et une jambe, se retrouvent indispensablement reliés, sont fondamentaux à saisir.

Toutes ces mises en lien corporelles, ces mises en rapport figurées, sont des supports réexploitables pour la personne autiste dans sa saisie du monde environnant. Il faut donc, d'une certaine façon, accompagner, soutenir, aider à identifier, puis à trier, à faire des liens, à classer, à anticiper, aider à transposer, à reproduire sous une autre forme, à déplacer, etc.

Voyons maintenant plus concrètement cette reprise, sous forme de deux tableaux d'étapes plus résumés :

D. Une reprise évolutive par phases

Du côté de la personne autiste, j'ai observé lors des suivis individuels psychodynamiques un processus d'évolution qui passe souvent par les phases suivantes :

1) Une intuition et perception progressive d'une permanence propre grâce à la fonction rassemblante (le « *holding* », psychique) du thérapeute, qui prend forme au fur à mesure de son exercice d'une « fonction alpha », qui vient rassembler et donner une forme « pensée » aux éléments « bruts », aux symptômes, aux troubles, aux émotions et tensions internes du sujet.

2) Un éprouvé de l'élasticité et de la résistance de cette permanence : résistance aux attaques pulsionnelles, aux dysfonctionnements développementaux, quelles que soient les circonstances (même si l'enfant présente une plus grande sensibilité ce jour-là, ou qu'il doit faire face à un imprévu.), le « *holding* » tient. C'est-à-dire que l'on peut penser tout cela, ensemble, par l'intermédiaire du thérapeute. On voit alors en séance, augmenter la prévalence de « bons moments relationnels (« bons objets partiels ») sur les mauvais moments (moments de désorganisation, d'effraction, d'attaques par des expériences de type « mauvais objet partiel ». La fréquence de cette prévalence étant renforcée par la répétition du cadre de soins.

3) Le début d'une recherche d'introjection de cette permanence, comme force externe, puis interne pour faire face à l'adversité, avec des mouvements qui témoignent du besoin de s'en rapprocher et d'en prendre quelque chose (collages adhésifs, envie de se coller tout près du visage du thérapeute, de prendre son front pour le coller contre le sien, comme pour en absorber la capacité de penser, ou d'en garder « de bons objets partiels » tels que les mots réconfortants, encourageants, le sens mis sur les éprouvés…). Ce début d'introjection est visible dans des phénomènes « d'entrée en résonnance » et de mimétisme de l'enfant autiste vis-à-vis du thérapeute (enfant qui tousse ou se gratte aussi quand le thérapeute le fait, etc.). Un début d'activation des neurones miroirs ou une meilleure activation de ceux-ci se met en place. On assiste également, à un plus grand investissement et ressenti de la surface de la peau, avec de possibles petites somatisations. L'aspect repli et l'hermétisme au monde environnant baissent et la personne autiste présente, au contraire, une plus grande perméabilité aux facteurs externes.

4) Une plus grande assurance, « sécurité de base », est présente et la curiosité et l'exploration libre de l'environnement s'accroissent – dans une sorte de reprise de la « phase des essais » de Margareth Mahler. Comme dans cette phase des 6 mois, l'enfant peut littéralement venir très près du visage de ses interlocuteurs privilégiés et explorer de près, leur nez, bouche, mais aussi leurs mimiques et rides d'expression. L'espace n'est plus abordé comme un gouffre ou espace infini inquiétant. À l'inverse, il y a un début de repères spatiaux et des points de repère précis sont réclamés, pendant un temps, dans leur aspect immuable : activités ou objets que l'enfant réclame comme devant être positionnés précisément à un endroit, schèmes de rapprochement répétés avec l'adulte « repère », qui sécurise l'enfant qui devient très attaché à certains rituels (son sentiment de permanence en dépend) et peut sentir son Moi s'effriter – d'où des crises – si ces quelques repères vacillent. Les mouvements du corps réversibles, binaires deviennent investis (inspirer/expirer, contracter/relâcher). La personne autiste accède à des formes figuratives du lien. La réversibilité des phénomènes est comprise et les variations sont, du coup, mieux acceptées. Au quotidien, l'enfant, l'adolescent, a plus confiance dans sa capacité à retrouver son calme ou un certain apaisement quand il est perturbé par quelque chose. Les crises deviennent moins longues et moins fréquentes.

5) L'enfant étend sa confiance et sa curiosité aux changements et transformations de la matière, à la fonctionnalité des objets, qu'il découvre et explore avec beaucoup moins d'angoisse. Une introjection de la permanence du corps et des fonctionnements corporels est acquise et se renforce – si l'ajustement de l'environnement se maintient. L'enfant est de plus en plus compréhensible par tous dans ses vécus émotionnels et intentions. Au niveau cognitif, on note un intérêt pour les noms propres et « identités » que ce soit le nom d'enseignes de magasins, de marques diverses ou des noms de famille sur les boîtes aux lettres, etc. En général cela concerne ce qui constitue l'environnement familier de l'enfant. « L'identité propre » est investie comme cela en témoigne. La permanence des marques et enseignes est rassurante. Il y a un réel intérêt pour les noms de famille, puis les prénoms. La distinction entre deux objets différents est meilleure car l'enfant comprend la différence des attributs. L'intérêt pour l'aspect fonctionnel des objets se développe aussi.

6) Les informations concernant la famille, sa place dans celle-ci, la fratrie, les cousins, sont très investies par la personne autiste qui écoute beaucoup plus lors des entretiens familiaux ce qui s'échange. Elle se situe beaucoup mieux dans sa famille et sa génération et regarde ce que les autres membres de sa famille de son âge font (surtout chez les enfants où les échanges sous forme de jeux visuels sont plus faciles à observer). Les apprentissages scolaires se développent surtout l'apprentissage des lettres, la comptine numérique, parfois aussi des mots en anglais sont investis.

7) Une temporalité plus linéaire peut-être investie avec la question du grandissement (passer de bébé à adulte) et de l'adolescence. La perception de sa différence par rapport aux autres pairs arrive, avec les moments de frustration, de découragement, de déprime ou de colère que cela peut engendrer – surtout chez les personnes autistes non verbales. Chez certains, on observe un besoin d'accompagnement accru par rapport aux règles et codes sociaux – un peu comme dans la phase de rapprochement décrite par M.Mahler, lorsque le jeune enfant se rend compte des difficultés et aléas auxquels l'exploration libre le confronte et lui donne envie de se retourner vers l'adulte pour être accompagné.

Ces différentes phases qui peuvent se croiser et se chevaucher ne sont pas toujours linéaires. Elles montrent bien l'évolution intrapsychique et psychocorporelle lors d'une prise en charge psychanalytique d'une personne autiste. Tout cela constitue de réels progrès qui adoucissent la vie de l'enfant, de l'adolescent, de l'adulte autiste tout comme celle de leur famille.

Voyons plus précisément, pas à pas, au niveau de l'enfant, de l'adolescent, de l'adulte, la façon dont cela se met en place :

- Passage de l'envahissement à des perceptions plus stables et différenciées, mieux perçues, identifiées, « géo localisées » aussi.
- Reconnaissance d'invariants, d'unités stables, soutenue par l'éprouvé d'un retour en arrière possible en cas d'envahissement par le chaos et d'une continuité identitaire stable garantie par le thérapeute.
- Naissance d'un sens, d'une direction, de la notion de réversibilité, début de la compréhension temporelle « avant », « après » et des relations cause-conséquence simples.
- Augmentation des explorations et de la figuration « mécanique et sensorielle des événements réversibles » et transformations, reprises maintes et maintes fois jusqu'à être acquises.
- Pour certains enfants très en difficulté jusqu'alors au niveau sensoriel : exploration de la réversibilité des états de tension interne, d'abord par des stéréotypies « régulantes », puis par des décharges par contraction et détente brusque musculaire ou de tensions diverses (tension et relâchement de la peau, parfois au niveau de la verge chez le garçon), alternance flexion/ extension brusque des jambes ou autre, avec fort intérêt pour des éprouvés d'excitation et d'évacuation par décharge tonique. Plaisir et recherche d'acmés de tensions musculaires, de la peau, par des comportements masturbatoires parfois, qui inscrivent un meilleur fonctionnement perceptif : tension-décharge-fin de la tension et qui mettent au travail le renforcement du Moi et la compréhension de l'aspect « élastique », plastique, fonctionnel, du corps, avec ses processus dynamiques réversibles. Intériorisation d'une souplesse du Moi corporel qui peut se distorde, se tordre, se remettre, se regrouper, se tendre, se détendre, etc.
- Les états de tension se sexualisent et deviennent moins uniquement liés aux stimuli des organes des sens. Dans un premier temps, il y a comme une

indistinction entre les tensions liées aux stimuli externes et ceux liés « aux nerfs » propres de l'enfant. L'enfant peut chercher à amplifier, pendant un certain temps, celles qui viennent de son endoderme, d'auto-stimulation de son corps propre. La différence entre tensions désagréables et tensions agréables se met progressivement en place dans un accès à la jouissance corporelle qui tend vers la normalité, avec plus ou moins d'anxiété et de difficulté encore, quant au dégagement possible et au retour à une sérénité. Parfois certains enfants s'y perdent un temps. La nécessité d'aider à contenir les différentes formes d'excitation afin d'éviter la dissociation et la confusion peut alors être présente. L'enfant teste souvent ces perceptions qui lui sont nouvelles en présence ou près des adultes, vécus alors comme potentiellement « contenants » ; ce qui peut amener des difficultés temporaires quant à la question de ce qui devrait rester intime et ne se partage pas au tout venant ; ceci pouvant être interprété à tort, comme des effractions volontaires.

- L'intérêt pour l'environnement passe du sensoriel à la fonctionnalité des objets.
- On voit émerger la capacité de trier et le début de perception d'ensembles composés d'unités diverses mais tenues par un système cohérent, avec de forts intérêts de l'enfant pour ces catégories spécifiques : des insectes, des systèmes solaires, des clochers, des pigeons, des Pokémons, des marques de supermarché, des publicités, etc. Cela signe l'émergence à la notion d'ensemble, aux termes « génériques », à défaut de pouvoir saisir le sens des mots plus abstraits. On assiste à un grand intérêt pour cela. En parallèle, un abord multimodal devient possible pour certaines activités familières « identifiées et répertoriées », connues ou sur certaines zones du corps (cohésion œil-main, etc.)
- Vient l'acquisition des notions de frontière et de dedans et dehors des objets, comme du self. L'investissement des barrières et des sens de circulation (œsophagien, respiratoire, digestif, spatial lors des déplacements) est également visible.
- Il y a une augmentation des informations perçues et la capacité à traiter des choses plus complexes doit suivre, ce qui peut parfois susciter des moments d'excitation, dans un premier temps, dus à l'afflux d'information.
- On assiste à des moments de remémoration, comme une rumination, une sorte de retour « après-coup » des mots, des phrases entendues, gestes refaits à vide, etc. pour mieux les isoler et les engrammer psychiquement (neurologiquement aussi). C'est le temps des écholalies différées, des rires soudains, sans qu'on entende ou voit quelque chose car cela se passe de façon intra-psychique. C'est dû à l'activation des réseaux de mémoire après-coup.
- La fonction de tri, de filtre, et de pare-excitation du travail psychique est en cours de construction.

- Suivent de nouvelles recherches plus élargies de « cohésion des mondes », sur des groupements repérés et repérables. L'étendue cognitive s'étend. La personne autiste cherche à évoquer ce qui se passe dans les autres espaces, à faire des liens entre les différents endroits, à évoquer la famille, les amis, les loisirs, les sorties ailleurs, en thérapie et à faire les liens entre les différents moments : évocation du temps d'avant, d'événements passés. L'espace-temps s'élargit ! En découle un grand intérêt pour les trajets, les parcs, les extérieurs, dû au besoin de se représenter concrètement les liens entre les différents endroits, les volumes, les espaces et leurs « articulations », leur structuration. Cela va de pair avec un grand intérêt pour les repères spatiaux et la cohésion spatiale.
- L'intérêt pour les « regroupements d'unités », autrement dit les groupes et leur structure, leurs liens, s'élargit toujours, nourri par ces mises en lien : structure humaine, animale, stellaire, des groupes qui se divisent, s'incluent, s'assemblent, mais avec des identités propres. Il y a beaucoup d'exemples d'intérêts des enfants autistes de ce type : intérêt pour les noms de supermarché, pour les publicités, les insectes, les clochers, les systèmes solaires, les noms sur les boîtes aux lettres, les marques, les Pokémon, les titres de DVD, etc., tout groupement qui possède des systèmes d'extension et peut se « percevoir » visuellement. Ce sont des recherches de catégorisations « concrètes », visualisables, palpables pour étayer le processus intra-psychique en cours, avec cette fois, plus spécifiquement, un intérêt pour la compréhension des liens, des processus d'inclusion et d'exclusion des groupes, sur leurs caractères très spécifiques et donc, « identitaires repérables ». La personne autiste se questionne sur ce qui en fait partie ou non et pourquoi ? Cela se situe dans un mouvement de renforcement de la notion d'identité propre, de l'individualité de chacun.
- Vient, en parallèle, l'élargissement aux vécus familiaux, à la place dans la fratrie, dans la famille, aux absences, aux allers-et-retours de grands-parents, de frères et sœurs, un intérêt et une sensibilité à la structure familiale avec une compréhension des générations, des liens, de leur évolution (départ d'un aîné, naissance, visite de la famille, etc.) ; une compréhension aussi de la notion de groupes « humains » mais avec une recherche encore des invariances et de la logique évolutive. Les questions sur le grandissement, la puberté, la naissance, s'abordent.
- On voit l'acquisition de la notion de sexe féminin ou masculin, avec la récupération de la génitalité, advenir.

Ainsi va-t-on aboutir à la permanence du Moi-corporel, à l'investissement d'une identité propre, dans une famille particulière (aux particularités repérées), avec une compréhension des différentes places des générations, des effets du grandissement, de la puberté, etc., tout ceci s'accompagnant du développement des explorations cognitives.

Nous allons retrouver un certain nombre de ces points dans la présentation plus longue de la psychothérapie de Shen, suivi plusieurs années, et dont nous allons présenter certaines séances où les processus intra-psychiques en cours me paraissent plus particulièrement « visibles » et repérables, pour un lecteur extérieur.

E. À plus long terme : du temps de soin à un projet de vie plus global

Au cours de la prise en charge psychothérapique, il s'agit également de comprendre comment l'enfant autiste se représente lui-même (image corporelle, perception de sa personnalité), de l'accompagner dans la prise en compte de son identité, puis de sa place dans un monde familial, puis social qui évolue autour de lui, avec ses symboles, ses métaphores, ses règles (transgénérationnelles et sociales), sa gestualité et ses modalités d'échange et de communication affective, son accès à l'inconscient collectif (normotypique et atypique) aussi. La psychanalyse n'est pas une rééducation mais un accompagnement et soutien de l'être dans son évolution, en tant que sujet sexué et situé dans sa génération, pouvant interagir de façon riche avec ses pairs, se représenter et trouver sa place aussi bien auprès des siens, dans sa famille, que dans la société ; une conception de l'être comme promu à un avenir dans lequel les différentes composantes affectives, relationnelles, professionnelles, familiales et sociales s'intriquent et s'entrecroisent, coexistent, avec une certaine harmonie.

Bien sûr, comme nous l'avons vu, pour l'autisme le travail du psychanalyste est souvent dans un premier temps différent par rapport à celui consistant à faire associer des souvenirs à un patient névrotique. Il va falloir surtout contribuer à étayer la création de représentations dans différents registres, la prise en compte de son identité propre, le développement de sa propre créativité pour pallier aux difficultés, spécificités, sources d'incompréhension, encourager la curiosité et le savoir (sur soi et les autres), l'ouverture des capacités sociales, affectives et cognitives. Cela passera beaucoup par un travail sur les ressentis, les repères identitaires, les vécus internes et leurs aspects chaotiques dans un premier temps afin d'asseoir un ressenti de permanence de son propre self par le sujet, pouvant alors servir d'ancrage aux apprentissages.

Plus globalement d'un point de vue philosophique et éthique : en termes « d'être humain à être humain », la finalité n'est pas juste de « savoir » quelque chose de la pathologie du patient mais d'aller à la rencontre de ce patient ; ce qui nécessite de l'écoute, de l'ajustement, de la compréhension des différences et donc des recherches, des observations, du temps, du plaisir à être ensemble. Car ce dont ont le plus besoin ces enfants ce n'est pas qu'on les « objéïfie » comme objet de savoir ou à rééduquer, mais de montrer en eux (pour les non-verbaux) tout le vivant qui les habite.

F. Exemple d'évolution lors d'un suivi psychothérapique sur quelques années : Shen

1. Shen, ou le travail sur l'introjection d'une continuité chez un enfant autiste ayant de gros troubles sensoriels

Je présenterai ici quelques séances de thérapie avec Shen, un enfant autiste non verbal, ayant d'importants troubles sensoriels. Ces séances ont toutes une thématique particulière et, à travers elles, vous pourrez percevoir un cheminement personnel et l'évolution, la structuration – aussi bien corporelle, que psychologique et cognitive – qui se met en place.

Pour cela, j'essayerai de donner des mini-titres à chaque séance, afin que le lecteur ne se sente pas trop éparpillé par la quantité d'informations descriptives, dont il est difficile de faire l'impasse lorsqu'on décrit une personne autiste non verbale.

La présentation de cette thérapie suivra les thématiques abordées par cet enfant telles qu'il les a amenées, petit à petit. De fait, les « étapes de récupération » ne se succèdent pas de façon juxtaposée, comme présentées précédemment, mais s'entrecroisent et jalonnent le travail. Je trouve intéressant de montrer comment cet enfant sans langage a amené ses propres thèmes.

Shen est un enfant que je reçois en institution, pour prendre la suite de sa psychothérapie jusqu'alors en C.M.P. Il n'a pas accès au langage, est un enfant assez calme, plutôt en retrait. Il est hypersensible aux bruits et passe beaucoup de temps les mains sur ses oreilles en émettant un son continu. Il peut même pleurer suite à certains bruits dus au groupe. Lorsque je commence à le voir, il vient d'intégrer notre service. À la reprise des séances avec moi, il investit une petite ambulance qu'il va faire doucement glisser sur les fauteuils en simili cuir noir du bureau, et dont il teste les petites rayures en creux ; cela fait un bruit particulier. Il fera ainsi pendant longtemps. À part cette exploration des surfaces et de l'espace, il manifeste peu de choses. Je prévois assez vite un petit garage avec une rampe d'accès, qu'il investira très peu. D'où viennent ces ambulances ? Où se sont déplacés les soins ? Où sommes-nous ? C'est ainsi que je lui renvoie quelque chose de son exploration et de ce changement de cadre.

Shen a intégré l'établissement où il reste la journée en continu pour différents temps éducatifs et pré-pédagogiques. À travers ce suivi, c'est le combat quotidien contre l'effraction et la confusion qui est visible.

25 janvier 1re année, au bout de plusieurs mois dans l'établissement

Shen arrive avec une blessure ou une excroissance de peau sur le côté gauche de sa bouche et il « croque » ses ongles – ce qui n'est pas habituel. Il a été absent pendant deux jours (une fois à cause de la grève, une autre fois à cause du transport raté). Je lui verbalise que deux jours sans venir dans l'établissement, ça doit être difficile pour lui, car cela constitue un grand imprévu dans sa semaine.

Ce jour-là, je prends une lettre en carton disponible dans la pièce : un « B », comme la première de mon nom de famille. Je ressors (pour entériner la question de la permanence) un tube mou et creux, transparent qu'il affectionne.

C'est un tube mou rempli de gel, avec un cylindre creux au centre. *Ce tube fait partie du matériel qui me paraît intéressant pour évoquer et permettre l'exploration aux enfants, de la circulation de fluides à l'intérieur d'un corps (ici visible). On peut également sentir et tester la résistance et le durcissement du tube, lorsqu'on réduit l'espace du gel, en pressant sur le tube. Cela permet de visualiser et de tester (extérieurement) des sensations telles que celles liées à l'excrétion d'urine ou à la génitalité, selon ce que chaque enfant évoque. C'est également une possibilité d'exploration des lois de la physique, rendues très « visuelles » (la pression de l'eau).*

Je lui dis que peut-être ce serait bien d'écrire pour rappeler « avec des traces » tout le travail des derniers rendez-vous.

Le samedi précédent, j'ai été en partie au rendez-vous familial avec ses parents, mené par une autre collègue, consultante. Nous nous sommes donc croisés dans un autre cadre, un autre bureau. Il y avait également sa petite sœur pendant ce rendez-vous. Elle a beaucoup dessiné et réalisé le dessin d'un ciel en pleine tempête surplombant des fleurs. Le rendez-vous était pris pour parler, entre autres, des cris de Shen, à la maison.

Shen est alors, assis sur mes genoux et adossé à mon buste. Il me demande avec des gestes de dessiner les contours du tube mou avec le gel à l'intérieur et d'en faire plusieurs exemplaires sur des feuilles. Pendant ce tracé, il fait les bruits que fait le tube mou avec sa bouche. Il dit quelque chose comme « Oh, non ! », quand je lâche le tube pour écrire. Il s'en saisit et essaye de mettre son doigt dedans. Il dit : « main ». Il met le pouce dedans, puis le petit doigt. Je redessine sur la feuille. Il plonge alors son œil dans le creux du tube, là où se trouve un enroulement de plis. L'objet est regardé sous toutes ses coutures ! Nous sommes dans l'exploration de la structure interne du rouleau d'eau, tube creux rempli d'eau qui peut se dérouler sur lui-même à l'infini, en se repliant dans le creux central. Je m'arrête, après la reproduction du 3e exemplaire de cet objet. Shen se plaque encore plus contre moi. Je parle du dos, de la voix et des mots qui lui arrivent directement vers son oreille, lorsqu'il se place ainsi sur mes genoux (cela fait moins apparaître les bruits de fond et plus ma voix), son oreille étant près de ma bouche. Je dis qu'il a peut-être envie de prendre l'empreinte de Mme Barabé avec son dos, ses jambes, comme on prendrait l'empreinte du tube en le dessinant sur une feuille (je fais ici allusion au mouvement d'étayage corporel de Shen par identification adhésive contre moi). En réponse, il appuie son derrière encore plus sur mes cuisses.

Nous voyons dans cette séance différents mouvements : la reprise de l'exploration des objets, qui lui fait questionner son image du corps, le rapport corps-espace (quand il explore avec son doigt le creux du tube). Est également visible le fait que la récupération de l'abord co-modal s'étaye et se cherche d'abord en passant par le corps du thérapeute.

Février (1re année) : du non-mantèlement sensoriel, à l'abord des actions par juxtaposition temporelle : la nécessité d'aborder le monde en le simplifiant

Shen commence à être plus actif et s'oriente en fonction de ses ressentis et besoins (simplifier les tâches, aller plus doucement, prendre en compte ce que lui fait vivre son corps : mal de dents, etc.)

Lors des séances suivantes, je fais désormais des empreintes des objets, à sa demande. Nous sommes dans le dessin et la reproduction dessinée, en plusieurs exemplaires d'objets présents dans mon bureau. Il y a moins d'écrits de notes de ma part, notes auxquelles il s'intéressait Il explore d'autres formes que l'écriture pour représenter la permanence des choses : les dessins, tracés sur le papier ; surtout les contours des objets. Shen s'intéresse ici la reproduction, à l'identique que permet le dessin, possiblement sans fin et investit alors également les photocopies qu'il réclame, en me tendant une feuille, comme on le lui a appris sur son groupe éducatif. Nous comptons le nombre d'exemplaires d'un même objet : 1, 2, 3 – ce qui introduit la notion des chiffres. Il est très intéressé. Voici donc une nouvelle alternative à la perte, à la séparation, à l'agrippement ! Je lui nomme qu'effectivement, avec la machine photocopieuse, on peut faire à l'infini et à l'identique autant d'exemplaires que l'on veut. Je propose à Shen, qui commence à s'attacher à certains objets du bureau et a du mal à les laisser en fin de séance, de repartir avec un dessin de ceux-ci, leur forme, leur empreinte. J'introduis un premier déplacement de l'objet investi à une première représentation « concrète, palpable », échangeable, montrable, partageable de celui-ci.

De fait, souvent nous n'y prêtons pas d'importance, mais il y a tout un aspect relationnel d'échanges d'informations et de communications partagées, dans nos façons d'utiliser les photocopies dans les institutions – surtout dans celles pour enfants où l'on distribue des exercices, coloriages, etc. Les photocopieuses sont pour eux, alors, une façon de suivre visuellement comment nous échangeons des représentations, des informations. C'est ce que va m'apprendre Shen qui va beaucoup investir, à une phase de sa prise en charge, ces reproductions des objets sous forme de traces, duplicables, pouvant aussi être montrées, emportées sur son groupe de vie.

Toutefois, au bout d'un certain temps, ce plaisir d'une découverte va petit à petit laisser la place à un vécu de lassitude de ma part, dans le contre-transfert, avec l'aspect répétitif de cet investissement par Shen des reproductions. Je m'inquiète en me demandant si nous ne nous éloignions pas petit à petit des formes verbales, de la parole, du langage. À l'époque, je n'avais pas encore compris cet apprentissage « en patchwork », par domaines d'intérêt, dans un premier temps, un par un, isolés les uns des autres.

C'est souvent ainsi, dans certaines formes d'autisme : un investissement nouveau succède à d'autres, mais ne s'articule pas forcément d'emblée aux précédents, qui disparaissent temporairement ou ne sont plus évoqués par l'enfant. Avec Shen, je découvre que le démantèlement ou plutôt le non-mantèlement (le fait que les sens ne s'entrecroisent pas entre eux, au niveau des informations), se retrouve également dans les investissements d'actions différenciées : écouter, réfléchir, se représenter, parler, etc. Les unes peuvent succéder aux autres mais ne peuvent pas forcément être faites en même temps. Pou Shen, traiter conjointement différentes informations reste complexe, aussi bien au niveau sensoriel, que dans les investissements d'actions. C'est une chose importante que je découvrirai avec *lui sur l'autisme.*

Cette non-articulation des différentes actions d'exploration et de décryptage, ce fonctionnement en successions temporelles, uniquement juxtaposables des différentes tâches (en lien sans doute avec l'activation mal coordonnée de circuits ou de zones cérébrales), est une grande leçon que m'a apprise Shen, sur l'autisme profond.

C'est comme si tout ne pouvait se travailler en même temps. Cela peut induire faussement une impression par l'entourage de stagnation chez la personne autiste dans ses progrès, lorsqu'elle ne s'intéresse plus à ce qu'elle faisait auparavant, alors qu'en fait, elle assimile les différentes tâches « à sa façon », « par succession d'instants ». La mémorisation de l'ensemble des tâches étant en cours « autrement ».

Au moment de la séance, j'ai un ressenti de travail de deuil en cours, comme s'il fallait coûteusement désinvestir quelque chose et je suis traversée par une grande fatigue. Mon esprit est comme pris par autre chose et cela m'accapare, comme une interférence dans le travail en cours d'élaboration. De ma position de psychothérapeute je me questionne sur ce contre-transfert. Il me faut envisager d'éventuels facteurs psychologiques et relationnels que je ne saisis pas et qui sont en jeu. Ce n'est pas simple dans l'autisme de démêler les différents facteurs en jeux : est-ce purement des difficultés de non-mantèlement, le besoin de répéter les choses pour mieux les ancrer ou n'y a-t-il pas aussi un désinvestissement d'origine plus psychologique chez Shen ?

J'apprendrai plus tard que depuis quelque temps, une des personnes référentes de l'enfant est absente et le sera pour trois mois. Par ailleurs, la grand-mère de Shen vient de s'absenter de la ville. C'est elle qui l'emmène le mercredi au centre et de fait, Shen, pendant quatre semaines, verra son emploi du temps bousculé et ne viendra plus les mercredis, faute d'accompagnement possible. En plus, j'ai moi-même été absente une fois de façon imprévisible pour des raisons personnelles. Je comprends mieux après coup ce contre-transfert de fatigue et de découragement. L'enveloppe groupale et de soutien autour de Shen est un peu effritée en ce moment !

À cela va s'ajouter un autre souci d'ordre somatique, que Shen, cherchera à nommer verbalement.

Shen prend une ambulance et un camion de pompier et les fait rouler sur les rainures des fauteuils. Cela dure. Il ne prend pas les autres jeux habituels. Je remarque qu'il met son doigt entre ses dents. Je me penche vers lui pour regarder plus exactement ce qu'il fait : s'agit-il de tester la solidité des dents, les trous entre elles, de faire saigner ou d'éprouver des sensations en appuyant l'ongle sur les gencives ? Shen me dit alors : « mal », mot que je ne lui ai jamais entendu prononcer et je constate qu'il fait osciller une dent du bas qui s'apprête à tomber. Je lui explique alors la normalité du vacillement d'une dent de lait, avec métaphores et schémas à l'appui. Je lui explique qu'il y a une dent « de grand » en dessous, qui pousse la première.

Je me lance dans une démonstration à partir de petites dents dessinées et d'un tube dans lequel l'une sort, poussée par l'autre, mais ni cela ni le livre sur le corps humain avec une bouche pleine de dents ne semble l'intéresser. Je dessine tout de même la séquence suivante : la dent qui tombe, la bouche avec le trou, la bouche avec la dent définitive sortie à moitié. Les dessins n'intéressent pas tant que cela Shen.

Cette séance montre combien Shen commence à s'appuyer sur son environnement et le thérapeute pour explorer et questionner de nouvelles choses mais il est plus vulnérable, ainsi, aux absences des personnes autour de lui sur lesquelles il s'appuie. Sa sensibilité au relationnel est accrue et apparaît en écho une sensibilité buccale, dentaire qui vient elle aussi questionner la permanence du corps et des ressentis corporels comme un début de concordance entre le Moi émotionnel, relationnel, psychique et la sensitivité du Moi-corporel.

Lors d'une séance suivante, lorsque je vais le chercher, j'ai l'impression qu'il est un peu chaud, presque malade. Shen commencerait-il à pouvoir somatiser, tomber malade (souvent, les enfants très autistes ne tombent jamais malades). Dans la salle, il prend le camion de SAMU, le camion de pompier et un avion à réaction militaire (je ne sais pas bien d'où vient cet attrait pour cet objet). Il veut en faire le contour, « une empreinte sur une feuille ». J'en dessine le contour, puis je colorie au mieux cette vue du véhicule, comme vu du dessus.

Suivant ainsi mes propres envies de colorer les dessins selon les couleurs dans la réalité, je prends beaucoup de temps, pendant la séance, pour faire cela et il ne me reste plus beaucoup de temps pour faire un deuxième exemplaire à l'identique. Shen en est très contrarié et le réclame. Il ne veut pas ranger le feutre kaki exigeant ainsi que je finisse le dessin. Je propose un compromis sur « ce temps » qui manque pour « reproduire les choses » ; en le transformant en une activité qui peut se prolonger dans le lieu suivant. Shen va adhérer à cette proposition. Il acceptera de différer pour faire finalement la copie du dessin sur son groupe de référence où il retourne et retrouve une de ses éducatrices. Ainsi, la feuille « de traces de l'avion » devient le moyen de continuer à raconter des choses appréciées, à les partager, d'un lieu à l'autre. Autrement dit, ces dessins des objets investis deviennent des liens, des objets transitionnels concrets, de pensées « palpables » concrètement par d'autres. Je le laisse repartir dans son groupe avec le dessin des formes et le feutre et j'explique à son éducatrice et à son institutrice, sa frustration et son énervement. L'institutrice lui propose de finir avec lui. Plus tard, à midi, son éducatrice référente me montre qu'elle a dessiné un car avec des enfants dedans (le car du transport ou des sorties). Cela a suffi à apaiser Shen.

L'impermanence de liens et l'imprévisibilité de ne pas pouvoir faire comme d'habitude fait émerger des émotions fortes chez Shen, une certaine confrontation, une lutte et revendication de ce qui est momentanément vécu comme « perdu ». Si l'on se souvient du témoignage de la personne adulte, dans la première partie, chapitre sur « l'effet coupure », qui témoigne du « tilt » du cerveau, engendré par l'imprévu, on peut imaginer combien les liens perdus peuvent fragiliser une personne comme Shen et l'enjeu est de taille. Ce qui est très intéressant ici c'est qu'une solution intermédiaire est trouvée et va se prolonger, faire lien avec d'autres temps et d'autres espaces dans l'institution : finir le dessin, le coloriage, ailleurs. Cette modalité transitionnelle : emporter le dessin pour le finir – accessible aux enfants normaux – va être possible pour Shen qui va ainsi pouvoir s'apaiser. Et même, cela sera source d'enrichissement puisque l'institutrice rajoutera quelque chose de plus : une autre scène partagée sur son groupe. Le dessin comme modalité de communication partagée se transmet, se diffuse, fonctionne, renforce les liens et sécurise Shen. Il n'y a pas eu besoin de lui apprendre à généraliser… C'est acquis et se généralise spontanément lorsque l'entourage se montre compréhensif et prêt à écouter, donner de l'ampleur aux émergences et intérêts de Shen.

On voit dans cette séquence combien l'intensité des crises potentielles liées à l'imprévisibilité de la réponse d'autrui et/ou à la frustration est moindre. En effet, la possibilité de passer de la frustration à la recherche d'une autre idée pour poursuivre un objectif sous une autre forme avec une autre personne s'est mise en place.

Retour de vacances : la colère de Shen, l'inachevé, face à la menace de perte des traces et de la permanence : la lutte (frustration et mauvais objet).

Début mars de la 1re année : début des représentations internes et impressions de premiers objets « possessions du Moi » non partageables et à défendre. Début de l'hétéro-agressivité (de nouvelles réactions non maîtrisables)

Je passe sur le groupe de Shen, avant sa thérapie, chercher un autre enfant. Je remarque que les enfants sont très calmes. Le professionnel absent depuis trois mois est revenu. Shen a une feuille devant lui et il essaye de tracer à main levée des ronds, à côté de son éducatrice référente, qui lui fait faire l'exercice. Le premier n'est pas fermé. Le deuxième s'enroule dans une spirale ouverte dans le sens des aiguilles d'une montre et vers l'intérieur. Le troisième cercle n'est pas très rond, mais fermé. Je suis très enchantée de voir qu'il peut faire tout cela. Ensuite, l'éducatrice prend sa main pour lui faire faire avec le compas un rond.

Lorsque je reviens le chercher pour sa thérapie, la configuration a changé, des enfants et des adultes sont debout, l'un des enfants crie. D'autres enfants approchent l'éducatrice et Shen, ce qui interrompt et gène leur temps de « tête à tête » et son temps éducatif individuel où il apprenait à tracer des ronds. L'activité consistant à lui apprendre à faire des ronds s'interrompant, cela insupporte Shen. Il mord, pour la première fois, son éducatrice.

Comme j'arrive, il me tire pour sortir et aller lui aussi à mon bureau, dans une tentative d'échapper à la crise, de la mettre à distance. Je lui propose d'essayer de comprendre dans le groupe ce qui l'énerve. Je m'assois près de la table où il était avec son éducatrice et il vient s'asseoir sur mes genoux. Un autre enfant approche l'œil brillant, il me paraît envieux de cette place qu'à Shen sur mes genoux et dans la rivalité, chercher à l'exciter et à le faire partir. Il dit à Shen, sur un ton d'adulte, de se calmer. Shen lui donne alors des coups de pied. Comme un autre enfant s'est assis lui aussi à cette table pour faire un jeu (peut-être est-ce d'ailleurs l'origine de la discorde), il lui donne également des coups de pied. On sent que Shen avait envie de rester seul avec l'adulte. C'est la première fois que cet enfant fait preuve d'hétéro-agressivité. Il pleure, a les yeux rouges (ce que j'avais remarqué en arrivant). S'il réagit comme un petit enfant normal frustré, il semble cependant dépassé par ce qui le traverse et ses réactions émotionnelles, tout à fait nouvelles. Il en est peu rassuré et souhaite échapper à tout cela. C'est comme si c'était pour lui de nouveaux « envahisseurs potentiels, excitants et déstabilisants ».

Début de représentations internes et hyperréactivité à l'impermanence

La crise semble importante et angoissante pour lui. Elle me rappelle le fait qu'avant les vacances, nous nous sommes quittés sur quelque chose d'inachevé : dernière séance pendant laquelle j'ai refusé, à la fin, de dupliquer un dessin en deux ou trois exemplaires, tant le premier exemplaire m'avait pris du temps (le camion de SAMU, de pompier et l'avion à réaction). Il était donc sorti avec la feuille et le stylo ainsi que les empreintes des trois objets sur une autre feuille et les avait apportés dans son groupe éducatif, pour continuer son travail.

L'éducatrice en avait fait un camion avec des enfants dedans : le véhicule de transport, ce que j'avais trouvé une bonne idée pour signifier les vacances prochaines des enfants. Avant les vacances, Shen avait aussi été en crise de cet inachèvement et je m'étais posé la question de lui écrire pendant les vacances d'une semaine. De retour, c'est donc à nouveau la question de l'interruption, du manque qui est évoquée. Sa mère nous apprend que les vacances se sont bien passées mais qu'elle a senti que c'était long pour lui d'attendre de revenir à l'établissement. Ce qui témoigne bien de la présence de « représentations internes » qui tiennent mieux dans la durée et résistent à l'absence. La confrontation à « ce qui manque » engendre une souffrance, d'une nature nouvelle : émotionnelle et non sensorielle. C'est comme si la personne autiste ne savait plus comment faire face, comment traiter la chose.
A quoi relier ces nouvelles informations (la comparaison de la perception présente avec la représentation mémorisée sous forme souvent visuelle et attendue). Comment traiter ce décalage ?

Il faut également se remémorer que la grand-mère de Shen avait été absente un mois avant les vacances et que, comme c'était elle qui l'accompagnait le mercredi dans l'établissement, Shen avait dû attendre un mois pour pouvoir revenir le mercredi et participer à nouveau au sport. Tout ceci avait ébranlé son intériorisation en cours d'un objet contenant et fiable dans sa prévisibilité (le cadre).

Ralentir les flux stimulants, mais aussi ralentir les actions pour éviter la confusion et travailler leurs représentations. Ou comment passer du geste « en miroir », « en écho », au geste pensé avant et effectué par sa volonté propre

Toute interruption lui était devenue difficilement supportable. Shen manifestait clairement son besoin et son envie de répéter à l'infini les gestes et les choses nouvelles qu'on lui montrait : tracer une lettre, faire une empreinte d'un objet (la première empreinte d'un objet a été faite par son éducatrice qui lui avait dessiné le contour de sa main). Dès qu'on lui montrait quelque chose, Shen reprenait la main de l'adulte pour en avoir à nouveau la démonstration, tout en posant sa main sur la main de l'adulte ou son bras, dans une recherche de « capter » littéralement par le toucher le déroulement moteur du geste comme pour en mémoriser le tracé, l'empreinte gestuelle. Il posait ainsi ses doigts très précisément sur certains tendons en action de l'avant-bras du thérapeute, pendant toute la durée d'un tracé. On pouvait distinguer clairement un premier temps pour ressentir le geste (au lieu de le diriger), « à froid » (plus profondément dans ses récepteurs corporels) et aussi pour mieux en saisir visuellement la fonctionnalité, l'identifier visuellement (cela étant possible parce qu'il ne devait pas se concentrer en même temps sur le tracé). Cela dans une perspective de mémoriser et coordonner progressivement deux moments : celui d'identifier intellectuellement un tracé et de le prévoir dans sa tête et l'autre de lui donner naissance (le reproduire). C'est-à-dire passer de la pensée au « tracé de ce qui a été pensé ». Et en même temps, sa main ainsi collée à celle de l'adulte, il travaillait le fait de pouvoir inscrire neurologiquement le geste moteur et de le rendre fluide ; il était d'ailleurs une fois, sorti, en faisant un geste de tracé d'une lettre, dans le vide, avec son poignet, mémorisant le geste moteur (on avait fait le tour de cette lettre un certain nombre de fois dans le bureau).

Plusieurs fois, il mettra sa main à plat sur mon avant-bras, pour sentir la contraction de mes muscles et tendons, pendant mes gestes de dessins, d'écriture, en étant très concentré sur cet aspect.

Toutefois, dans cette séance, on voit également que Shen s'intéresse au tracé écrit, à tracer des formes et qu'il accède à la triangulation et à des réactions de recherche d'exclusivité et de jalousie. De fait, il commence à prendre plus de place dans le groupe, à être plus « présent » en tant que sujet d'attention comme en témoigne la venue d'autres enfants pour reprendre une place eux aussi, auprès de l'adulte. Shen est beaucoup moins en retrait par rapport au groupe.

Pour venir à mon bureau, la séance suivante, après les vacances, Shen ne lâche pas les pochoirs en bois à formes (triangle, carré, etc.), ni la feuille et le stylo qu'il a en main, pour continuer cette activité, commencée sur son groupe éducatif. Dans mon bureau, je trace ces formes, à sa demande, sur une feuille et lui parle, de son inquiétude que les choses soient interrompues et peut-être de ne pas les retrouver. Là encore il s'agit de la question de la trace et des stratégies possibles pour la mémorisation chez l'enfant autiste. Je lui propose plutôt que de refaire les choses à l'infini, de coller une feuille de chaque exemplaire de « tracé nouveau » qu'il est en train d'apprendre, sur un cahier qui pourra circuler entre son groupe éducatif et la thérapie, dans les différents espaces institutionnels, afin qu'il puisse faire comprendre ce qu'il est en train d'apprendre et qu'il puisse également visualiser que même s'il n'a pas eu le temps d'inscrire (d'apprendre) ces apprentissages en une fois, tout n'a pas disparu. Il en reste concrètement une trace qu'il peut facilement retrouver, y compris en cas d'angoisse de stress. (Cette proposition de ma part fait suite au témoignage d'un adulte autiste qui disait qu'il devait se concentrer pour saisir le sens des mots et que lorsqu'il était fatigué ou stressé, il n'y arrivait plus mais que la photo, le dessin faisait toujours sens dans ces moments-là.)

Tout pendant que je parle, Shen prend le camion de SAMU et le camion de pompier et me demande d'en faire le contour sur une feuille (ce qui correspond bien à la reprise de ce qu'il n'avait pas pu finir avant les vacances). La nomination de ses vécus émotionnels lui a permis de reprendre les objets d'intérêts qu'il avait investis et qu'il avait délaissés ou auxquels il avait renoncé. Je lui dis qu'il est en train d'apprendre des choses, qu'il voudrait bien qu'on lui laisse essayer jusqu'à ce qu'il y arrive, mais que ce n'est pas en une fois que l'on peut tout apprendre.

C'est un peu comme chez les enfants de 1 à 2 ans, lorsqu'ils apprennent à faire quelque chose de nouveau : mettre de l'eau dans une bouteille ou remettre un bouchon, tirer un tiroir, etc., ils sont très affectés de ne pas pouvoir continuer à essayer dix à vingt fois de suite jusqu'à ce qu'ils y arrivent adroitement, dans un entraînement de leurs compétences oculo et neuro-motrices, au moins jusqu'au bout de leurs possibilités et dextérité. Pour Shen, il lui faut également dépasser le temps où il suit la main de l'adulte (temps assez long d'assimilation passive du geste, une sorte de préprogrammation neuro-musculaire) avant de pouvoir faire seul. Lorsque l'adulte suspend son geste, Shen est d'autant plus frustré qu'il n'arrive pas à lancer ce geste tout seul (il a besoin de l'adulte pour assimiler passivement au début). C'est comme si la coordination entre la programmation du mouvement et la retranscription de l'idée étaient deux opérations à la base séparées et requérant à elles seules toute son attention. Grâce au fait de pouvoir suivre la main d'un adulte, l'autiste goûterait à la joie de pouvoir retranscrire ses idées et commencerait à entrapercevoir une telle possibilité de coordination. Ce serait bien sûr à un stade où l'autiste serait encore dans un fonctionnement « démantelé » de son Moi-corps et au niveau de son système d'intégration neuro-sensoriel et musculaire (il lui faudrait tout découper, acte par acte, pour faire l'action globalement : décrypter, suivre des yeux, se représenter, avoir une intention de geste, l'effectuer). Ces différents moments qui sous-tendent le geste fonctionneraient encore de façon juxtaposée les uns aux autres, dans un premier temps. En étayage sur le corps de l'adulte qui lui, peut enchaîner les gestes de façon fluide, il pourrait se voir faire le geste de ce qu'il cherche à tracer ; c'est-à-dire donner une réalisation motrice à ses envies psychiques, mentales, à ses idées. Quand on connaît les autistes, on sait combien il leur est difficile de mettre en acte leurs pensées et leurs idées. On peut d'autant plus comprendre la frustration de Shen d'avoir à s'arrêter en plein milieu d'une telle découverte et vision nouvelle des choses.

C'est, je pense, un phénomène identique qui doit se produire dans la communication facilitée, où l'on soutient le bras de l'enfant, pour qu'il puisse écrire à l'ordinateur ; on initie la mise en mouvement du geste, qui semble difficile à impulser. Les personnes qui ont utilisé « la communication facilitée » témoignent des mêmes découvertes et joies pour ces enfants, ces adultes.

Suite à ma proposition d'un cahier, je me mets à construire celui-ci et je note dessus son nom, puis ce titre : « Cahier de rassemblement ». Je colle ensuite deux feuilles dedans : celle des figures géométriques et celle des silhouettes des camions de SAMU et de pompiers. Shen semble apaisé et accepte la fin de la séance sans réclamer la répétition incessante des dessins. Il gardera cet apaisement lorsqu'il retournera dans son groupe avec son cahier.

Lors d'un entretien familial, à ce moment-là, est abordée la question de temps d'apprentissage éducatif séquencés précis, à reprendre à la maison pour aider Shen, pendant un temps, à encrer certaines acquisitions. J'expose le principe de concevoir un projet adapté pour Shen, en fonction de là où il en est et de ce qui serait important, pour la famille de travailler. Ses parents me répondent qu'ils travaillent beaucoup et comptent plutôt sur la structure pour faire travailler leur fils.

Septembre de la première année

Shen évoque la question du dedans et du dehors, en suggérant par ses déplacements à la fenêtre, ce qui se passe dans d'autres endroits… comme une envie d'élargir nos évocations.

Ce jour-là, après avoir fait sur une feuille le contour d'un trombone, puis celui de ses deux mains, à sa demande, Shen va à la fenêtre.

Il revient vers le bureau, cherche un appui dos et met un petit personnage dans de la pâte à modeler. Il retourne à la fenêtre, regarde dehors et se détourne. Il va ensuite une troisième fois à la fenêtre et prend la poignée du store (j'ai en tête, à ce moment-là que dans son groupe, ils apprennent à tour de rôle à fermer les stores). Je dis « cela s'ouvre et cela se ferme, comme le vendredi où je n'étais pas là et c'était fermé. »

Il se rassoit sur mes genoux d'où il peut sentir la vibration de ma voix quand je parle. Je parle du fait de capter la vibration de la voix, dans l'appui dos-buste qu'il crée ainsi. Il pose ensuite sa main droite à plat sur la mienne. Je parle de tester la solidité du support et des genoux du thérapeute. Il dit : « Main » « Maman ».

Shen semble chercher à évoquer ce qu'il vit en famille.

Aujourd'hui, Shen regarde beaucoup par la fenêtre. Est-ce pour réfléchir en mettant son regard ailleurs, comme dans un mouvement interne ? A-t-il souhaité arrêter le lien, en allant à la fenêtre, quelques minutes ? Et si oui, est-ce lorsque c'est trop fort ou bien parce que je verbalise de lui, comme proposition, n'est pas juste ? Je lui demande alors si quand ce qu'on pense de lui est faux, cela lui donne envie de s'éloigner (quand il se sent incompris). Shen revient s'asseoir sur mes genoux, le dos bien droit.

Son oreille droite est en face de ma bouche.

Un travail se fait ainsi sur la consensualité entre le tactile du souffle de la voix (aussi sonore) et le tactile de l'appui-dos, plus globalement, sur les connexions multimodales de façon transversale. Je me dis alors il faut que j'explique à Shen, qui ne réagit pas comme moi, ce que nous attendons de lui, comme éprouvé, ressenti, compétence. Il me paraît important pour rejoindre Shen de nommer plus clairement nos attentes, la « normotypie » attendue, puisqu'il n'en a pas l'intuition ou « le circuit préinscrit » si l'on veut prendre une métaphore plus neurologique.

Je lui dis : « Là tu écoutes, mais sans avoir mis ton dos, contre moi. » « Est-ce qu'on pourra un jour ressentir simultanément le geste qu'on peut faire sur la feuille pour dessiner et l'éprouver, le coordonner et penser en même temps à la réalisation (représentation) recherchée ? » Un peu comme reproduire quelque chose en gardant à l'esprit le modèle et ne pas être dans l'un ou l'autre de ces temps (penser l'acte moteur ou penser la représentation à dessiner)? Je dis à Shen que les mots (leur décryptage, leur prononciation) ne sont pas obligés d'arrêter le mouvement ou l'action, que parfois, poser des mots sur ce qui se passe, cela peut aller très vite, aussi vite que parler et cela peut être moins long que d'écrire, car il me semble arrêter lorsqu'il est dans la recherche d'un mot.

Je lui parle d'ailleurs, de l'expression « réfléchir avant de parler » et de ce qu'elle signifie comme pointage d'une trop grande rapidité dans l'expression verbale. Cela veut dire bien écouter dans sa tête les mots que l'on va dire pour comprendre l'effet qu'ils font sur les gens, lui dis-je. Un peu comme quand Shen va au miroir. On se regarde le dire à quelqu'un dans notre tête, on entend les mots prononcés et on se dit : si c'était nous dans le miroir qu'entendrions-nous, qu'est-ce que cela nous ferait ? De la peine ? De la joie ? Du plaisir ? Cela nous inquiéterait-il ? Peut-être aimerait-on d'autres mots plus doux, plus rassurants pour dire cela. C'est cela réfléchir dans sa tête avant de parler.

J'essaye d'introduire un pont entre sa temporalité où les éléments composant une tâche se juxtaposent et notre rythme où l'enchainement des gestes et étapes peut lui paraître d'une fluidité déconcertante (voire inaccessible).

Nous aussi, nous pouvons être gênés par notre rythme : quand nous allons trop vite, quand nous « parlons sans réfléchir », par exemple.

Mouvement d'introjection de la fonction réflexive du thérapeute

Je range la pâte à modeler dont il a fait un support sous le dos du personnage et lui verbalise que peut-être venir ici pour lui, c'est comme prendre son empreinte et la regarder ; son empreinte qui grandit et dire : « Il y a cela qui se passe. Cela qui se passe. »

Puis j'évoque les mots que lui a dits son éducateur sur son grandissement en venant et ses ongles si longs qu'ils commencent à se replier. Je lui dis ensuite qu'il faut arrêter la séance et que l'on reparlera des doigts « qui piquent la prochaine fois ».

Shen se regarde au miroir et se désigne en tapotant sa main sur son buste, comme s'il disait « Moi ».

22 septembre 1re année : refaire les gestes à vide... pour s'entraîner et mémoriser le lancer et la coordination de l'action

C'est une très belle séance d'imitation un peu comme un écho, un co-lancement « en miroir ».

Aujourd'hui, je suis un peu malade et le dis à Shen. Je lui parle des jours où j'ai été absente et du fait, qu'en plus, quand je reviens, je suis un peu malade... qu'il a le droit d'être contrarié.

Shen, en entrant, touche un peu son zizi. Est-il inquiet, cherche-t-il à se rassurer par des sensations prévisibles ?

Je lui dis que ce n'est pas possible de partager cela.

Ensuite, il vient s'asseoir sur mes genoux. C'est un peu difficile après son geste intime de le laisser retrouver le contact ainsi. Me vient alors en tête, que si je tousse brusquement, cela risque de faire un son brutal très fort pour lui car il met son oreille très près de ma bouche.Je le lui verbalise. Je théâtralise : « Mme Barabé tousse, se mouche. Oh là là ! » Du coup, Shen renifle et tousse une fois, comme un prolongement d'un mouvement conjoint.

Il mime beaucoup de gestes avec sa main droite ce matin. Il arrive d'une séance de sport où il a fait du vélo et mime ostensiblement le parcours en vélo.

Cela confirme mes hypothèses d'un apprentissage par mémorisation précise des gestes et une construction de proto-représentation en cours– ce que j'avais en tête à une séance précédente. Shen cherche en reprenant les gestes précis, à communiquer une scène précise ! Nous sommes bien dans un travail sur les ébauches de représentations chez Shen. En voici une des formes : refaire les gestes à vide. C'est aussi une forme de récit adressé à l'autre sous forme figurative.

Je lui verbalise qu'il essaye de me communiquer ainsi quelque chose de précis auquel il pense et repose mon stylo. Shen me le redonne. Il n'en a pas fini avec sa séance et souhaite que j'écrive encore –sans doute ce qu'il évoque par ses gestes et regarde très attentivement les lettres qui défilent sur la feuille. Shen me semble avoir compris ce que c'est qu'écrire pour raconter ! ! ! Il guette littéralement la retranscription de son message ! Évidemment, les lettres ne ressemblent pas visuellement à la scène qu'il évoque par gestes, comme les dessins pouvaient raconter les objets, précédemment… Que déchiffre-t-il de ce que j'écris ? En tout cas, il tient à ce que j'écrive ce à quoi il semble penser et que je lise ensuite ce que j'ai écrit !

Les représentations de mots…

Essaye-t-il de photographier les mots ? Je pense que oui, car quand je lis le texte écrit, en montrant les mots du doigt, Shen rapproche son oreille à 2 cm de ma bouche pour mieux entendre. Parfois, j'ai l'impression aussi que pour mieux comprendre le sens de la phrase écrite, Shen regarde ailleurs quelques secondes en écoutant.

« Mme Barabé tousse et se mouche tout le temps. Quelle drôle de séance ! », dis-je.

Je me suis mis un peu de feutre sur les doigts ; cela semble le déranger. Il essaye de le gratter et se frappe le torse de gauche à droite. J'essaye de comprendre : est-ce pour les vibrations ou parce que cela est trop excitant de toucher quelqu'un ? Ou encore, pour sentir les os de Shen et ne pas se sentir mélangé, happé par le contact tactile avec l'autre ?

Je dis : « Comme si on avait pu se confondre ? ». J'enchaine sur un ton qui se veut rassurant : « Ah, eh bien non ! Chacun a ses os et reste bien ancré dans son corps, bien tenu, impossible de se mélanger, même en étant assis, au chaud, sur les jambes de l'adulte. » (Je pense à des angoisses d'être mélangé en lien avec les mécanismes d'identification adhésive et ces traces de feutre « collées » sur ma peau.).

Shen pique le bout de ses doigts avec ses ongles. Je lui dis : « Peut-être as-tu plus d'inquiétudes d'arrachement, quand on te coupe les ongles, depuis que ta dent est tombée ? »

Je remarque, pendant la séance, que plus je tousse, plus il se tape le buste. Cela ferait comme une onde de vibration qui l'atteindrait, qu'il subirait aussi. Cela pourrait donner l'impression que les corps sont trop proches, jusqu'à l'indifférenciation.

Semaine suivante : la parole pour évoquer ce qu'il y a à distance, au loin, ailleurs, hors de la maison…

Aujourd'hui, Shen va au miroir, se regarde et me dit : « Viens ». Il se dirige vers le bureau. Je lui propose d'écrire ensemble.

Pour libérer la gestualité de son poignet, comme dans la méthode de « communication facilitée », je lui soutiens l'avant-bras (deux ans plus tard, je le verrai un jour se soutenir lui-même l'avant-bras droit pour fluidifier le mouvement de son bras) pendant qu'il a un feutre en main. Comme cela, lui dis-je, on peut écrire plus vite et je lui montre des gestes de tracé fluide. Shen voudrait essayer encore !

Samedi, il y avait la réunion de parents. Sa mère est venue. Nous avons parlé un peu à la fin et nous avons regardé le film du séjour auquel il a participé. Mme Barabé a dit que peut-être parfois, c'était difficile, pour Shen, de ne pas pouvoir dire des choses, de ne pas avoir les mots. C'était bien d'avoir un film. C'est peut-être pour cela que Shen souhaitait écrire ce matin. Ce jour-là, des jeunes tapent à la porte pendant la séance, et une jeune fille travaillant aux espaces verts passe devant la fenêtre, ce qui amène deux sensations d'intrusion dans la séance. En réaction, Shen passe et repasse sa main gauche contre l'accoudoir gauche du fauteuil, puis se frotte le buste à gauche ; c'est-à-dire du côté où la jeune adolescente est apparue à la fenêtre. Il lui faut reconsolider cet espace.

Je lui dis (dans la continuité de notre conversation) : « Il y a X. Regarde. Et pourquoi est-elle dehors près de la fenêtre ? » Shen reste sur le fauteuil et je me lève pour aller au miroir. J'entends alors des sons, des mots presque entiers de la part de Shen : « Maison. Doigts ». Je lui demande si c'est plus facile pour lui de parler quand on est un peu éloigné et peut-être cela permet de mieux entendre aussi. Puis, je lui dis qu'on pourrait commencer à se regarder plus et à se parler de loin comme aujourd'hui. Shen a très envie d'écrire tout cela.

« Peut-être que, de près, il y a trop d'odeurs et de contacts tactiles possibles pour se concentrer », lui dis-je. Une jeune fille de l'établissement passe alors devant la fenêtre avec une tondeuse. Shen se lève va à la fenêtre et retouche son sexe. C'est sûr, il reste la question de l'interférence des bruits parasites extérieurs pour rester en contact avec ce que dit l'interlocuteur dans une pièce, surtout s'il est un peu à distance.

Mais il me semble que Shen commence à aborder la discrimination auditive de loin.

10 novembre, 1re année : l'aspect tactile du langage : une autre donnée non « normotypique » nouvelle

Lors de cette séance, Shen me semble évoquer des questions, des sensations, des effets particuliers en lien avec la prononciation verbale. Y a-t-il un effet particulier spécifique possible dans certaines formes d'autisme lorsqu'ils émettent des sons (de type cénesthésiques ?).

Shen fait des bulles avec sa bouche et se regarde ainsi au miroir. Il y observe aussi sa langue. Il fait des bulles et arrive ensuite à les mettre sous sa langue ! Je lui dis que c'est humide avec la langue. Je remarque aussi qu'avant de mobiliser sa bouche ainsi, il cherche toujours un contact tactile d'appui au niveau du dos et des cuisses, y compris avant de parler. Il se met à ranger un petit bout de pâte à modeler qui traîne. J'associe sur ce besoin de rangement, d'appui et lui demande si en parlant, il y aurait le risque de « déranger des choses » (je pense aux ressentis. Est-ce que cela chatouille ou autre ?) et lui dis que pourtant, cela ne met pas le désordre « dedans » (la zone O.R.L., orale), de parler. Je me demande si cela ne provoque pas parfois, pour lui, un effet « coupure » sur autre chose ou la perte d'un ressenti, bref un malaise.

Shen tient absolument à ce que j'écrive la phrase que je viens de dire : « Cela ne met pas le désordre "dedans" de parler ». Il attend que j'écrive sur la feuille, ce que j'ai vu, perçu, comme d'habitude. Par contre, là, il ne touche pas mon stylo, comme il peut le faire parfois, pour le diriger.

On voit ici que l'investissement de la zone buccale en lien avec des appuis globaux du corps dans l'espace (appui du dos et des cuisses) et le soutien relationnel, se retravaillent. L'abord de la bouche en tant que zone de production réapparaît. Toutefois cette production, ici de bulles et non de sons, circule dans une boucle circulaire : les bulles de salive produites, sont ensuite coincées sous la langue et presque goûtées, comme si l'aspect sensoriel tactile prenait ici le dessus sur l'aspect vibratoire et sonore, comme si Shen était arrêté, dans sa production verbale par le fait de vouloir mieux « ressentir physiquement » le langage.

17 novembre (1re année)

Ce jour-là, Shen s'intéresse au téléphone !

En séance, il prend le combiné du téléphone, mais n'ose pas le mettre à son oreille. A-t-il peur des sons ? Il sourit quand il entend le « bip » du début, avant toute numérotation (commence-t-il à percevoir que les sons d'attente des différents téléphones, avant que l'on tape le numéro, sont les mêmes ?). Il enlève le combiné de son oreille dès que le bruit change (bruit quand on décroche trop longtemps ou que c'est occupé. Je lui réexplique l'alternance prévisible des différents « bip » d'attente et on revérifie ensemble.

On entend le bruit des voix des autres à l'extérieur du bureau : dans le bureau de ma collègue psychologue, mais aussi dans le bureau de l'orthophoniste et au-dehors. Je commente toutes ces voix, ces sons que l'on entend et qu'il écoute attentivement et lui demande : « Et la voix de Shen, on peut l'entendre ? » Il se gratte la main.

C'est comme si, toucher et ressentir ce que l'on touche demandait toute l'attention. Je dis : « Peut-être même qu'en sentant ses mains on ne ressentirait plus sa bouche. » (En lien avec le fait que ce grattage a complètement fait disparaître la question des sons, de la voix.)

08 décembre (1re année) : chercher quelque chose dans la tête : une première opération « concrète » partagée. Compter : invariance et erreur

Séance où Shen aborde la permanence des choses, par l'invariance des quantités : un même adjectif qualifiant pour différents objets signifiés. Plaisir mathématique : pouvoir compter c'est rassurant !

Shen amorce plein de mots sur le trajet. Il entre, prend l'étiquette de la cantine et dit : « Aï » (vas-y).

Aujourd'hui, Shen se dirige vers la petite maison de jeu qui a un étage et compte les marches de la maison (avec ses doigts). Je lui verbalise qu'il semble compter les marches, tout en disant, parce qu'il essaye de me le faire comprendre depuis longtemps : « Mme Barabé a enfin compris ! » Il a prononcé en effet : « Un, deux », en activant ses doigts. Il y a 14 marches. Mais compter les marches, c'est difficile parfois : les marches de la maison sont toutes petites et les doigts vont trop vite ; il faudrait redescendre et tout recommencer. « Oh ! Là, là ! », dis-je. Nous recommençons une, deux, trois fois, mais vers la fin l'escalier tourne et comme il est très petit, les doigts ont du mal à se glisser. Je verbalise combien, à cet endroit c'est difficile, que cela glisse, ou que cela va trop vite. Je lui dis : « En même temps, c'est un peu drôle de se tromper. » (En référence à autre erreur de ma part, un jour, entre une tomate et une pomme dessinée, dont il avait ri, une séance précédente.) Je lui dis que même si c'est difficile de vérifier chaque fois que les doigts « montent » l'escalier, le nombre exact de marches, ce nombre, pour autant, ne change pas, même si on se trompe en les comptant, même si on glisse en descendant et lui explique ainsi que c'est ce qu'on appelle la permanence.

On regarde ensuite le calendrier ; il reste une séance pour travailler ensemble avant les vacances. Je lui explique qu'il y aura une fête ici, pour Noël, avec de la danse et des décorations brillantes (sur l'Inde) et je lui montre sur un calendrier le jour. Je lui verbalise aussi que ses parents seront sans doute à la maison au moins le jour de Noël et le premier janvier (seule information que je peux supputer à ce moment-là, sur d'éventuelles vacances en famille).

Je lui dis que peut-être, à la séance suivante (dans une semaine), on peut parler de cela : des vacances et des cadeaux. Est-ce qu'il aime les cadeaux ?

Dans cette séance, j'essaye de travailler sur la sécurité de base et le fait d'être rassuré, lorsque les choses changent un peu ou qu'il y a une erreur : avec l'investissement des pensées, les choses « correctes » ne sont pas perdues et souvent le moment de « l'erreur » est temporaire. Avec l'escalier, j'illustre cet aspect : la différence entre la réalité de l'objet, avec son nombre de marches qui ne varie pas et l'information verbale du nombre de marches, donnée par quelqu'un qui peut se tromper. Dans la vie, il y a des choses sur lesquelles on peut compter et qui sont rassurantes, et d'autres, qui sont des lectures subjectives et qui peuvent varier. L'important c'est de comprendre que les deux existent.

Le 16 décembre (1re année) : bilinguisme et permanence des choses

L'éducatrice référente de son groupe m'évoque que Shen cherche à prononcer de façon notoire le mot « eau » pour eau en relevant la tête pour émettre le son. Cela lui fait penser à la difficulté des personnes asiatiques pour exprimer certains sons.

En arrivant, Shen prend le thermomètre. Peut-être une façon d'évoquer mon absence lorsque j'étais malade. Il va ensuite vers la maison de poupée. Il souhaite installer les personnages, comme souvent, assis à la table. On parle de ce qui est immuable et que l'on peut retrouver « pareil » (le nombre de marches), même quand il y a des changements (j'ai évoqué tous les changements d'emploi du temps de ces derniers temps). Je dis que ces éléments toujours permanents sont très importants. Je recompte les marches. J'associe alors sur la question des différentes langues amenée par l'éducatrice, en voyant Shen chercher à prononcer le son « eau ». J'évoque que lorsqu'il y a deux langues, il peut y avoir deux mots différents pour dire les mêmes choses (deux signifiants différents pour un même signifié). Je lui dis que les choses ne changent pas, les mots si, selon les langues. Cela l'intéresse beaucoup, car ses parents ne sont pas français d'origine et ont une autre langue maternelle.

Je lui dis qu'il faudrait demander à ses parents deux ou trois mots dans leurs langues d'origine (qui n'est pas la même) pour jouer à changer de mots, de langue, pour dire les mêmes choses. Shen ferme alors les fenêtres et les portes de la maison. Puis, il sort la boîte de Lego de dessous le fauteuil (les mots de dessous ?), me fait ouvrir, prendre des Lego, les reposer, refermer (deux fois de suite, comme deux langues, qui seraient comme deux boîtes que l'on ouvre). Je lui dis : « C'est peut-être comme aller chercher dans deux boîtes les mots de chaque langue et les redéposer quand on ouvre l'autre boîte : le français et le... »

Ensuite Shen évoque deux fois le bruit du lit qui fait un grand « crrrr », en désignant le lit de la maison de poupée. C'est sûr, il y a encore d'autres sons différents... peut-être ceux du langage amoureux ?

Nous pouvons voir ici émerger spontanément la question de l'univers familial et familier et du biculturalisme. Shen évoque des espaces différenciés : la maison fermée et la boîte de Lego. C'est comme s'il évoquait que selon les différents endroits, ce ne sont pas les mêmes mots (Lego) qui sont sortis. Il y a ceux « provenant de la maison et fermés dedans » et ceux à l'extérieur de la maison (les parents changent de langue selon l'endroit). Cela témoigne de représentations de lui-même plus élargies c'est-à-dire dans sa famille et vis-à-vis de populations d'autres cultures. Il a maintenant accès à ces notions et différences.

5 janvier (2e année) : les choses et leur mot... les choses, les objets, les êtres vivants et leur image, leur trace. Shen avance vers le symbolique

Shen demande à ce que je l'aide à dessiner le contour (l'empreinte) de sa main droite. Il vient d'apprendre cela avec son éducatrice et souhaite s'exercer encore. Dans ce dessin de contours, ils semblent chercher à éloigner aussi, à déposer, des sensations tactiles trop fortes (que je perçois dans le 2e contour noir de sa main). Je lui parle des différents aspects de la main : celle qui soigne, caresse, etc. et ceci en associant la tonalité de la main aux différentes couleurs qu'il demande pour refaire un contour. Sa main est donc entourée d'une succession de contours colorés.

Vu par un néophyte, ce dessin pourrait aussi évoquer les diffusions de chaleur ou l'aura de la main. Par la suite, je noterai une distorsion, me semble-t-il, dans la régulation de la température de la main chez cet enfant (autre particularité qu'il m'a apprise et que je retrouverai chez d'autres enfants autistes). Ses mains sont toujours très chaudes, comme si le sang circulait par à-coups, comme l'hiver lorsque les mains se dégèlent et chauffent beaucoup. C'est très intense et cela peut être douloureux. Je me poserai beaucoup de questions sur d'éventuelles distorsions sensorielles et de pression sanguine, dans les extrémités, chez cet enfant (qui pourraient lui donner des fourmillements ou des sensations gênantes, envahissantes, intrusives, lorsqu'il saisit un objet ; Shen a en effet beaucoup de mal à prendre les objets et prolonger les contacts tactiles de la main).

26 janvier (2e année) : nécessité de dissocier temporellement l'activité motrice manuelle, de l'acte de parler

Shen m'apprend que pour parler, il lui faut dans un premier temps inhiber sa motricité manuelle, ses autres actions ; qu'il doit se concentrer sur la zone orale uniquement et stopper ainsi dans un premier temps, l'envahissement par confusion des sens et tâches, en isolant ainsi chaque tâche motrice. Et pour Shen, parler est un acte moteur avant tout. Il lui demande beaucoup de concentration et de « préparation », ou « de mise en condition ».

Les effets du dentiste

La semaine suivante, Shen est chez le dentiste pendant sa séance.

À la séance suivante, je lui demande s'il n'a plus mal aux dents. Il touche ses lèvres. Je lui demande s'il veut écrire.

Shen me fait poser le stylo. Il lance alors le mot « maman » très distinctement et touche ensuite sa trachée, comme s'il était étonné d'avoir réussi à mobiliser ses muscles de la gorge - un peu comme les bébés qui commencent à babiller, s'écoutent, tentent de reproduire ce qu'ils ont fait une première fois, parfois par inadvertance.

Je me mets à penser à un jeu très amusant avec un tuyau qui permettrait d'entendre plus fort la voix par rapport aux bruits de fond, en utilisant par exemple un cône.

Shen chantonne, puis tapote un rythme avec ses ongles sur la table. Je parle des ongles, de ce que l'on peut faire avec (nous sommes dans les actes moteurs possibles à partir de différentes zones du corps) : décoller des gommettes (j'essaye toujours de faire des liens avec les activités éducatives de l'établissement), arracher, griffer, mais aussi faire des bruits différents.

Il introduit deux doigts dans sa bouche, puis les pose.

Je lui demande ce qu'il touche ainsi ; je pense alors au dentiste. J'évoque alors le fait que ses dents ont sans doute été nettoyées et que cela donne peut-être plus de sensations (je pense aux sensations liées au détartrage), de sensibilité. Les gencives ou les dents sont-elles restées sensibles après les soins ? Cela peut soit l'avoir heurté dans son pare-excitation (sensations insupportables), et/ou lui avoir permis de mieux ressentir ces zones, dans une réanimation sensorielle de la bouche. Je lui dis que c'est peut-être plus sensible. Il fait « Oh ! » et met sa bouche contre ma main. Je lui précise qu'il n'y a cependant (normalement) aucun lien entre parler et ressentir des sensations de chez le dentiste, comme le froid dans la bouche, etc. Il me dit : « Tes mains », je lui dis que peut-être il cherche mes mains pour que cela irrite moins la bouche (mais peut-être me parle-t-il aussi des mains du dentiste qui vont dans la bouche).

Pense-t-il, sinon, que je pourrais sentir avec mes mains ce qu'il sent ?

Ici encore, on peut constater combien, dans le quotidien et dans des situations nouvelles de soins, toute l'hypersensitivité peut resurgir et mobiliser à nouveau intensément la personne autiste qui, dans le cas de Shen, me demande de reprendre avec lui ses éprouvés spécifiques et cherche à m'en communiquer quelque chose.

2 février (2e année) : comprendre pour dépasser les afflux de sensations corporelles et pouvoir retrouver l'insouciance et le plaisir

Aujourd'hui, j'évoque avec Shen la prise de sang. Je sais en effet que la tentative de prise de sang avant l'opération s'est mal passée et je souhaite ne pas le laisser tout seul avec cette difficulté. Je choisis de travailler cela avec lui. On va chercher à l'infirmerie une seringue pour que je puisse lui montrer, lui expliquer lentement (cet acte est souvent trop rapide pour être en même temps vite compris et anticipable dans les sensations qu'il procure).

Je lui détaille les gestes et les sensations que ceux-ci vont procurer (pour un individu normal) et je mime avec la seringue et un bout de trombone qui figure la pointe piquante de la seringue. Je fais les différents gestes sur mon bras, puis les lui propose sur son bras. Les sensations à anticiper sont nombreuses : le froid du coton, le serrement du garrot, le piquant de l'aiguille, le collant du sparadrap… J'explique aussi ce que devient le liquide dans le tube et la feuille des résultats à attendre et lire. Je lui précise également que le trou fait dans le corps se referme et que cela se « répare » tout seul (pas de fuite de sang à l'infini).

Cela fait beaucoup d'explications, mais c'est loin d'être inutile pour ces enfants et personnes hypersensibles. Je prends mon temps, pour lui montrer chaque étape.

Afin de donner à Shen une réelle place de sujet et d'individu apte à comprendre les choses et à les connaître, je continue à lui expliquer ce qui se passe ensuite ! « La dame envoie les tubes avec le sang rouge dans un plastique à des gens qui vont regarder avec des appareils qui grossissent beaucoup les choses s'il y a des maladies dans le sang. Ils vont l'écrire sur un papier. Voilà, il faut attendre plusieurs jours avant d'aller chercher le papier du docteur où sera écrit ce qu'il a trouvé dans le liquide rouge de Shen. Cela s'appelle les résultats. »

À ce moment de la séance, je lui propose de lui faire une feuille de résultats et j'écris sur une feuille : « Résultats, de l'analyse de sang, numération des globules, lymphocytes, macrocytes, hépatites, plaquettes, etc. avec des chiffres correspondant : 10 000, 300, etc. Afin qu'il puisse au mieux saisir le sens de tout cela dans son ensemble et éventuellement reconnaître visuellement sa feuille de résultats. Étant donné la mémoire visuelle des autistes, j'essaie de respecter au mieux la présentation des laboratoires et ce qui peut se reconnaître sur une telle feuille.

Par ailleurs, pour moi, ce n'est pas de la piqûre de l'aiguille dont les autistes peuvent avoir le plus peur, mais de la confusion que tous ces gestes sur leur corps peuvent engendrer, en termes d'irritations et de sensations.

Il est très attentif pendant toutes mes explications. À la fin, il regarde la neige dehors. Je lui dis, en pensant à cette séance un peu spéciale (plus pédagogique) : que cela n'est pas tout à fait comme d'habitude. Je lui dis également cette phrase qui l'introduit à la poésie et à l'inconscient collectif : « On dit que la neige c'est comme un manteau d'hiver qui recouvre tout. » Je ressens qu'il est temps que l'on parle aussi à Shen de tout et de rien, comme avec n'importe quel enfant de son âge, et que, par moments, on oublie sa part autiste. De plus, une fois les piqûres passées, il est de bon ton de revenir à l'enfance normale avec son insouciance et ses moments d'enchantement (ou esthétiques) comme de contempler la neige dehors.

Dans mon contre-transfert, Shen est un enfant de son âge qui cherche d'autres sources d'intérêts, et aurait besoin d'autres nourritures psychiques que de mises en mots autour de ses troubles autistiques. C'est d'ailleurs de façon concomitante à ce ressenti, que j'ai mis en place le groupe d'exploration « Le corps dans tous ses états », présenté plus bas et auquel Shen va participer.

16 février (2e année) Changements d'emploi du temps dû aux vacances et réaction de Shen. Faire face à de nouveaux aléas imprévus somatiques et de calendrier.

Shen se dirige vers la maison ; il ouvre et ferme les portes et fenêtres ; il évoque quelqu'un qui rentre. Je me demande s'il évoque ses sœurs qui n'ont pas école et sont à la maison. Je lui dis qu'aujourd'hui c'est une drôle de journée, que seuls les I.M.E. sont ouverts, pas les écoles car nous sommes la première semaine des vacances scolaires. Les sœurs et frères sont à la maison. Je lui demande s'il vérifie le nombre de marches de l'escalier de la maison de poupée (c'est-à-dire s'il cherche une permanence sur laquelle s'appuyer dans cette journée). J'évoque aussi la fermeture prévue pour les vacances. Je lui dis que l'on se retrouvera dans 15 jours.

Je note qu'en arrivant il s'est touché les dents. Je pense aux soins qu'il doit faire, à l'opération prévue, à la prise de sang jusqu'alors difficile et me demande s'il y a eu une nouvelle tentative depuis que nous en avons parlé –j'apprendrais, plus tard, qu'il y a effectivement eu un nouvel essai et que tout s'est bien passé : il est resté parfaitement calme.

La reprise ensemble de la prise de sang lui a donc permis de s'y préparer et de la faire sans soucis.

Parfois certaines séances servent à temporiser, à poser une permanence quand beaucoup de choses changent. Dans ce contexte, l'enfant recherche moins l'abord de nouvelles choses, mais manifeste clairement qu'il a besoin de retrouver des choses qu'il connaît. Cela lui permet d'être plus disponible et de mieux s'adapter le reste de la journée. Cela ne veut pas dire qu'il ne bouge pas ; il ne fait rien de nouveau en séance, mais il suffit d'interroger l'entourage, les éducateurs, pour percevoir toutes les adaptations qu'il a réussi à faire le reste de la journée. Cela montre combien il est difficile d'accompagner ces enfants mutiques lorsqu'on n'a aucune information sur le reste de la journée. Le travail en équipe pluridisciplinaire et toutes les informations transmises par la famille sur ce qu'a pu vivre l'enfant au quotidien sont très importants pour vraiment saisir ce qu'il cherche à exprimer.

3 mars (2e année)

Shen commence à parler. La famille en témoigne lors d'un entretien et son père nous remercie beaucoup. Je temporise comme je peux. Les débuts de langage de Shen, je le sais par mes lectures et recherches, peuvent se maintenir ou non avec les enfants autistes, qui ont du mal à faire fonctionner tout ensemble et abordent les tâches une par une. Il investit les syllabes à répéter. Cette ouverture « neurologique » va-t-elle tenir dans le temps ? Les circuits et connexions, actuellement activés en partie vont-ils tenir dans le temps ? La famille dit stimuler Shen pour qu'il répète à domicile. Qu'est-ce que ce regain de stimulations pluriquotidiennes d'imitation va provoquer chez lui ? Il y a aussi ses douleurs dentaires et l'opération pour traiter ses caries qui approche bientôt. Shen a des douleurs dentaires et prononce des sons nouveaux, ce qui est fréquent lorsque la zone orale se ressent mieux. Avec cette meilleure sensibilité la question des caries arrive également souvent conjointement.

À peine récupère-t-il l'investissement de sa zone orale et ses sensations, qu'il y a déjà une opération prévue dedans. C'est souvent le cas d'ailleurs, dans l'autisme : quand la sensibilité de la zone O.R.L. revient et s'exprime, les douleurs de caries arrivent et les soins aussi.

Nous faisons, dans l'établissement, un planning visuel pour le jour de l'opération.

L'opération va bien se passer, mais Shen cherchera à me signifier quelque chose de précis sur l'opération : un geste qu'il refera en séance. Il saignera aussi du nez pendant et après l'opération et explorera beaucoup cet orifice les semaines suivantes, se grattant le nez, parfois jusqu'à saigner. Il gardera pendant quelques semaines, comme une rhinite postopératoire, peut-être une sorte de réaction allergique.

Je vais présenter une séance qui illustre combien Shen s'est approprié l'espace thérapeutique comme un espace pour raconter ce qu'il vit, communiquer sur son monde interne même si je ne comprends pas toujours tout.

11 mars : disparition de certaines mobilisations neuromotrices buccales suite à l'opération : un effet castrateur difficile à supporter

Nous sommes après l'opération. L'infirmière m'informe que, selon la famille, l'opération s'est bien passée : « L'équipe a été très sympathique avec Shen. »

Shen insiste en séance pour évoquer un geste précis de l'opération. Mais je ne comprends pas de quel geste il s'agit. Il veut que je fasse un geste précis. Il cherche à remontrer un acte.

Il prend la seringue verte « à pâte à modeler » ; regarde attentivement quand de la pâte à modeler (jaune) en sort et attend un autre geste de ma part après cela pour en comprendre la signification, que je lui en dise quelque chose, mais je ne comprends pas quoi.

Je fais une bouche en pâte à modeler avec des dents, comme dans le jeu du dentiste que je lui avais déjà montré. Je mime l'opération d'extraction des dents. Il me regarde mais attend autre chose qui se passe avec une seringue. J'essaie de mimer une prise d'empreinte avec de la pâte. Cela n'a pas l'air d'être ce qu'il souhaite m'évoquer.

Je mime un produit mis sur les dents, à l'aide d'un pinceau, et lui demande si c'est le goût dont il veut me parler. Je lui dis qu'il y a eu un geste ou quelque chose dont il veut me parler en rapport avec le chirurgien. Rétrospectivement, je me demande s'il ne voulait pas me parler de l'effet d'engourdissement des lèvres, de la bouche, en lien avec l'anesthésiant.

À la troisième séance après l'opération, Shen, alors que ses dents repoussent, cherche à nouveau à prononcer des mots, des sons. Il avance ses lèvres, les bouge, mais les sons ne sortent plus. C'est comme s'il essayait de tout retrouver. Il se remet à se positionner tout près de ma bouche en regardant mes lèvres bouger, comme pour recapter le mouvement, la cohésion, la synchronie entre l'acte et les sons.

Il se met à nouveau sur mes genoux, l'oreille droite à 20 cm de ma bouche qui parle et entend ainsi distinctement. Il perçoit le souffle, la chaleur, le flux émis et l'articulation buccale nécessaire aux mots. J'essaye d'accompagner cette initiative de retrouver la perception des mouvements pour produire les sons en lui prenant la main pour la poser sur mon nez pour sentir un « on » nasillard, puis sur ma gorge pour sentir les vibrations d'un « rrr », puis je pose sa main devant ma bouche pour qu'il sente le souffle d'un son « fff ». Shen remet son oreille tout près.

Il est dans un grand silence, très concentré sur le moindre son que j'émets tout près de son oreille. Il me demande d'écrire en même temps ce que je dis, comme s'il fallait ancrer en plus par le visuel, le langage dans une approche multimodale de celui-ci, comme dans une tentative d'en renforcer par la modalité visuelle la trace, comme pour donner une concrétude visuelle au langage. À cette séance, Shen supporte très mal que je pose mon stylo. Il exige que je ne m'arrête pas d'écrire, et cela, trois fois.

23 mars (2e année) : le thérapeute-tuteur et l'abord de l'approche bimodal. Accès aux systèmes de représentation plus abstraits et à leur complexité (multimodalité)

Dans cette séance, on peut voir comment Shen apprend de façon atypique la correspondance entre le langage verbal et les mots écrits, dans un mouvement de progression vers des représentations abstraites des objets.

Ce jour-là, en chemin vers le bureau, il émet de nombreux sons.

Dans le bureau, il me sollicite pour installer les personnages sur des chaises dans la maison de poupée ; c'est effectivement ce que l'on avait dit que l'on continuerait à faire, à la fin de la dernière séance (et que j'avais dû lui empêcher de continuer, faute de temps). Ensuite il va vers le bureau et manifeste qu'il veut que j'écrive. Il se met à compter. Il dit « 1 » et me montre un doigt. Pour moi, il me parle de son temps pédagogique, de ce qu'il a compris. Il fait des bulles avec sa bouche. Aujourd'hui, il me paraît grand comme s'il avait grandi tout à coup. Je le lui verbalise et il s'assoit plus collé sur mes genoux, une main gauche sur la mienne. Il semble vouloir associer le son des mots (mis à son oreille) au geste d'écriture dont il cherche presque à « prendre l'empreinte » à partir de mon corps : main sur ma main quand j'écris, associé à son oreille près de ma bouche. Il est en train d'apprendre la correspondance entre le langage verbal et des mots écrits. Il s'initie à la complexité, à la possibilité que les choses soient sous deux formes abstraites différentes, engageant des activations de zones cérébrales différentes : celle du langage verbal, celle de la reconnaissance des formes picturales liées aux lettres. J'assiste ici à son exploration et mise en lien de formes et de fonctionnement bimodal, à la possible prise en compte dans une même action de deux facteurs en même temps. Pour moi, l'accès à la consensualité se met en place. Je ressens un grand regain d'optimisme, comme son père lors du dernier rendez-vous avec la famille.

Shen va de plus en plus développer ses représentations mentales et sa pensée jusqu'à, un jour, se mettre debout en séance, droit, concentré dans des pensées et réflexions à un tel point qu'il me paraîtra « tout en pensée », ce jour-là. C'est-à-dire dans des réflexions uniquement à base de représentations mentales intimes et personnelles qu'il « voit se dérouler ». Ainsi debout, il donne à voir l'image d'un jeune garçon en pleine réflexion, qui s'éloigne beaucoup du petit garçon au début de sa prise en charge, envahi par les stimuli sensoriels environnants et sur ses gardes en permanence, les mains sur les oreilles ou perdu dans le contact tactile ou le collage corporel.

Shen se rapproche progressivement de nos fonctionnements normotypiques (échanger, chercher à raconter, à être compris, à avoir des explications, etc.) et rentre dans l'univers infini des représentations mentales et de leur richesse chez l'homme. Maintenant, celles-ci l'intéressent beaucoup. Il est important de faire ici référence à tout le reste du travail fait en parallèle, sur les groupes éducatifs, les temps pédagogiques, les temps sportifs, etc., dans l'établissement, temps où l'équipe stimule et développe également la pensée et les compétences de Shen.

Nous allons passer ainsi de nombreux mois à dupliquer, représenter, dessiner, écrire le monde environnant, à la place de le sentir directement, de le toucher, d'y être en contact par les sens. Cette possibilité de s'inventer et de développer un univers de représentations complexes des choses et des rencontres, sera d'autant plus bénéfique pour cet enfant que le contact direct l'envahit facilement. Pour moi, il « est sorti » de son « enfer-mement » sensoriel.

Au fil des mois, Shen questionne beaucoup les choses et s'intégrera de plus en plus aux autres, aux intérêts du groupe, gagnant en curiosité dans les échanges et apprentissages, leurs systèmes de représentations, de figuration, d'explication.

Avant de présenter le résumé de l'évolution de Shen, je vais relater brièvement trois paliers importants abordés par lui ultérieurement.

Nous avons vu la question de l'intentionnalité gestuelle et la recherche de la perception concrète des enchaînements musculaires et tendineux pour « lancer » le geste. Shen ayant placé plusieurs fois ses doigts sur mes avant-bras pour sentir les contractions de mes tendons lors de mes gestes d'écriture, dans un mouvement d'introjection des actes moteurs qui passe par des ressentis tactiles et sensitifs des mouvements tendineux et musculaires nécessaires, captés sur le corps de l'autre.

Un autre palier abordé ensuite en séance par Shen a été l'élargissement de l'espace-temps. En effet, dans une séance suivante, il essayera de m'évoquer une promenade familiale, en voiture, pendant ses vacances et se montre très content lorsque je le comprends. C'est la première fois qu'il évoque quelque chose du passé, comme un récit (et non une réactivation). La temporalité se linéarise et le présent s'enrichit du passé. L'espace-temps de la séance s'élargit et se complexifie. Il peut évoquer des choses d'avant et des vécus dans d'autres espaces ; les différentes dimensions s'entrecroisent et s'enrichissent pour former une temporalité du récit, celui de son histoire, de son être avec toutes ses dimensions : sociales, familiales, sexuelles, etc.).

Un troisième « palier » concerne l'accroissement de sa capacité à aborder le monde dans sa complexité et sa richesse sans risquer de s'y perdre, désormais. La séquence suivante montre la stratégie que met en place Shen pour aborder l'individualité des choses dans un grand ensemble et combien il lui faut dépasser avec mon aide, l'inquiétude d'une perception trop mélangée des choses.

J'ai posé un deuxième créneau pour le voir deux fois par semaine. Ce jour-là, c'est sa première « deuxième séance » par semaine. Il prend beaucoup de choses : le stéthoscope, le camion de pompier, la maison, le bébé (à mettre dans les poussettes), les feutres, ouvre et ferme la mallette rouge du jeu de docteur. Il faut se rappeler combien cet enfant, au début avait du mal à utiliser ses mains et demandait à l'adulte de prendre, de faire, pour lui. Il prend également la mini scie sauteuse en jouet. On parle de l'envie de tout regrouper - ce qu'on découvre - dans une boîte ; qu'aujourd'hui, il y a beaucoup de choses différentes à explorer, comme différentes séances par semaine. Cela semble entraîner chez lui la possibilité et l'envie d'aborder le monde dans sa complexité et richesse, dans ses aspects « multiples ». Le pluriel des choses, la multitude.

À la fin, Shen a envie que je dessine plein de choses, dans une perspective d'introjecter, en créant ensemble, « une trace des choses », d'autant plus assimilable qu'il s'agit d'une forme visuelle. Je ressens qu'il utilise la représentation picturale, comme une prise de note, lui permettant sous cette forme de mémoriser. Peut-être parce qu'ainsi les objets sont isolés dans l'espace, ce qui aide à comprendre qu'il s'agit bien de cet objet. On ne risque pas de confondre entre la forme et le fond ; il n'y a pas d'interférence dans la concentration visuelle. Dans cette prise en charge, l'enfant m'a beaucoup réclamé de faire les contours/empreintes des objets sur une feuille, de façon individualisée : une feuille par objet, mais plusieurs empreintes en série de cet objet sur une même feuille. *C'est peut-être pour lui une façon de se représenter qu'il y a plusieurs « mêmes objets » sur terre et donc que lorsqu'on évoque le mot, cela en recouvre d'autres.*

On reparle aussi dans cette séance du « regroupé ensemble » mais pas collé, que ce soit pour les feuilles ou par rapport à son envie d'être sur les genoux de l'adulte.

Le 3 mai

Dans les semaines qui suivent, j'essaye d'amener Shen à s'asseoir plutôt à côté de moi que sur mes genoux. Lorsque je l'oblige à s'asseoir sur un siège à ma gauche, il garde toujours un contact tactile avec mon corps par le côté droit, comme un axe, un tuteur, lui permettant la mobilisation de son corps par « intuition tactile ». Sans ce contact, surtout au début, il a plus de mal à s'élancer dans le faire (toucher les objets, prendre le stylo, etc.). Pourtant, ce ne sont pas les envies qui lui manquent.

Deux autres points importants vont émerger dans sa prise en charge : la construction et l'introjection d'un arrière-plan et l'expression de goûts esthétiques propres.

La construction d'un arrière-plan sera visible lors d'une phase où Shen, pendant mes observations en cours de récréation, lancera des bâtonnets ou des bouts d'arbustes, de dos, vers les adultes présents derrière lui, sans se retourner, c'est-à-dire, par pure mémorisation et en visant à la perfection, sans regarder, comme savent le faire les personnes autistes.

J'ai ainsi reçu sur mon manteau un tas de « décorations », au point que mon manteau recevait comme de la neige et que ma manche gauche, positionnée plus près de lui, était particulièrement recouverte de ces petits objets.

C'est toujours extraordinaire, la façon dont cela atterrit avec une grande précision à un endroit très ciblé : sur soi, alors que l'enfant est de dos, et plutôt loin ; au point de faire penser dans un premier temps à une extraordinaire coïncidence. Mais, mes collègues, formant un demi-cercle plus loin en arrière et commençant à s'étonner de ces lancés, ont également reçu parcimonieusement leur lot de petits bouts sur eux, d'autant plus que nous commencions à parler de lui. Bien sûr à aucun moment Shen ne regardait en lançant, sa cible. (Les adultes concernés étaient aussi bien ceux de son groupe.)

Ainsi a-t-il abordé la question de l'objet d'arrière-plan, dans un espace extérieur très vaste. On peut en dire plusieurs choses et se poser plusieurs questions. D'une part, Shen n'est plus complètement perdu dans l'immensité de l'espace extérieur. Il signifie que « derrière lui », il perçoit la présence contenante des « têtes pensantes ». En même temps, faute que les adultes n'acceptent plus, maintenant, qu'il se mette sur leurs genoux, on peut se demander si « ces petits bouts lancés en l'air » ne représentent pas combien son intégrité corporelle reste encore fragile et combien il sent que des petites parties de lui susceptibles de « s'effriter au vent », ont tellement besoin de retrouver le contact tactile et psychique avec l'adulte pour qu'il se sente contenu.

Une semaine plus tard, il réalise sa première peinture en séance alors que je lui propose de raconter le petit séjour qu'il vient de faire avec son groupe. Je dois soutenir son poignet mais c'est bien sa main qui guide totalement le pinceau (il a compris la question des représentations mentales).Ce dessin montre les champs verts en bas, deux ronds, au-dessus, côté droit (des nuages ?)

et comme un grand pétale jaune ou une roue de moulin (il y en avait un moulin avec une roue au séjour), jaune, avec du marron dedans, qui est dirigée vers l'est. Ce moulin a beaucoup intéressé Shen, pendant son séjour.

Enfin, concernant l'émergence de goûts esthétiques, il s'est un jour intéressé à mes vêtements, a touché un bijou que je portais au cou, puis des pompons sur ma robe et a clairement dit « Ah, eh ! Mignonne ! », acquiesçant de la tête lorsque je lui reformule qu'il trouve « mignonne » les deux pompons sur la robe. Shen manifeste ainsi clairement son entrée sur un registre narcissique et de la séduction.

C'est la fin de l'année scolaire et il va rejoindre un groupe d'enfants plus grands : des préadolescents. Lors de sa période d'essai sur ce groupe, les adultes remarqueront que Shen montre moins d'angoisse dans un lieu qu'il ne connaît pas. Il participe plus à ce qu'il fait au quotidien. Il tend son assiette à table, par exemple. Quand on lui parle, « il répond davantage ». Il fait les mêmes activités que les autres : regarder les jouets, les livres, a essayé les raquettes de ping-pong et observe ses pairs lors du dessin et graphisme.

Il ne montre pas d'anxiété par rapport au changement ou aux nouvelles habitudes.

L'institutrice qui travaille avec son éducatrice relate qu'il écrit son prénom sans souci et sans modèle. Elle travaille également avec lui sur l'articulation de sons, syllabes. On voit les progrès de Shen, qui sont également visibles chez lui, par sa famille.

Il a bon appétit alors qu'il mangeait peu avant dans l'établissement. Il a dessiné le mot PUB. Il arrive à dire une syllabe, pour répéter un mot, mais pas deux.

Le projet alors pensé par les professionnels est de développer chez lui l'action autonome, en passant par la notion de besoin : « J'en ai besoin, donc j'agis. »

On arrive aux vacances d'été, pendant lesquelles Shen va partir au bord de la mer, avec ses parents. Cela se passera très bien.

Sa synthèse, sur son nouveau groupe à la rentrée, fera apparaître les éléments suivants :

Les acquis de Shen

- *Communication* : comprend mieux les consignes, est moins effrayé par les bruits, essaye d'imiter quelques mots si on parle fort

- *Relationnel avec les adultes* : se colle encore de temps en temps en hémicorps aux adultes, cherche un temps de contact, mais plus court. S'intéresse à ce que l'adulte propose. Exprime mieux ses envies. Est plus expressif émotionnellement : sourit, rit franchement. Commence à accéder à l'humour.

- *Relationnel avec ses pairs, les enfants* : observe ce que les autres enfants font en essayant de comprendre, s'essaye à plus d'activités ensuite. Joue plus avec ses frères et sa sœur, d'après sa famille.

- *Cognition* : écrit son prénom, remet les lettres dans l'ordre. Peint. Trie des formes géométriques. Reconnaît des mots identiques, des images identiques (compare, raisonne). S'intéresse à des choses nouvelles. Désinvestit la répétition sans fin.

- *Sensori-moteur* : est moins happé par les stimuli sensoriels. Recherche moins les chatouilles. Distingue mieux la voix des bruits de fond. Participe en sport maintenant en même temps que les autres. A besoin parfois qu'on l'aide à initier certains gestes. Cherche à ressentir la mobilisation corporelle, musculaire et tendineuse, qui sous-tend les gestes. Refait de nouveaux gestes « à vide » pour mieux les retenir.

- *Repérage spatial et temporel* : a compris la notion d'histoire avec des images pour lui présenter quelque chose qui va arriver après (opération, prise de sang, etc.). Comprend les notions de « sur », à l'intérieur et « à l'extérieur », sur une feuille, avec des gommettes.

- *Autonomie* : Cherche à faire les choses tout seul. Affirme des préférences. Cherche de lui-même, par le regard, les informations dont il a besoin : observe beaucoup avant de faire. Peut aider un peu au quotidien : ranger, porter quelque chose, etc. Se lave les dents seul.

À la piscine, maintenant, il reste sur le bord ; être en dehors de l'eau lui permet de mieux observer ce que font les autres enfants et aide sa compréhension du monde autour de lui, de façon plus globale. On peut le voir comme une prise en compte plus globale de la situation, qui, avant, n'était abordée que sur un plan sensoriel : toucher l'eau. Maintenant, il regarde la piscine, les enfants, prenant le temps de regarder les activités des autres dans le bassin, avant d'y entrer. Il manifeste des mouvements d'individuation comme lorsqu'il refuse désormais d'être porté dans le bassin à la piscine : c'est lui « tout seul », qui est présent à l'activité. Il ne veut plus qu'on lui suggère des choses, qu'on l'allonge, etc.

Depuis septembre, il est moins dans la recherche de chatouilles, ce qui va dans le même sens : plus observer que d'être à la recherche de sensations.

Il peut aider dans certains actes du quotidien : tirer une poubelle, ranger les peluches, etc. Il investit plus les activités du quotidien que les apprentissages a-contextuels.

Il imite parfois : par exemple si on parle fort, il va répéter le mot (exercice de répétition avec son institutrice). Il met toute son énergie à s'intégrer et intégrer le quotidien (plus que les apprentissages scolaires).

En classe, il reconnaît les images identiques, les mots identiques (appariements visuels) et quelques catégories conceptuelles simples apprises comme « les animaux de la ferme ».

En sport, s'observent quelques changements également. En vélo, par exemple, activité qui permet de voir comment l'enfant aborde l'espace, il pédalait l'année précédente tout le temps qui lui était imparti. Maintenant, il fait trois tours, puis la résistance du vélo l'agace, il se lasse et arrête. Il comprend mieux les choses et a moins besoin de les répéter à l'infini. Là encore, son individualité se manifeste plus : il aime ou il n'aime plus, n'a plus envie. Le side-car l'amuse, il rit beaucoup dessus ; il peut alors se mettre à l'arrière d'un vélo, sur une plateforme, se laissant tirer grâce à l'effort d'un autre.

Globalement, Shen se mobilise quand il trouve un intérêt à apprendre quelque chose. Cela veut dire que lui aussi trie subjectivement ce qu'on lui propose. Il n'est plus soumis comme avant au désir ou à la disponibilité de l'autre.

Par ailleurs, un autre progrès notable en gymnastique, concerne l'évolution de sa participation : si l'année précédente, il se mettait beaucoup à l'écart pendant les parcours (par besoin encore de voir avant de faire, pour pouvoir dissocier les deux : conceptualiser, mémoriser et faire). Désormais, il peut courir, en avant, en arrière, en même temps que les autres. On peut parler d'un énorme progrès dans les connexions neurologiques et la fluidité de l'articulation : pensée/ acte moteur dirigé pour réaliser l'idée. Avant, cela ne pouvait réellement se faire qu'en deux temps.

Concernant la propension de Shen à se coller aux adultes, physiquement, les adultes mettent maintenant de la distance ; certains refusent complètement. Mais, il trouve toujours quelqu'un, le matin, pour poser sa tête contre son épaule (peut-être en a-t-il encore besoin pour se sentir « en contact » avec les adultes d'ici). Il touche souvent les os d'autrui, s'intéresse à l'intérieur du corps. Il évoquera d'ailleurs, dans une séance ultérieure le fait qu'il sent ses os-sans doute en lien avec son fort grandissement.

Pour se laver les dents, maintenant cela va. Au premier transfert, cela lui était impossible.

Commentaires

On voit, au fil de ces séances, toutes les évocations personnelles de Shen, sur son quotidien malgré son quasi-mutisme, ses questionnements, découvertes et explorations. Les thèmes évoqués par Shen ont été très variés et importants. On peut ainsi retrouver :

- L'intérêt pour mieux distinguer les paroles du thérapeute des bruits de fond en mettant son oreille près de sa bouche.
- La lutte contre la confusion de façon plus globale.
- La question du changement de lieux de sa thérapie, avec changement de thérapeute.
- Le côté intrigant des pensées des autres, de ce qu'ils ont dans leur tête, quand ils dessinent par exemple.
- L'intérêt pour compter.
- L'intérêt pour écrire.
- L'intérêt pour apprendre avec l'adulte à dessiner des ronds, faire le contour de sa main.
- L'envie de raconter quelque chose qu'il a vécu chez le dentiste.

- La possibilité de mieux s'ajuster à une prise de sang si on lui explique auparavant.
- L'envie de raconter par une peinture quelque chose de son petit séjour avec son groupe.
- L'évocation de choses en famille, lorsqu'il dit « maman » et va à la fenêtre.
- La tentative d'apprendre à lancer les gestes manuels d'écriture ou autre, en en captant physiquement les contractions nécessaires sur le bras du thérapeute.
- La transmission de ses goûts, et envie, lorsqu'il a dit : « Hé ! Mignonne ».
- L'intérêt pour comprendre la permanence de certaines choses, en dépit de changements (le nombre de marches de l'escalier).
- L'intérêt pour penser l'espace derrière lui (lorsqu'il jette les brindilles derrière lui, en récréation).
- Le côté sensoriel gênant lié à la parole.
- Le début de l'imitation et des mouvements d'individuation qui arrivent spontanément, dès que le Moi-corporel se renforce et que l'introjection de l'étayage se met en place.
- etc.

De nombreuses choses ont été évoquées, figurées par Shen, dans sa thérapie, même s'il n'a pas accès au langage.

Quant au travail de mise en mots et d'attention régulière au sensoriel, il est très présent et jalonne les séances. Il est parfaitement intégré à la psychothérapie en tant que travail sur l'appropriation des perceptions et ressentis et constitue tout un premier travail sur la construction d'un filtre et d'un pare-excitation – je pourrais dire « à toute épreuve ». En effet, au fur et à mesure de l'élargissement des intérêts de Shen, la fiabilité de ce pare-excitation s'éprouve et se met au travail dans le transfert. Par ailleurs, observer très précisément les difficultés d'intégration sensorielle de Shen et d'accès au co-modal permet de mieux saisir la spécificité de sa construction intrapsychique et d'apprendre beaucoup de choses sur les « stratégies » pouvant être mises en place par les personnes autistes pour contourner ces difficultés, comme les apprentissages « en patchwork ».

C'est le suivi de Shen qui m'a amené à créer un groupe de type : « Le corps dans tous ses états », pour soutenir ses émergences dans un contexte plus élargi.

Si le thérapeute a une fonction alpha intériorisable, il se doit aussi, face à la personne autiste, de garder une position de chercheur de solutions, en miroir à l'enfant. Ainsi, les connaissances de chacun s'entre-nourrissent – comme dans une relation mère-bébé suffisamment bonne, où le bébé gratifie en retour la mère par son évolution et sa créativité. Les personnes autistes, une fois la confiance installée, apprécient beaucoup que l'on cherche avec elles de nouvelles pistes et qu'on leur explique la normotypie en faisant des parallèles avec ce qu'elles font. C'est un chemin thérapeutique qui se construit dans cet entrecroisement.

G. Accompagner et évaluer au mieux : grilles évaluatives et projets intégratifs individualisés

Comment évaluer si un enfant, une personne, sont concernés par ces difficultés et à quel degré ?

Il existe plusieurs supports d'évaluation « standardisés ». Le Profil sensoriel de Dune décrit différentes réactions et comportements caractéristiques, en reprenant les différents sens qui peuvent être impactés, y compris au niveau du système vestibulaire et des perceptions profondes du corps. Il s'agit d'une évaluation avec une grille de lecture standardisée.

Le test P.E.P.-3, comporte certains items qui permettent de voir si l'enfant est très sensible au niveau tactile et son rapport aux sons (ceux qu'il reçoit, ceux qu'il émet ou produit).

Dans ma thèse, j'avais également présenté quatre grilles de comportements ou réactions à observer, correspondant à la vue, l'ouïe, le toucher, le goût. L'odorat est plus difficile à évaluer.

Plus globalement, pour évaluer où en est l'enfant dans ces étapes de récupération d'un Moi Corporel cohérent, solide, et d'un Self bien individué avec une identité propre, la grille des étapes évolutives chez l'enfant autiste traité, de G.Haag, reste une référence importante car s'y trouve exposé une mise en lien des différentes acquisitions sous forme de quatre phases. A chaque phase est décrit l'entrecroisement entre les progrès émotionnels, corporels et subjectifs.

De fait, les enfants présentés dans cet ouvrage correspondent souvent à la description de la première phase. Je me suis plus attachée, pour ma part, à explorer comment l'enfant, la personne autiste, passe du non-mantèlement, d'état autistique profond à l'émergence à la consensualité et les points dépassés et constructions mises en place, dans une approche phénoménologique et dynamique. C'est-à-dire à expliciter comment se fait la lente traversée de la phase initiale décrite en phase I par G. Haag et ses collaborateurs, pour aboutir à une meilleure construction du Moi Corporel, chez la personne qui va vers la phase II. Je n'ai pas traité des phases de construction du Moi plus abouties car l'organisation progressive première à partir de vécus très chaotiques me parait le plus gros du travail et le plus ardu avec ce profil d'enfants. Il me parait important d'en transmettre la richesse et subtilité.

Enfin, l'observation clinique reste un très bon moyen d'évaluation, en situation, dans la mesure où l'on sait ce que l'on va chercher à observer, pour ne pas se perdre dans la multitude d'informations possibles quand, avec l'autisme, les moindres détails peuvent devenir significatifs.

1. Les projets personnels individualisés thérapeutiques, éducatifs et pédagogiques : des compétences françaises consistant à croiser les regards pluri-professionnels

La présentation de projets individualisés qui va suivre a été construite à partir d'une mise en forme et de tout un travail de réflexion mené conjointement par deux associations, l'A.P.I.J.B (Association de psychiatrie infanto-juvénile de Bretagne) et l'A.E.F.C.P. (Association pour l'évaluation et la formation continue des psychiatres), présenté dans un document daté de janvier 2010. Ce document présente des domaines qui correspondent au test international du P.E.P. III, puis une colonne sur « l'état des lieux », là où en est l'enfant, ensuite une autre sur des objectifs à mettre au travail, par domaine, enfin une troisième colonne sur les ateliers, activités thérapeutiques, éducatives ou pédagogiques en lien avec ces difficultés et objectifs à travailler. Peuvent s'y trouver aussi bien des données observables, comportementales, que des processus intrapsychiques en cours. Il en est de même pour les différents types d'interventions pluriprofessionnelles qui peuvent y figurer simultanément : abord thérapeutique, éducatif, pédagogique, orthophonie, psychomotricité, etc.

Cela donne un tableau sous la forme :

Domaines	État des lieux	Points à travailler, « objectifs »	Activités, soins, prises en charge
Langage réceptif			
Langage expressif			
Relationnel avec ses pairs			
Relationnel avec les adultes			
Sensori-motricité			
Autonomie			

Voici trois exemples de mise en forme de projets intégratifs individualisés :

Enfant 1 (dit X)

Domaines	**État des lieux**	**Objectifs à travailler**	**Activités, soins, ateliers**
Langage réceptif et expressif	Ne parle pas, se tape parfois la bouche pour signifier vouloir parler. Actuellement il crie et tape quand il n'a pas ce	Étendre le recours aux images aux situations relationnelles,	Enfant en attente de prise en charge orthophonique

	qu'il souhaite. La mise en place du PECS l'a amené à fortement investir le fait qu'on lui donne ce qu'il veut. Les images sont parfois utilisées indirectement. Ce qui prime c'est la colère face à la frustration plus que l'investissement de la précision quant à la communication (Aspect relationnel et conflictuel +). Il semble toutefois mieux entendre ce qu'on lui dit et par moments moins gêné par les voix de plusieurs personnes.	ou repérage temporel, aux explications des règles et pas seulement « pour demander ».	Temps PECS de préférence avec deux adultes. Travail avec les images pour communiquer et expliquer au jardin d'enfants.
Relationnel avec les adultes et ses pairs	Hyperinvestissement du relationnel chez cet enfant sur le mode de faire réagir l'autre et amener l'attention et la préoccupation sur lui par tous les moyens (y compris se mettre en danger). Hétéro-agressivité ++ Il frappe les adultes, crache dessus ou au visage, donne des coups de pied. Enfant très jaloux de l'attention qu'un adulte peut porter à un autre enfant (il a un frère jumeau). Hétéro-agressivité possible sur ses pairs.	Amener X à comprendre que l'adulte n'est pas toujours disponible pour lui. Amener X à être dans l'attention partagée autour d'un objet plus que dans la relation directe. Travailler sur le fait qu'il se centre sur l'acte interdit (quand on le gronde) plus que sur le visage et	Réagir quand c'est possible en se détournant ou en rompant le lien aux provocations (non-renforcement). Jardin d'enfants (séquençage prévisible des activités à faire) Maintien de la psychothérapie pour travailler les distorsions relationnelles+. Recourir aux pictogrammes

		l'interaction avec l'adulte (il rit beaucoup alors en regardant l'adulte).	représentant les actes interdits, moments éducatifs pendant des activités sur le groupe, ou jardin d'enfants. Travailler dans les rdv avec les parents, la place de chacun des enfants et la rivalité fraternelle par rapport, à la disponibilité de l'adulte.
Sensori-motricité	Semble mieux distinguer la voix. Reste hypersensible aux bruits forts ou soudains surtout quand il « tend l'oreille » (peut alors taper). Écoute plus de loin maintenant. Grande agitation motrice cette année avec maintes déambulations en provocations. Cherche à se mettre en hauteur. Apprécie les aliments frais. Allergie cutanée et sensibilité cutanée (eczéma).	Continuer le travail sur les perceptions, sensations mais plus en lien avec l'exploration de l'environnemen t (enveloppe externe). Aider X à ne pas rester contré sur les perceptions effractantes. Développer l'intérêt pour les objets.	Sur son groupe. Groupe :« Le corps dans tous ses états ». Atelier « Corps et sons ».
Autonomie	Aider à l'apprentissage des gestes du quotidien (sans excitation relationnelle)	Projet sur les activités du quotidien en petit groupe	Temps éducatif au jardin d'enfants à axer sur les activités

		avec des supports visuels pour étayer les gestes et les consignes.	du quotidien.
Cognition Apprentissage	X arrive à faire quelques manipulations simples. Difficulté à se concentrer sur des activités partagées. Notion cause-conséquences basique (un seul élément pris en compte). Ne contextualise pas (essaye les mêmes provocations partout, exige partout…)	Travailler les catégorisations, nuances… (fort, moins fort, un peu, pas longtemps, etc.). Essayer un Time-Timer ou chronomètre. Étayer la perception des différentes catégories, contextes.	Activités pédagogiques à l'école Jardin d'enfants
Émotionnel	Le registre émotionnel reste pauvre : content, excité, pas content.		
Rapport à la frustration	La frustration n'est pas acceptée par X, il faut parfois le stopper physiquement. Il devient vite hétéro-agressif ou fuit en riant. Toutefois sous-jacent à ceci se trouve un non-accès aux nuances cognitives et une difficulté ++ à comprendre la notion de contexte.	Aider X à chercher « la bonne information » quand on lui signifie un interdit. L'aider à comprendre les notions d'espaces et de temps.	Jardin d'enfants : groupe travail sur la représentation visuelle des limites, des interdits.
Investissement du corps propre	A investi les tentatives de propreté sur le mode des enjeux relationnels. Se déshabille par moments. Pas de	Travail sur son identité, sur son enveloppe corporelle, sur son	Psychothérapie psychanalytique Groupe : « Le corps dans tous

	rapport à la propreté, enlève toutefois sa couche parfois. Constipation chronique.	individualité aussi (l'autre ne peut pas faire tout pour lui).	ses états ». Groupe : « Corps et sons »

Enfant 2 (dit Y)

Domaines	État des lieux	Objectifs	Activités, soins, ateliers
Langage réceptif et expressif	La compréhension de Y est décrite comme fluctuante (cf. Vineland). Y peut vocaliser (litanie parfois assez forte dehors) et imiter les sens, les mimiques.	Stimuler la compréhension de consignes simples.	Groupe. Jardin d'enfants.
Relationnel avec les adultes et ses pairs	Y peut être dans l'échange. Phase d'opposition et d'agressivité cette année. Peut aller vers l'adulte et prendre la main s'il veut quelque chose. Peut se montrer agressif envers les plus petits. Pas d'interaction en récréation. Plus détendu envers ses pairs à l'atelier percussion.	Stimuler les échanges et le bien-être auprès de l'adulte. Favoriser les moments de plaisir partagé, avec ses pairs.	Atelier :Détente Atelier :Peinture At :Mouvement. At :Percussion. Jardin d'enfants.
Sensori-motricité	Période d'agitation et d'agressivité, jet d'objets. Le regard n'est pas toujours bien fixé et parfois dissocié. Tendance à l'hypertonie.	Favoriser des moments de détente. Activités stimulant l'échange visuel et la concentration oculo-manuelle.	Atelier :Détente. Atelier :Peinture. At :Mouvement. At :Percussion.

		Activité de décharge motrice et pulsionnelle socialisée.	
Autonomie Sommeil Alimentation Propreté	A du mal à s'endormir. Dort collé à une personne. Sur le groupe, se déshabille et range ses affaires dans le casier. Propreté non acquise.	Favoriser les activités sensorielles auxquelles il aime participer. Solliciter plus d'autonomie pendant les repas : mettre le couvert, débarrasser. Travail sur le fait qu'il essuie sa salive.	Jardin d'enfants (peinture, eau transvasement). Jardin d'enfants (ranger ramasser). Sorties jardin d'enfants. Proposition à la famille de travailler sur la demande des WC avec une photo support.
Cognition Apprentissage	Y a un niveau de compréhension de tout petit (cf. Vineland). Semble commencer à repérer des liens de cause à effet simples (à la maison).	Besoin de consignes simples étayées par du visuel de préférence dans le calme.	Proposition d'encastrement, de boulier, de tri. Jardin d'enfants.
Émotionnel	L'émotionnel chez Y reste fluctuant et lié aussi à son état de fatigue.		
Repérage espace/temps	Y semble souvent perdu dans une sorte d'espace/temps indistinct, il peut alors déambuler en vocalisant++ comme dans la recherche d'une permanence.	Besoin d'exploration sous différentes formes de l'espace essentiellement avec l'ensemble du corps.	Atelier : mouvement.

Somatique	Pica Prise de poids et grandissement ++ de l'enfant. Fatigué par moments. Réveils nocturnes (sans traitement).		Traitement

Enfant 3 (dit M)

Domaines		**Objectifs**	
Langage réceptif et expressif	M suit plus les consignes verbales. Il comprend un peu mieux le langage (« On y va. » « Tu me suis »…).	Renforcer la compréhension du langage oral par des gestes ou des supports visuels associés. Continuer à observer son niveau d'incompréhensio n dans une situation inconnue ou nouvelle. L'aider à prendre lui-même ses repères.	.
Relationnel avec les adultes et ses pairs	Enfant qui a tendance à se coller à l'adulte et à imiter aussi. Il peut se nicher dans les jambes de l'adulte. L'adhésivité reste une de ses modalités relationnelles Peu d'interactions avec ses pairs. Vient voir	Travailler sur un mode relationnel plus distancié (être côte à côte, utiliser des modalités d'échange distancées) sans rompre le lien. Encourager les échanges ou tentatives d'interaction. Verbaliser l'intérêt	En récréation. En détente. À la pataugeoire : travail en cours : M colle moins manipule l'eau un peu plus loin. Ne lèche plus les adultes. À la pataugeoire : a essayé de laver l'enfant présent avec lui.

	cependant ce qu'ils font. Reste vite envahi quand il y a du monde autour de lui.	pour l'autre.	
Sensori-motricité	Reste de l'agitation. A du mal à s'asseoir. Peut alors pleurer. A eu besoin, en détente, qu'on s'assoit avec lui, puis qu'on le touche. Quelques stéréotypies quand il est excité ou angoissé. Bonne coordination oculomanuelle.	Travailler la détente motrice, le relâchement dans la confiance. L'aider à s'asseoir pour une activité => rendre celle-ci prévisible pour qu'il anticipe l'attente, dans un premier temps.	Détente (atelier) travail sur la détente et la distanciation physique. Jardin d'enfants (proposition d'un séquençage « ritualisé »).
Autonomie	Peut ranger son manteau. À la maison peut prendre le relais pour des activités du quotidien (balai, vaisselle…). Il peut prendre des initiatives (par imitation) quand il connaît.	Il commence à répéter certains interdits et initie un geste en guettant la réaction de l'adulte. Commence à intégrer des repères propres qui s'internalisent.	
Cognition Apprentissage	Bonne mémorisation visuelle. Peut investir les activités artistiques avec l'éducatrice les proposant et le matériel, choisir… Peut faire trois puzzles.	Début des activités de tri. Lui proposer des temps avec moins d'enfants.	Tablette ? Atelier découpage collage, gommette Temps de jardin d'enfants. Pataugeoire.

	A du mal à se concentrer s'il y a du monde autour de lui.		
Émotionnel	Peut rire de façon appropriée. Semblait tout guetter à son retour d'Afrique en septembre et en hypervigilance anxieuse. M peut pleurer si on le contraint à s'asseoir. Semble par moments s'exciter (avec ses propres pensées ?)	L'aider à être moins en hypervigilance et moins stressé.	Détente : Il se pose plus et a moins le cœur qui va à 100 à l'heure. Proposition d'activités repérables au jardin d'enfants. Pour qu'il se pose plus et soit en confiance.
Investissement du corps propre	La conscience de son corps propre et de son individualité reste fragile. La sexuation n'est pas acquise.	Travail sur les représentations du corps et ses fonctions. Travail sur des éprouvés plus régressifs. Augmenter la perception du self du Moi et du non-Moi. Stimuler l'identification.	À la pataugeoire : transvase l'eau sur le décolleté de l'adulte, ou ailleurs et regarde ce qui fuit, coule. Atelier Détente à partir de certaines musiques spécifiques (bruits de mer, bruits naturels). Jardin d'enfants.

Dans les projets individualisés, si l'on ne se base que sur des données comportementales, manquent alors d'autres facteurs externes et relationnels, ce qui peut fausser l'appréciation des progrès globaux de l'enfant. Car entre deux évaluations d'un même enfant, espacées de quelques mois, les stimulations et propositions purement éducatives et jeux proposés ne font pas tout. D'autres éléments indispensables à prendre en compte pour évaluer les progrès de l'enfant sont d'ordre psychologique et relationnel, d'autres, sont somatiques.

Qu'on veuille le dénier ou non dans des articles parfois extrêmement sévères sur la prise en charge en France, de l'autisme, allant jusqu'à présenter comme dépassée, la pratique française, l'approche française psychodynamique (qui observe le relationnel et son évolution, sa dynamique) est incontournablement source d'enrichissement du regard et *indispensable* pour compléter les approches comportementales, qui restent sur un niveau plus externe, en surface, mais abordent peu la construction intra-psychique, dans sa complexité.

Ainsi, un enfant, durant plusieurs mois peut être confronté – tout comme un enfant normal – à de multiples changements dans son environnement et doit s'y ajuster. Cela mobilise son énergie psychique, parfois cela le mobilise physiquement aussi.

Le développement de sa capacité à intégrer ces nouveaux éléments est aussi très significatif de l'accroissement de son intelligence, de son autonomie, de sa capacité à prendre sa place dans sa famille, à la garder, à la comprendre et manifeste, ô combien, cet enfant s'ouvre maintenant et s'échine à observer et intégrer les multiples informations et variables venant de son entourage.
Or, ces variables et ajustements n'apparaissent pas dans de nombreux tests (P.E.P., WISC, WIPPSY, Brunet Lézine, etc.). Il y est essentiellement évalué ce qu'ils comprennent et montrent pendant la passation-ce jour-là. En sont absentes les données familiales et liées à l'environnement élargi de l'enfant : s'il s'est accommodé, préparé à des événements familiaux importants (déménagements, naissance d'un puîné, départ d'un frère, d'une sœur, maladie d'un parent, changement de chambre, voyage à l'étranger ; ou des événements sociaux importants tels que : une participation à une fête familiale, un concert, changement d'établissement, de classe, etc.). Ces éléments ont une place importante dans la vie de l'enfant, de nombreux facteurs familiaux qui peuvent intervenir au cours d'une année et donner une forme particulière aux progrès de l'enfant et deviennent non visibles si l'on ne retient que les critères comportementaux.

Un enfant ou un adulte autiste peut avoir, durant une année, pas seulement appris à ouvrir des couvercles, se servir dans le frigo ou emboîter deux Lego, il peut avoir eu à s'adapter à un déménagement, avoir changé de groupe de vie ou d'école, avoir vu ses parents se séparer, ses parents pleurer suite à un décès familial, avoir eu le départ de son parent parti dans son pays d'origine en urgence, avoir vu sa mère enceinte malade, l'avoir vue disparaître quelques jours pour une hospitalisation et avoir été gardé par d'autres personnes, avoir vu ses parents ne plus être là quand il rentre parce qu'il y a eu un changement dans les horaires de travail, avoir vu son parent chuter et dans le plâtre, puis avec des béquilles ne plus pouvoir l'aider comme avant, avoir participé plus à des dîners de famille, être allé dans un pays étranger, avec une langue autre, pas la même température extérieure, pas les mêmes odeurs, pas les mêmes lits... Il peut aussi avoir un grand frère ou une grande sœur qui est parti de la maison, avoir subi une circoncision, avoir assisté au mariage de sa sœur, devenir tonton, etc.

Beaucoup de facteurs de vie, de micro-ajustements nécessaires que l'enfant autiste peut avoir réussis, des moments d'assimilation auxquels il s'est consacré, pendant plusieurs mois, en cherchant à comprendre, à suivre, du regard, en écoutant de loin ou de près. Tout ceci constitue des réussites et des progrès considérables d'un point de vue affectif et relationnel.

Qu'est-ce qu'une « évaluation des progrès fonctionnels » qui ne prendrait pas en compte tous ces ajustements sociaux, relationnels et ces progrès familiaux et resterait fixée à des tâches comme faire des puzzles, ses lacets, etc. ?

En tant que psychanalyste, nous luttons au quotidien pour protéger cet abord pluriel français des troubles de tout enfant et cette liberté de chaque enfant de pouvoir s'adapter à ce qui lui semble le plus adéquat, à « l'urgence », parfois, du moment, pour prendre sa place dans sa famille, auprès de ses camarades, dans sa future vie d'adulte.

Comment se passent les jeux dans les cours de récréation pour lui ? Quelles sont les éventuelles chicanes ou déstabilisations qu'il peut vivre de la part de ses pairs ? Pour nous, il est important que tout cela soit évoqué avec lui, pour lui, qu'il soit verbal ou non, lors d'entrevues cliniques.

Les autobiographies de personnes avec autisme sont pleines de ces souffrances et moments délicats, de cette attention et parfois hypervigilance à leur environnement.

Ainsi, J.Schoveneck, écrit dans son livre qu'enfant, à l'école, il était seul et qu'il avait peur des autres enfants, car il recevait des coups, que la récréation état pour lui un cauchemar, qu'il n'arrivait pas à jouer aux jeux des autres, n'en comprenait pas non plus le sens, et qu'il s'était même désigné un jour devant ses camarades, non pas en tant que « chef d'équipe » mais « esclave d'équipe », trouvant les mots qui lui venait à l'esprit pour désigner ce qui lui semblait être sa positon « groupale » (2012, p.35).

Son livre atteste de sa stratégie d'hyper observation (sorte d'hypervigilance) aux modes et coutumes humaines de « normotypique » afin d'essayer d'éviter de revivre en permanence des moments gênants, où il s'est trouvé à côté, dans ses réponses : observation des différences de salutations selon les personnes et pays, du temps maximal où il faut regarder quelqu'un dans les yeux quand on lui parle, du nombre de fois où l'on peut répéter la même blague pour que cela reste drôle pour les autres, etc. Un des paragraphes de son livre s'appelle même « apprendre les comédies sociales ». C'est cet aspect en faux-self de « jouer la comédie » que nous cherchons à faire éviter aux enfants.

Si nous prenons une situation concrète de vie comme l'arrivée d'un puîné, dans une famille, une évolution de l'enfant autiste par rapport à cet événement peut s'observer, au cours des soins et c'est à nous de la faire advenir de façon à ce que cela corresponde à un réel processus de maturation et d compréhension interne et non pas à quelque chose de « plaqué », d'appris par cœur.

Ainsi, pour la plupart des enfants autistes mutiques ayant d'importants troubles, lorsque leur mère était à nouveau enceinte, nous les avons vus, dans leur groupe de vie, faire moins de progrès, pendant des mois, voire devenir plus distants, plus difficiles à reconcentrer. Toutefois si l'on prend une évaluation des progrès dans une approche globale, incluant le relationnel, nous pouvons repérer que, pour la première fois, l'arrivée de la petite sœur ou du petit frère s'est bien passée – ce qui n'était pas toujours le cas pour le précédent. Ils se sont aussi, dans leur groupe d'accueil, intéressés à d'autres matériels de jeux, plus symboliques, comme les poupées.

N'est-ce pas un énorme progrès ? Même ensuite, nous entendons les parents nous dire que ces enfants observent tranquillement le bébé. Avec les professionnels, sur leur groupe, ils montrent des biberons, couches, et même parfois se mettent à vérifier les couches des autres enfants, comme leurs parents (eh oui, l'imitation spontanée existe dans l'autisme !). Certains vont se mettre ensuite à babiller comme le bébé, à sortir quelques sons, d'autres veulent être changés de nouveau en position allongée, certains empruntent une tétine, mais tous, lorsqu'il y a des soins où le relationnel et l'humain sont pris en compte, ne font plus de crise, si ce sont leurs anciens jouets ou leur berceau qui vont être utilisés pour le nouveau bébé, comme s'ils s'étaient préparés déjà à lui faire une place…

Il y a donc des domaines et catégories d'évaluation à ajouter par rapport aux domaines définis dans un test comme le P.E.P. III, et par rapport aux progrès cognitifs : l'évaluation des facteurs auxquels ont dû s'adapter pendant l'année les enfants : facteurs familiaux, facteurs institutionnels (changement de référent médical, d'orthophoniste, d'éducateurs, d'A.V.S., d'école, etc.) ainsi que les facteurs somatiques : douleurs dentaires, phases d'otites, de constipation, etc.

Ces enfants auxquels je me réfère se sont adaptés aux changements familiaux, ont réfléchi. Cela révèle différentes choses : que l'enfant est devenu plus intéressé par les relations humaines et plus observateur spontanément de la complexité humaine et aussi qu'il a pu, en s'appuyant sur la souplesse des adultes et leur ouverture « à ce qui venait » (et non pas à « un focus seulement sur ce qui était préparé, protocolisé, prévu »), accepter et s'adapter lui aussi à l'imprévu. Car aussi surprenant que cela paraisse, souvent, nous ne sommes au courant de la nouvelle grossesse, par exemple, que très tardivement. Peut-être par superstition, peut-être par envie des familles de ne pas sentir aussi des soins interférer, dans leur envie d'être « les seuls » à faire grandir l'enfant (comme pour les parents de grands prématurés qui se sentent parfois partager leur sentiment d'avoir donné la vie avec les médecins). Sans doute aussi pour pouvoir penser ce nouvel enfant, sans être envahi par les angoisses et le stress lié à l'autisme.

Quoi qu'il en soit, l'enfant autiste a beaucoup travaillé et progressé : dans le domaine des relations familiales et de sa place, sur son identité aussi et souvent nous voyons quelques théories sexuelles infantiles poindre : où était le bébé avant, d'où vient-il ? Des enfants très autistes s'intéressent à des signifiants communs de « four », « ascenseur », « placards », dans lesquels se passe quelque chose, une croissance, en entretien ou en psychothérapie.

Bien sûr ce qui les intrigue, et les intéresse peut prendre une forme inattendue pour nous ; ce qu'ils en retiennent aussi : un des enfants autistes non verbal avait réussi à provoquer sur moi un durcissement du ventre, lors d'une séance de travail en groupe, et des contractions abdominales tout en se collant contre mon ventre. Sa mère était enceinte. Je pense qu'il avait perçu, tactilement ces contractions et qu'il questionnait à sa façon si d'autres femmes dans le service étaient enceintes. Il a, ensuite, souvent fait des bruits de nouveau-né qui pleure, durant ses journées, quand il était dans son groupe. Il reste un enfant hypersensible aux sons et qui savait, à cette époque, très bien imiter toute sorte de machines au son près, à la perfection (cafetière, lave-linge, etc.). Certes, pendant ces mois-là, il a moins prononcé de sons, mais qu'est-ce qu'il a « raconté »... s'il l'on accepte d'écouter attentivement, d'observer et de laisser la place à l'autre, à l'Alter, à l'Inattendu ! Nul doute que cet enfant a fait beaucoup de progrès par rapport à son arrivée, où il était essentiellement perdu dans ses stéréotypies, se balançant la tête, allongé sur un canapé, les mains aux oreilles.

Il est important de maintenir la richesse de l'approche pluriprofessionnelle française et plurielle dans l'autisme.

Il manque littéralement des critères, indices importants dans ces grilles d'évaluation.

Ainsi, il faudrait ajouter :

Les sorties extérieures ou en famille qui se sont bien passées durant l'année	
Les facteurs familiaux et changements dans le quotidien durant l'année	
Les changements institutionnels ou de soignant d'éducateur, d'A.V.S., d'école, etc. durant l'année.	Combien d'adaptations à de nouvelles personnes l'enfant a-t-il dû faire ?

Mais aussi les facteurs externes et aptitudes hors passation du test et dont il faut absolument tenir compte pour ne pas fausser le regard sur l'enfant : les moments de complicité et de partage avec les frères et sœurs qui ont été possibles... tout ce qui témoigne du renforcement du Moi pour faire face au monde !

- Les initiatives exploratoires spontanées de l'enfant.
- La compréhension de son identité sexuelle, des genres, des différences générationnelles et de sa place générationnelle.
- Sa compréhension des âges de la vie.
- Ses imitations spontanées et mouvements identificatoires.
- L'évolution dans l'abord spatial et dans la compréhension du temps, etc.

La présentation et la restitution sous forme d'écrits succincts du travail effectué auprès de personnes autistes, dans toutes ses différentes dimensions, restent donc à approfondir et à perfectionner.

Avant de conclure cet ouvrage, je souhaiterais aborder deux autres points très importants : l'aménagement de la pratique, même si je l'évoque tout au long du livre et l'écoute des personnes autistes et de leur famille.

H. Quelques autres spécificités que nous apprennent les recherches et la pratique

Nous avons déjà vu précédemment lors de la présentation du travail d'accompagnement du psychanalyste, un certain nombre d'éléments déjà. Ce qui me paraît important de préciser à nouveau, c'est deux aspects spécifiques du travail psychanalytique auprès de ces personnes autistes qui ont d'importantes dérégulations sensorielles et qui sont : le renforcement du pare-excitation et la consolidation du Moi-corporel, y compris au moment où le travail sur les représentations et contenus psychiques se développe.

La perspective est d'aider à l'accès à la co-modalité sensorielle lors des moments de rencontre privilégiés dans les soins, puis de relier les pensées au corporel et aux ressentis. Tout en travaillant constamment sur l'*object presenting* à l'enfant – ce qui constitue déjà une mise en forme proposée des éléments bruts, un retour de la fonction alpha, qui peut passer alors par un aménagement du cadre.

Les vécus spécifiques sont à nommer et le thérapeute exerce surtout, dans un premier temps, une fonction de contenance, de rassemblement, pour étayer les forces de liaison et de vie, attaquées par les troubles au niveau du SNC. La qualité des ressentis est à conscientiser, les émotions servent de liant aux expériences vécues parfois dans la brièveté de l'instant. Ce travail permet la récupération d'une évolution temporo-spatiale qui tend vers la tridimensionnalité et le temps linéaire, tel qu'en parle D.Meltzer.

Les aménagements de la pratique qui me paraissent nécessaires sont donc les suivants :

- Nommer et verbaliser les ressentis, les réactions corporelles et sensitives ; les intégrer au matériel.
- Travailler les vécus de discontinuité et intégrer la discontinuité dans le travail.
- Rester à l'écoute des témoignages et recherches.
- Se percevoir en tant que soignant dans sa dimension corporelle (voix, mouvements de visage, posture, etc.) et être à l'écoute de ses contre-transferts corporels.
- Prêter attention au contexte sensoriel élargi : beaucoup de choses se jouent dans ce qui peut nous paraître un « détail » : être attentif à l'environnement olfactif, sonore, visuel, à l'espace, dans la pièce tout comme au-dehors ou au loin pour l'environnement sonore.
- Travailler sur l'*object presenting* et l'accompagnement dans des situations nouvelles.
- Évoquer la normotypie.
- Garder à l'esprit que le fonctionnement psychocorporel de la personne en face peut être inhabituel, inconnu ou peu connu.
- Simplifier ce que le cerveau a à traiter.

- Prendre en compte l'effet paradoxalement excitant de la pensée. En effet, nous l'avons peu abordé, mais il y a un effet paradoxalement excitant pour certains enfants lors de l'émergence et du développement des représentations mentales (si d'habitude l'accès à la représentation éloigne de l'excitation, ce schéma est à remettre en question dans l'autisme, où l'on voit plutôt chez certains enfants des moments d'excitation liés aux souvenirs et idées, qui peuvent être vécus par eux, comme « des choses en plus » à traiter par le cerveau)… Que faire des souvenirs, des idées, des représentations d'envies passées, qui semblent parfois presque perçus par l'enfant comme des données sources de tensions à apaiser dans l'immédiat ? Le passage des pré-conceptions, aux conceptions (W.Bion, G.Rosolato, E.Allouch, etc.) n'est pas sans effet sur la difficulté du SNC à traiter, ordonner, coordonner les différents types d'informations. Il ne suffit pas de les aider à comprendre les choses, il faut aussi leur laisser le temps de « savoir comment faire » avec ces « informations supplémentaires à prendre en compte ».
- Avoir en tête le fait que l'évocation de souvenirs difficiles, ne soulage pas forcément dans un premier temps et peut entraîner sa reviviscence, si l'on n'aide pas l'enfant à comprendre que c'est fini ou s'il n'a pas accès à une temporalité linéaire, avec la compréhension que ce qui « a été » est « fini ». Préciser, en entretien, si l'on est amené à évoquer devant l'enfant des moments passés difficiles, qu'on ne le gronde pas ou qu'il n'est plus en difficulté là tout de suite, recourir à une métaphore visuelle si nécessaire (par exemple : on va en parler comme on ferait un dessin c'est-à-dire pour le mettre sur une feuille et le regarder de loin, mais c'est fini). Car au lieu de faire mémoire d'appel, l'évocation verbale des souvenirs semble entraîner, dans un premier temps, une réviviscence presque entière avec perceptions réactualisées des affects et émotions. L'évocation des scènes du passé est comme indissociée de leur reviviscence, ce qui, lorsque des événements ou moments difficiles sont évoqués en rendez-vous, entraîne le fait de revivre le malaise, la tension, ce qui faisait souffrance et amène souvent les enfants à être agités, voir à refaire la scène, reprenant le comportement ou la réaction qui avait dérangé ou était source de conflit. Un des enfants que nous suivions en rendez-vous l'a bien dit : » On ne parle pas de ce qui est mal ». C'est une donnée importante à prendre en compte pour les rendez-vous. Parfois, si l'enfant n'a pas encore évolué par rapport à ce point qu'est l'excitabilité et le temps au passé, il vaut mieux proposer à l'enfant de sortir, si c'est trop difficile quand ses parents évoquent ce qui n'a pas été. Comme nous l'avons vu, le rappel des souvenirs est vécu parfois comme quelque chose qui peut créer de la confusion, comme les sens, comme des stimuli supplémentaires, que le cerveau a aussi à traiter (ce qui peut ajouter à la difficulté de trier, de classer les informations). Il risque d'amener la personne autiste à perdre le fil de la réalité actuelle dans laquelle il est.

L'appui de la régularité thérapeutique est indispensable pour traverser ce moment qui, heureusement, ne dure pas.

- Garder en tête l'importance de l'articulation des approches et se maintenir dans une attitude de chercheur, avec une approche pluri professionnelle et une attention aux différents domaines de recherche.
- Tenir compte de l'âge réel de l'enfant aussi et rester prudent vis-à-vis d'outils d'évaluation donnant un niveau d'âge mental (comme le P.E.P.). Simplifier ce que le cerveau a à traiter, mais sans infantiliser l'enfant.
- Quant à prédire, il s'agit de garder en tête la plasticité cérébrale et de laisser de la place pour les recherches et découvertes à venir sur cette maladie.
- Être dans une perspective de rencontre avec l'Autre, l'Alter, celui qui ne nous ressemble pas forcément.
- Tenir compte de certaines particularités dans le transfert et contre – transfert : la fonction alpha, semble presque perçue par l'enfant comme une possible extension de son enveloppe, comme incarnée par une personne qui pourrait « tout comprendre et soulager », y compris des douleurs physiques, liées à des causes extérieures au corps ou intérieures. Cela amène chez certains enfants, dans cette phase, à taper un adulte qu'ils ont investi, par exemple, lorsqu'une douleur les traverse. Ce mouvement n'est pas hétéro-agressif dans son intention, mais il est à la projection, ce que l'incorporation est à l'introjection ; c'est-à-dire un mouvement psychique qui s'essaye physiquement concrètement.

On retrouve également ce mouvement d'envie que l'autre vive dans son corps ce que l'on vit, du côté des soignants, lorsqu'ils aimeraient « qu'on aille voir » nous aussi dans les groupes èt que l'on éprouve aussi les choses de plus près « comme eux ». Déposer au psychologue, les éléments bruts restent complexes, car certaines formes sont en deçà du langage, et comment, alors, transmettre les éprouvés, les tensions corporelles et les vécus chaotiques, d'envahissement, de déconstruction, que ces enfants font vivre ?

Parfois, cette revendication en écho à celle des enfants tourne à l'impérieuse exigence : pas assez de temps pour être entendu… (ou « c'est trop difficile, on est laissé avec des effractions « brutes »…), « il faudrait que vous veniez voir vous aussi », pour comprendre. Le recours à de courtes vidéos peut aider à trouver un entre-deux : partager ce qui a été vu, observé, mais rester la personne qui peut aider « à mettre en mots » les processus visibles à l'œuvre chez les enfants.

Il reste à écouter les personnes autistes verbales lorsqu'elles témoignent : comment utilisent-elles leurs hyperperceptions ? Comment catégorisent-elles et regroupent-elles les nombreuses informations qu'elles perçoivent ? Quand font-elles appel à leur empan mnésique visuel ou verbal, pour apprendre ? Quelles stratégies utilisent-elles consciemment ou non pour compenser la lenteur du traitement de certaines informations ? Nous trouvent-ils ralentis, comiques, étranges, paradoxaux, selon leur logique et fonctionnement psychologique ?

I. La rencontre de personnes et de leurs familles

1. L'importance de la prise en compte de la parole des personnes autistes pour cerner leur singularité

La question de la construction subjective propre de chaque personne autiste apparaît au travers des différents enfants présentés précédemment. Pacôme, Jonathan, Florian, Shen, Viviane. Il s'agit, à chaque fois, de rencontrer une personne dans son identité propre et d'accompagner un temps sa construction et son être au monde, face aux autres, dans sa famille, dans la société.

Mottron insiste également beaucoup sur ce respect de la subjectivité de chacun et aussi, d'un fonctionnement, d'un abord du monde, qui peut être fait autrement, mais fait quand même !

Il est nécessaire d'écouter les personnes autistes et de les observer pour mieux comprendre leurs vécus et leur fonctionnement.

Verbaliser leurs difficultés observables permet de réintroduire la parole comme soutien, comme une force subjectivante, mais aussi comme un outil pour « être avec » l'autre, à distance, sans trop d'intrusion. Cela apporte, en effet, l'espoir d'un dégagement de vécus répétitifs de confusion ou de solitude.

Identifier les goûts, les envies (comme, par exemple, prendre sa place de grand frère, mais ne pas savoir comment s'y prendre) et repérer ce qui constitue la personnalité propre de cet enfant, cet adolescent ou cet adulte, est important. Il faut comprendre les choses difficiles, mais aussi prendre en compte leurs facilités pour certains apprentissages.

Écouter leur être et subjectivité suppose d'être constamment vigilant à ne pas projeter des représentations normotypiques dans nos perceptions de leurs attitudes. Par exemple, il arrive fréquemment de penser que si un exercice est plus facile à réaliser pour nous, cela va être aussi plus simple aussi pour eux de le faire. Or, cela n'est pas forcément le cas, si, dans l'exercice, il faut faire une démonstration du raisonnement logique (par exemple mathématique) ayant abouti à ce résultat ! Parfois, ils savent mais ne savent pas expliquer comment ils savent et n'ont pas besoin d'écrire sur une feuille comme nous. Cela peut les troubler encore plus, qu'on leur dise que cela n'est pas le travail attendu alors que leur réponse est bonne. Nos scénarios sociaux, ne sont pas forcément simples pour eux ni adaptés. Ou si l'on prend l'exemple d'un enfant qui mémorise beaucoup de choses et de détails, ce n'est pas forcément simple, pour lui, de répondre à une question sur un texte, une image, une situation ; car comment va-t-il trier parmi toutes ces informations ? D'autant plus s'il est jeune enfant et n'a pas encore « pris l'habitude » de telle ou telle formule pour les questions. « Quelle information attend l'autre qui me parle ? », peut devenir une question « piège », surtout si le cadre est large comme dans cette question : « Que raconte ce texte ? » ou si cela suppose un traitement global de l'espace, comme avec la question suivante : « Qu'avez-vous vu sur la page ? » La personne autiste peut se demander ce qui est attendu : une réponse sur le fond ? Les formes ? Des petites taches ou traits d'usure ? Quelque chose de plus brillant, apparaissant sur cette feuille ? Comment le cerveau classe et trie-t-il les informations ?

Cette diversité est également perceptible quand certaines personnes autistes disent ne pas se reconnaître dans la description d'autres personnes autistes. Il leur faut se connaître pour mieux repérer leurs lacunes et leurs aptitudes et repérer ce qui leur fait du bien. Nous pouvons les aider à repérer ce qui, dans le relationnel, leur facilite le retour des choses, quand ils viennent d'être surpris dans leur concentration sur une activité, par un stimulus effractant ou « happant ».

Il est nécessaire et souvent fructueux de leur expliquer les ressentis et fonctionnements « normotypiques » afin de faciliter la compréhension des directions que nous donnons dans les apprentissages.

Cela reste complexe à comprendre pour les tout-petits. Cela suppose pour eux de pouvoir garder conjointement deux représentations en tête : la leur et celle que les autres ont. Cela suppose aussi un certain accès à la comparaison (ou cela l'introduit).

Nous cherchons à aider l'enfant à comprendre ses difficultés et ses spécificités dans son abord du monde, à rompre les moments d'isolements psychiques et émotionnels, en donnant accès au partage émotionnel et relationnel de ces vécus spécifiques – y compris dans ce qui assaille de l'intérieur – à comprendre et à observer ce qui génère des difficultés, à rendre plus accessible et fonctionnelle la perception de la fonction alpha. Nous cherchons à aider la personne autiste à trouver ce qui peut la soulager, l'aider sous une forme, si besoin, plus acceptable socialement et l'accompagner dans les étapes de vie qu'elle traverse : rentrée scolaire, déménagement, transformation adolescente, naissance d'un puîné, recherche d'un stage, d'un travail. Soutenir sa subjectivation en présence des autres est un objectif de travail déjà global et très conséquent.

Le suivi de Florian et Shen, dans lequel l'accompagnement est visible sur un temps relativement long, en témoigne.

2. L'accompagnement et le soutien des familles lors des rendez-vous

Je ne vais pas ici présenter tout ce que je souhaiterais dire à ce propos, car ce serait en soi un autre sujet de livre, mais plutôt livrer quelques points qui me paraissent importants dans le travail avec les familles, de façon peut-être plus appuyée ou spécifique à ce profil d'enfants.

- Aborder avec eux la spécificité des difficultés et troubles de leur enfant et certains aménagements que constituent certains symptômes, pour faire face à l'environnement (cf. partie I). Il est important de faire connaître les troubles et de faire comprendre leur logique interne ; par exemple les fonctions des stéréotypies.
- Soutenir les parents en montrant les évolutions de la construction corporelle et spatiale pas toujours visibles et repérées – évolutions qui préfigurent l'émergence possible d'autres progrès cognitifs et de l'exploration spontanée, comme nous avons pu le voir précédemment.

- Chercher à créer, avec les familles un langage commun entre le parent dans ses soucis du quotidien, empli de la vision et mémoire de tout ce que son enfant n'arrive pas à faire, en attente affective et d'apaisement relationnel (en situation de fragilité narcissique à s'exposer ainsi avec son enfant) et le consultant, qui écoute et observe le relationnel, mais aussi avec l'enfant autiste qui peut, lui, être sur un registre bi-dimensionnel sensoriel et perceptif. En effet, quel langage commun de rencontre peut-on créer entre cet émotionnel, ce relationnel, ce verbal et cet enfant dans le perceptif, afin que chacun puisse s'écouter, se comprendre et favoriser de beaux moments de rencontre ? Souvent les enfants dans les rendez-vous bougent, finissent par reprendre leurs stéréotypies, faute de se sentir inclus dans cette forme d'échange autour du verbal et des représentations mentales secondarisées. Or, si l'on prend le temps de nommer, dans le rendez-vous les recherches sensorielles de l'enfant et le travail qu'il essaye de faire dans son abord spatial, dans sa recherche de cohésion du monde qu'il perçoit, pour en intégrer quelque chose, on crée un espace de communication commun entre les personnes et un espace fort de « rencontre » entre chacun. Ainsi on potentialise de façon intense la perception d'une congruence (synergie) entre le verbal, l'émotionnel et le relationnel, tout en faisant alors percevoir, ressentir à ces enfants, la fonction alpha, identifiante, si importante pour la construction du Moi et la perception de son identité. Ainsi réfléchi par le soignant, nommé, restitué à lui-même dans sa singularité et subjectivité, dans cette fonction de miroir si bien décrite par D.Winnicott, qu'exerce normalement la mère qui « renvoie » à l'enfant ce qu'il ressent, l'enfant autiste accède comme tout enfant à la richesse du soutien et de l'échange relationnel. Bien sûr, cela ne se fait pas en une fois mais ce sera l'ensemble de ces petits temps de rencontre et de ressenti d'être « compris » au sens littéral du terme » pris dans la pensée de l'autre », qui permettra à l'enfant de s'ouvrir au plaisir du partage des vécus, des perceptions, puis des émotions. L'enfant autiste ayant de forts troubles d'intégration sensorielle accède ainsi au stade de développement décrit par Margareth Mahler de partage de ses explorations, si important pour engendrer l'envie d'exploration (spontanée !) et développer sa cognition et sa compréhension de lui-même en tant que sujet, en lien avec le monde qui l'environne.
- Aider les familles à identifier des centres d'intérêts pour leur enfant et réfléchir avec eux sur ce qui peut susciter la curiosité de leur enfant sans l'envahir, ni être trop complexe ou trop enfermant
- Aider la fratrie à comprendre comment partager une activité et ce qu'ils peuvent partager avec leur frère ou sœur autiste et comment.
- Il est aussi nécessaire de souligner les efforts des enfants en rendez-vous et de rappeler aux familles et aux professionnels qu'être toujours en contact peut être fatigant pour les autistes. Ils ont besoin de moments de retrait aussi, pour ne pas saturer leur capacité d'attention et de concentration et pour se détendre. Il n'est pas bon d'être toujours en état d'hypervigilance et

d'adaptation maximale. Aux parents et aux professionnels d'évaluer la quantité d'efforts à leur demander sans que cela les rende plus envahis, attaqués, par du stress et par la confusion.

- Aider les familles à percevoir la personnalité et l'identité de leur enfant derrière l'ensemble des symptômes et troubles visibles.
- Être plus en phase avec les vécus des familles dans la façon de parler des choses et de poser des questions, du fait de la meilleure connaissance des spécificités de ces enfants ou adultes ; leur poser des questions plus ajustées à la réalité des possibilités et difficultés de leur enfant. Par exemple des questions, comme « Est-ce que vous pouvez venir en bus ? » ou « Est-ce que vous évitez de sortir à cause des troubles de votre enfant pendant les trajets ? » « Est-ce pour cela qu'il vous paraît difficile de faire certains accompagnements ? » « Pouvez-vous facilement compter sur un relais, de l'aide familiale ou y a-t-il des comportements qui vous ont déjà beaucoup gênés en famille ou avec certaines personnes ? » Évaluer le degré d'isolement parental, suite à ces difficultés récurrentes, proposer des rencontres, des échanges entre parents.
- Faciliter l'expression des parents en étant plus proactif dans la parole et proposer des formulations pour décrire les troubles et aider les parents à dire leurs vécus quotidiens. Avoir en tête que certains comportements trop douloureux, trop sidérants, trop rebutants, peuvent provoquer de la honte, ou une difficulté à partager, à échanger avec les autres : l'étalage des selles, les nuits sans sommeil, etc. L'état de fatigue psychique et physique parental, le stress quotidien ne facilitent pas le rappel des événements vécus et mémorisés, ni une organisation familiale et parentale très stable, lorsque le quotidien est jalonné de crises de l'enfant. La temporalité peut devenir autre : le quotidien peut s'organiser à partir des crises. Parfois, il est intéressant de donner des recommandations ou des informations sur papier aux familles ; car selon les journées précédentes, leur capacité à mémoriser les informations et réimaginer une organisation stable, fiable, est impactée et ce qu'on leur propose en rendez-vous, dans un bureau, peut leur paraître, dans un premier temps, déconnecté, délié de ce qu'ils viennent de vivre comme difficultés les heures précédentes (préoccupation dont ils n'ont pas forcément parlé). Il leur faudra le temps de récupérer de leur épuisement et de leur saturation, pour, à froid, pouvoir se saisir de certaines informations, suggestions ou idées.
- Soutenir la capacité de rêverie parentale (idem pour les professionnels) vis-à-vis de ces enfants, adolescents ou adultes, n'est pas toujours simple lorsque les crises sont fréquentes.
- Il faut entendre et accompagner tout en respectant les mécanismes de défense « humains », qui traversent les parents comme les professionnels ; mécanismes très bien décrits, par Maurice Ringler, dans son ouvrage *Comprendre l'enfant handicapé et sa famille*, tels que : le besoin de réparer, le déni du handicap (ne rien savoir pour ne rien ressentir), la surprotection, la

projection sur l'autre, le besoin d'expier, etc. Pour ma part, je rajouterai la prise en compte de l'effet du stress à long terme, sur les capacités de pensée, les capacités cognitives, sur la qualité de l'état d'éveil, sur la capacité de faire face à des tâches variées au quotidien, pour les parents. Quant à la charge mentale, elle est extrêmement sollicitée par l'aspect parcellaire et multiple des stimuli potentiellement source de crises et par le décalage souvent important entre la temporalité de l'enfant et celui du quotidien qui met grandement en tension, au risque d'entraîner des difficultés sociales : retard au travail, aux rendez-vous, démarches administratives non faites à temps (quand l'enfant demande une surveillance non-stop, par exemple), soins en retard (lorsque les enfants font une crise ou s'arrêtent sur les trajets), etc.

- Aider à expliquer, à décrire, à donner sens à ce qu'ils vivent, ce qu'ils traversent et les sortir eux aussi de vécus souvent très « chaotiques », d'une succession d'événements qui passent, sans logique normotypique décelable.
- Et, enfin, rendre lisible la nature des interventions des différents professionnels, y compris le travail psychanalytique, même s'il est difficile de le définir en deux lignes et encore plus de l'expliquer sans recourir au vocabulaire spécifique théorique, peu accessible aux familles, mais qui reste nécessaire parfois pour en préserver les subtilités.

J'ajoute ici le fait d'être vigilant à limiter les ressentis de solitude des parents, y compris vis-à-vis de leur famille élargie qui, souvent, ne connaît pas le quotidien avec un enfant autiste et l'importance de faciliter la mise en place de groupes de paroles entre parents.

3. L'importance des valeurs familiales dans le choix des approches choisies par certains parents

Les méthodes sont des outils disponibles qui stimulent et suscitent chez chacun son propre rapport à son Moi-Idéal, ses objets internes et son objet idéal. Que ce soit chez les professionnels ou dans les familles, le rapport à la contrainte lors de l'éducation et la quantité que l'on pense souhaitable de demander à celle-ci pendant les apprentissages : suivre aveuglément les adultes ou amener l'enfant à réfléchir par lui-même, tout ceci dépend de l'histoire et des valeurs, de l'envie de chacun.

Pour certains, il semble impensable que les enfants puissent apprendre par eux-mêmes et sont comme des pages blanches sur lesquelles il faudrait tout imprimer. Cette vision de l'enfant qui prévalait en début de siècle dernier, existe encore, dans certaines représentations parentales, et parfois, hélas, de professionnels. !

Pour d'autres personnes, comme Maria Montessori, l'enfant est capable d'apprendre par lui-même et de faire ses expériences, pour peu qu'on lui mette à disposition un cadre et un matériel adapté. Il peut ainsi corriger tout seul ses erreurs, par « essai-erreur ». Dans des cultures plus traditionnelles, en Amérique du Sud, par exemple, le jeune enfant suit, perché sur le dos de sa mère, les tâches domestiques ou agricoles du quotidien et s'imprègne ainsi dès tout petit des gestes et usages qui seront souvent les siens, plus tard.

Les différentes méthodes éducatives et approches de l'autisme présentent elles aussi un rapport à la contrainte, à la soumission, à l'autorité, ou à la subjectivation, différent. Elles peuvent ainsi, correspondre à une vision de la personne autiste, comme dans certains ouvrages extrêmes, comportementalistes, « incapable de penser seul » et auquel il faudrait tout apprendre et dont il faut « combattre l'autisme », ou bien, comme le défend Mottron, des personnes avec un système de fonctionnement psychique différent, d'où des hyperaptitudes, qu'il faut apprendre à mieux connaître et intégrer dans notre société.

Ainsi, chaque famille, raisonne aussi en fonction de ses propres valeurs et affinités éducatives. Il est d'ailleurs dommage que ce sujet soit si peu abordé, car il n'y a pas que la question des « bonnes méthodes ». Chaque famille a un degré différent aussi de tolérance avec le handicap, avec la différence. Pour certains, c'est une véritable blessure dont ils ne veulent rien savoir et ils refusent que l'on fasse un dossier M.D.P.H. pour leur enfant. Ces familles-là ne reviennent pas avec leur jeune enfant au C.M.P. et espèrent que l'entrée à l'école « arrangera tout ». D'ailleurs, « les professionnels ont dû se tromper, cet enfant n'a rien ! » Parfois, l'espoir du parent qui travaille le plus et voit le moins l'enfant au quotidien est qu'il suffit de le mettre « dans un meilleur centre », en le rééduquant intensément quelques mois et hop ! tous les troubles vont disparaître. À leur conjointe (le plus souvent), ils rétorquent qu'elle ne s'inquiète de rien, que les professionnels se sont trompés et qu'ils vont demander un avis ailleurs.

Lorsque la contrainte éducative sert le déni du handicap ou des difficultés, le risque d'une trop grande rigidité malmenante pour l'enfant est présent. Au mieux c'est l'épuisement parental ou parfois du professionnel qui aura raison de ce refus de voir. Parfois, la chute est rude. Au pire, c'est le risque de la violence pour « avoir raison » de ces symptômes et de la maladie. Certains centres A.B.A., vont jusqu'à préconiser des petits chocs électriques sur la langue ou certains enfants ont des bleus sur les jambes parce qu'on s'asseyait dessus aux WC pour qu'ils restent assis.

Pour ces enfants, ce qui est sûr, c'est que le travail de subjectivation n'a pas avancé, ni n'est encouragé.

S'il peut être intéressant d'avoir quelques outils comportementaux, en tant que parent, pour quelques symptômes très invalidants qui compromettent la santé de la famille, l'intégration sociale de l'enfant et de ses familiers, point trop n'en faut. Il faut veiller à éveiller le sujet et la pensée propre, le raisonnement, de chaque personne autiste, ainsi que veiller à son bien-être psycho-corporel. Nous ne pouvons que conseiller les familles et expliquer les différences, observer avec eux les besoins spécifiques de leur enfant. Les formes éducatives qui correspondent le plus à leurs valeurs éducatives restent quelque chose qui leur appartient.

Il est important aussi que les professionnels connaissent différentes méthodes afin de pouvoir aider les familles à comprendre les différences de cadre et de mobilisation que demandent les unes par rapport aux autres. Certaines méthodes impliquent quarante heures d'individuel avec l'enfant, avec des professionnels qui tournent, d'autres n'ont pas les mêmes moyens humains et supposent d'emmener l'enfant dans différents endroits ou dans des lieux où il sera pris en charge, mais de façon plus collective.

Chaque enfant autiste est spécifique mais il est également dans une famille avec ses valeurs propres qu'elle souhaite défendre ou sur lesquelles elle s'appuie pour constituer et consolider sa cellule familiale. Nous devons accompagner au mieux les familles et nous ne pouvons que les conseiller.

CONCLUSION

Au cours de cet ouvrage, le lecteur a pu découvrir différentes formes de troubles sensoriels présents chez une importante partie de personnes autistes dans une mise en regard à la fois de témoignages autobiographiques, d'accompagnements cliniques et de données neurodéveloppementales issues de la recherche.

L'abord uni-modal, les synesthésies, le traitement en différé, les hypersensibilités ainsi que les effets « coupure » qu'ils peuvent engendrer chez la personne ont été illustrés tout au long du livre par différents exemples d'enfants. Les aménagements nécessaires à la prise en charge aussi.

L'impact de ces difficultés sur le développement identitaire et la subjectivation ont été ensuite abordés à la fois d'un point de vue théorique – à travers des auteurs ayant travaillé sur la construction du Moi et le rapport au sensoriel –, mais aussi dans un développement novateur d'une théorisation d'étapes précises accompagnant la structuration d'un Moi plus cohérent, avec introjection progressive d'un sentiment de continuité et de permanence du self, en dépit des moments de désorganisation, de fragilité, de crises ponctuelles.

Les prises en charge de Shen et de Pacôme ont illustré plus particulièrement la reprise développementale et l'accès à une sensorialité plus comodale, à la construction du geste moteur pensé dans l'espace, en lien avec une construction interne qui s'organise dans une intrication à l'émotionnel et au relationnel, soutenue et portée par le thérapeute, pendant tout un temps.

L'intégration des troubles sensoriels et plus spécifiquement de « l'effet coupure » et sa gestion lors de la prise en charge psychothérapeutique sont exposés et illustrés par différents suivis et vignettes cliniques.

Les aménagements du cadre présentés permettent à l'accordage d'opérer sa fonction de rassemblement, d'accompagnement et d'intercommunication, préparant au symbolique, tandis que les interprétations au plus près des vécus corporels rendent plus accessible et opérante la perception des effets de la fonction alpha pour les patients.

Enfin, les aspects archaïques, souvent méconnus, de figuration des liens transférentiels préfigurant l'introjection, tels que « les formes figuratives sensorielles et mécaniques » ainsi que les jeux autour de « signifiants de rapport » aboutissent à un développement cognitif expansif « en patchwork » qui est ici présenté et marque la spécificité de cette pathologie où prévaut l'abord par les détails.

Les capacités du thérapeute et du professionnel à rester à l'écoute de la personnalité propre du patient, de son histoire, de son individualité, indépendamment des troubles, restent enfin la clé de sa subjectivation et d'un accompagnement éthique.

Enfin, la multiplicité des formes que peut prendre cette pathologie ainsi que les multiples inconnus étiologiques qui l'entourent imposent une attitude d'écoute, d'ouverture, de créativité et un positionnement de chercheur clinicien, à l'écoute de données issues de différentes disciplines.

Lexique

A.D.N. : L'acide désoxyribonucléique ou ADN (en anglais, *deoxyribonucleic acid* ou *deoxyribose nucleic acid* ou *DNA*) est une macromolécule biologique présente dans toutes les cellules ainsi que chez de nombreux virus. L'ADN contient toute l'information génétique, appelée génome, permettant le développement, le fonctionnement et la reproduction des êtres vivants.

A.R.N. : Chimiquement, l'ARN est un polymère linéaire constitué d'un enchaînement de nucléotides.et il est d'ailleurs en général synthétisé dans les cellules à partir d'une matrice d'ADN dont il est une copie (copie d'une région de l'un des brins de l'ADN). Les cellules utilisent en particulier l'ARN comme un support intermédiaire des gènes pour synthétiser les protéines dont elles ont besoin. L'ARN peut remplir de nombreuses autres fonctions et en particulier intervenir dans des réactions chimiques du métabolisme cellulaire.

A.V.S. : Auxiliaire de vie scolaire qui est chargé(e) d'accompagner les enfants handicapés dans le cadre de leur vie scolaire et parascolaire. Contractuel(le) de l'Éducation nationale, il(elle) exerce ses fonctions au sein d'établissements scolaires accueillant des élèves handicapés.

Brunet-Lézine : Échelle d'évaluation composée de quatre secteurs de développement pour enfants de 4 mois à 2 ans : développement postural, coordination oculomotrice, langage, socialisation avec, pour chaque secteur, un quotient de développement.

C.I.P.P.A. : Coordination internationale de psychothérapeute s'occupant d'enfants avec autisme.

C.M.P. : Centre médico-psychologique pédopsychiatrique

Dossier M.D.P.H. : Dossier d'inscription à la Maison du Handicap permettant l'ouverture de droits (aides financières, humaines, orientations dans des établissements spécialisés, etc.)

D.S.M. (*Diagnostic and Statistical Manual of Mental Disorders)* : Manuel diagnostique et statistique des troubles mentaux publié par l'Association américaine de psychiatrie décrivant et classifiant les troubles mentaux. Il y a eu différentes versions de ce manuel : DSM-I et II (1952-1968) ; DSM-III (1980) ; DSM-III-R (1987) ; DSM-IV et DSM-IV-TR (1994-2000), DSM-V (2013).

H.D.J. : hôpital de Jour pour enfants : structures de soins en journée pour les enfants en pédopsychiatrie.

I.M.E. : institut médico-éducatif, structure de prise en charge en journée médico-sociale pour enfants de moins de 12 ans (souvent entre 6 et 12).

Méthode A.B.A. (*Applied Behavior Analysis*) : méthode de rééducation uniquement comportementale pour les personnes autistes.

Méthode Denver : ce modèle a été créé par les psychologues Dr Sally Rogers et Dr Géraldine Dawson pour intervenir auprès d'enfants dans le spectre de l'autisme, et ce, de manière précoce, soit entre 12 et 48 mois (en âge développemental) à raison de vingt heures par semaine. L'ESDM est programmé sur une durée de deux ans, à raison de quinze à dix-huit heures par semaine, principalement sous forme de séances individuelles. Tous les trois mois, les habiletés de l'enfant sont évaluées par observation et discussion avec ses parents, toujours en rapport à son âge. Une liste de vérification est utilisée. Elle comprend quatre niveaux hiérarchisés en fonction de l'âge (de 12 à 48 mois). À partir de l'évaluation, l'intervenant va mettre en place, avec les parents, un plan d'intervention sur trois mois qui comprendra une vingtaine d'objectifs à réaliser dans les grands domaines ou l'enfant éprouve des difficultés.

Dans chaque niveau, il existe une dizaine de grands domaines de développement (de type communication répétitive, imitation, compétences de jeu, comportement, motricité fine…). Ces grands domaines sont subdivisés en différentes habiletés. Ce modèle a été fondé à partir d'un double apport. S'il se base sur les principes de l'analyse appliquée du comportement (ABA), l'ESDM se positionne aussi dans un cadre développemental, c'est-à-dire qui met l'interaction et les relations avec l'enfant au centre de l'intervention. Ce modèle a donc été très influencé par d'autres modèles antérieurs à la fois comportementalistes (Incidental Teaching de Hart et Risley, Pivotal Response Treatment (PRT) de Koegel…) et développementaux (The Denver Model de Rogers, 1982).L'objectif principal de l'ESDM est de ramener l'enfant dans le circuit social et de faire de l'interaction sociale et de l'apprentissage des renforçateurs en eux-mêmes. L'enfant sera renforcé par le contact en lui-même, c'est aussi pour cela que les interventions se font dans le cadre d'un jeu. La méthode repose sur un cadre développemental, utilise les procédures d'apprentissage de l'ABA, se base sur les relations et intègre les parents dans l'intervention. Elle cible principalement trois développements critiques chez l'enfant : celui des relations, celui de l'imitation et celui de la communication verbale (vocale). Elle peut s'appliquer dans plusieurs environnements (domicile, clinique, préscolaire, communautaire…) et fonctionne en interdisciplinarité, tous les spécialistes gravitant autour d'un coordinateur principal.

Méthode Makaton : C'est une méthode mise au point en 1973-74 par Margaret Walker, orthophoniste britannique, pour répondre aux besoins d'un public d'enfants et d'adultes souffrant de troubles d'apprentissage et de la communication.

Le Makaton est un Programme d'Aide à la Communication et au Langage, constitué d'un vocabulaire fonctionnel utilisé avec la parole, les signes et/ou les pictogrammes qui permettent une représentation visuelle du langage afin d'améliorer la compréhension et l'expression verbale. Les différentes fonctions de la communication sont abordées : dénommer, formuler une demande ou un refus, décrire, exprimer un sentiment, commenter… Il comporte :

- un vocabulaire de base structuré en 8 niveaux progressifs avec un niveau complémentaire ouvert
- un vocabulaire supplémentaire répertorié par thèmes permettant d'enrichir les 8 premiers niveaux.

Le choix du vocabulaire travaillé se fait de façon individualisée, en fonction des besoins individuels et de l'évolution. Cette méthode peut être utilisée pour des troubles du langage en lien avec différentes pathologies telles que le retard mental, l'autisme, le polyhandicap ou autres atteintes neurologiques affectant la communication.

Méthode T.E.A.C.C.H « ***T****reatment and* ***E****ducation of* ***A****utistic and related* ***C****ommunication handicaped* ***CH****ildren* » (Traitement et éducation des enfants autistes ou atteints de troubles de la communication associés) : également nommé **éducation structurée**, est un programme conçu en Caroline du Sud en 1971 par Éric Schopler et ses collaborateurs. Il s'adresse aux personnes atteintes d'autisme. Le but de ce programme est de permettre à l'enfant de développer une autonomie suffisante pour s'insérer dans son environnement propre, familial, scolaire et communautaire. Il vise à donner des outils à l'enfant pour adapter son comportement aux différentes situations auxquels il est confronté et à pouvoir évoluer sans la présence constante de l'adulte. En structurant l'espace, le temps et les interactions sociales, de façon très visuelle, il aide l'enfant à mieux comprendre son environnement et les attentes de celui-ci. Ainsi sont mis en place des zones visuellement spécifiques : jeux, détente, travail, chambre, repas, etc. des plannings avec des photos, images, pictogrammes, etc.

Méthode des 3 « i » (intensive, individuelle et interactive), pour les enfants autistes, qui s'appuie sur le jeu et l'échange. Cette méthode naît en 2004, de Catherine de la Presle qui cherche à soigner son petit-fils. Une petite salle de jeu, des bénévoles bienveillants et aucune contrainte d'apprentissage. Telles sont les fondements de la méthode des 3i (intensive, individuelle et interactive). Son but : remettre en marche le développement psychomoteur de la personne autiste. Elle nécessite le recours à des bénévoles qui, individuellement, à tour de rôle, restent un temps à stimuler l'enfant. Elle s'inspire alors de la méthode Sun-Rise, développée peu de temps auparavant par deux psychanalystes américains. Le principe est simple : éveiller l'enfant autiste par des jeux non directifs et créer un échange par l'imitation. Cette méthode est intensive car elle stimule l'enfant toute la journée, tous les jours, pour ne pas qu'il s'enferme "dans sa bulle". Elle est individuelle car l'enfant est isolé et bénéficie de l'attention complète de bénévoles, en tête à tête. Enfin, elle est interactive car il s'agit de capter l'attention de l'enfant par des activités et des échanges ludiques qu'il choisit lui-même.

Méthode Son-Rise : La méthode Son-Rise® a été élaborée par Barry Neil Kaufman et Samahria Lyte Kaufman, dont le fils Raun a reçu un diagnostic d'autisme profond. Après avoir cherché dans tout le pays sans succès un programme susceptible de leur donner de l'espoir en la guérison de leur fils, les Kaufman ont décidé de tenter de l'aider eux-mêmes. Ils ont conçu un programme intensif basé sur l'amour inconditionnel et l'acceptation. Les Kaufman ont fondé le *Autism Treatment Center of America*, à Sheffield, au Massachusetts, en 1983. Le centre offre une formation pour les familles souhaitant appliquer le *programme Son-Rise* chez eux. Le programme Son-Rise fait participer grandement les familles au traitement. Celui-ci se passe chez eux et ils ont une formation en amont. Il concerne tous les domaines de l'apprentissage, du développement, de la communication et de l'acquisition de compétences. Ce programme propose des techniques, stratégies et principes éducatifs pour la conception, la mise en œuvre et le maintien d'un programme stimulant, dynamique, personnalisé, à domicile et centré sur l'enfant.

Le point de vue adopté, qui va à l'encontre des méthodes comportementales est de suggérer que **les enfants atteints d'autisme possèdent un énorme potentiel de guérison et de croissance**. Les points forts de l'enfant sont recherchés et non pas les points faibles. Les parents sont mis en place d'enseignants, de thérapeute et d'administrateurs au sein de leurs propres programmes et considèrent que la maison est l'environnement le plus stimulant qui soit pour leurs enfants. Le respect et l'empathie profonde sont mis en avant comme les facteurs qui incitent le plus les enfants à vouloir apprendre. Dès le départ, il est affirmé que l'amour et l'acceptation constituaient une part importante de tout processus d'enseignement. Dans cette optique, on cherche à créer des liens d'attachement et un environnement sûr et à appliquer les stratégies éducatives propres au programme. Ces principes demeurent la pierre angulaire de l'approche.

P.E.C.S. (Picture Exchange Communication System ou système de communication par échange d'image) : ce concept a été développé aux États-Unis en 1994 par L.Frost et A.Bondy, spécialistes reconnus en ABA. Il s'agit d'un **système de communication** à la fois **alternatif** c'est-à-dire qui peut remplacer la communication orale, ou **augmentatif**, pouvant augmenter l'efficacité du langage oral. L'enfant va chercher l'adulte à qui il veut faire une demande et lui remet une image qui représente l'objet de son désir. L'adulte lui donne en échange ce qu'il a demandé. Peu à peu, on étoffe cette forme de communication en lui demandant de construire une phrase simple en images ou pictogrammes. La famille est également très sollicitée pour cet apprentissage.

P.E.P.-3 : Le P.E.P.-3 (Profil Psycho-Éducatif), en français **l'évaluation psycho-éducative individualisée de la division** TEACCH **pour enfants présentant des troubles du spectre de l'autisme** est un outil d'évaluation de référence pour mettre en lumière les forces d'enfants de 2 ans à 7 ans ½ présentant des TSA ou des TED et les axes à travailler pour constituer un projet éducatif individualisé (PEI). Cet outil a été élaboré en Caroline du Nord, par Schopler. Il vise à évaluer les capacités émergentes, cerner les points forts et faibles dans chaque domaine de développement évalué afin de mettre en place des objectifs éducatifs individualisés. Il se compose de 170 items, qui évaluent : la cognition verbale et préverbale, le langage (expressif et réceptif), la motricité (fine et globale), l'imitation oculomotrice, la qualité de l'expression affective, la réciprocité sociale les comportements caractéristiques (moteurs ou verbaux). La cotation est de trois types : échec, réussite et émergence, et permet d'avoir des niveaux de développement.

S.N.C. : système nerveux central

WPPSI-IV : échelle d'intelligence (version de 2014), permettant d'obtenir un quotient intellectuel, pour les enfants d'âge préscolaire et primaire, jusque 7 ans et 7 mois. Cette échelle a été mise en place par Wechsler. Cette échelle évalue le développement cognitif de l'enfant, avec en plus, à cette version, une évaluation de la mémoire de travail.

WISC-IV : échelle d'intelligence pour enfants et adolescents, 4e édition, de Wechsler, 2005. Cette échelle évalue le développement intellectuel, avec obtention d'un quotient intellectuel global. Le QIT est maintenant calculé à partir de quatre indices :

- **Indice de Compréhension Verbale (ICV)** qui comprend 3 subtests principaux : Similitudes, Vocabulaire, Compréhension et 2 subtests supplémentaires : Information et Raisonnement verbal.
- **Indice de Raisonnement Perceptif (IRP)** qui comprend 3 subtests principaux : Cubes, Identification de concepts, Matrices et 1 subtest supplémentaire : Complément d'images.
- **Indice de Mémoire de Travail (IMT)** qui comprend 2 subtests principaux : Mémoire des chiffres et Séquence lettres-chiffres et 1 subtest supplémentaire : Arithmétique
- **Indice de Vitesse de Traitement (IVT)** qui comprend 2 subtests principaux : Codes et Symboles et 1 subtest supplémentaire : Barrage.

Les possibilités d'analyse sont nombreuses : capacités globales (QIT), capacités spécifiques (indices), points forts, points faibles, écarts significatifs entre les indices, comparaisons entre subtests.

Bibliographie

Ouvrages et articles de psychologie, de psychanalyse et témoignages autobiographiques

Eliane Allouch : *Au seuil du figurable. Autisme, psychose infantile et techniques du corps*, PUF, Paris, 1999.

Annie Anzieu : *De la chair au verbe*, 1978.

Didier Anzieu, *Le Penser, du Moi-peau au moi-pensant*, Dunod, Paris, 1994.

Didier Anzieu : *Le Moi-peau*, 1re édit. Bordas, 1985, 2e édit. Dunod, Paris, 1995.

Piera Aulagnier : *La Violence de l'interprétation*, PUF, Paris, 1975.

Nathalie Barabé : *La Sensorialité au regard du modèle de l'autisme*, Thèse, Paris : Université Paris VII, Dir. P.Fédida ; 9 avril 1998.

Nathalie Barabé : *L'Enfant grand prématuré et la crèche collective*, *Psychologie clinique et projective*, vol. 9 ; 2003. p.331-352

N.Barabé, C.Lheureux : *La Question de la réversibilité, du démantèlement chez un adulte autiste*. Cliniques méditerranéennes, 2004, n° 70.

Esther Bick : *L'Expérience de la peau dans les relations d'objet précoces*, 1968.

W.Bion : *L'Attention et l'interprétation*, 1970, Payot, Paris, 1974.

W.Bion : *Aux sources de l'expérience*, PUF, Paris, 1979.

Bullinger : *Locomotion, posture et manipulation manuelle chez l'enfant autiste*, in G. Lelord, J.-P. Muh, M. Petit, D. Sauvage : *Autisme et troubles du développement global de l'enfant*, Expansion scientifique française, 1989, p.39-43.

Sigmund Freud : *Formulation sur les deux principes du cours des événements psychiques*, in *Résultats, idées, problèmes*, I, 1890-1920, PUF, Paris.

Sigmund Freud : *L'Interprétation des rêves*, trad.I, Meyerson, PUF, Paris, 1973.

B.Gepner : *Autisme, prière de ralentir !*, Odile Jacob, Paris, 2014.

Temple Grandin : *Penser en images et autres témoignages sur l'autisme*, édition Odile Jacob, Paris, mai 1997.

Temple Grandin : *Ma vie d'autiste*, Odile Jacob, Paris, sept.1994.

Greenspan : *Clinical infant reports, n°1. Psychopathology and adaptation in infancy in early childhood*, New York, International Universities Press, 1981.

Geneviève Haag : *La Mère et le bébé dans les deux moitiés du corps*, Neuropsychiatrie de l'Enfance, 33, 2-3, p.107-114.

Geneviève Haag : *Réflexions sur quelques jonctions psycho-toniques et psychomotrices dans la première année de la vie*, Neuropsychiatrie de l'enfant, 1988, 36.

Geneviève Haag : *Grille de reportage des étapes évolutives de l'autisme infantile traité*, in *La psychiatrie de l'enfant* ; 1995. 38, 2, p.495-529.

B.Hermelin et N.O'Connor : *Psychological experiments with autistic children*, Elmsford, New York, Pergamon Press, 1970.

L.Kanner : *Autistic Disturbances of Affectif Contact*, Nervous Child, vol 2, p.217-250.

L.Kanner : *Early infantile autism*, in J.Pediat, 1944, 25 p.211-217.

Lheureux-Davidse : *La Reconstruction de l'image du corps chez Léo, enfant trisomique présentant des retraits autistiques*, Cliniques méditerranéennes, 69, p.289-308.

M.Mahler, Fred Pine, Anni Bergman : *La Naissance psychologique de l'être humain, Symbiose humaine et individuation*, 1975, édition anglaise, Payot, 1980, pour l'édition française.

D.Meltzer, J.Bremner, S.Hoxter, D.Weddel, I.Wittenberg : *Explorations dans le monde de l'autisme*, Payot, Paris, 1980.

D.Meltzer *et coll.* : *Explorations dans le monde de l'autisme*, 1975, p.240-244.

Maria Montessori : *Pédagogie scientifique*, *la maison des enfants*, Tome 1, édition Desclée De Brouwer, 1926.

L.Mottron : *L'Autisme, une autre intelligence. Diagnostics, cognition et support des personnes autistes sans déficience intellectuelle*, oct.2004, édition Margada.

L.Mottron *et coll.* : *Autisme vu de l'intérieur*, vidéos. www.dailymotion.com/vidéo.xpcsjn

Henri Piéron : *La Sensation*, Que sais-je ? n°555, PUF, 1974.

Maurice Ringler : *Comprendre l'enfant handicapé et sa famille*, Dunod, Paris, 2004.

René Roussillon : *Un paradoxe de la représentation : le médium malléable et la pulsion d'emprise*, Paradoxes et situations limites de la psychanalyse, Paris, PUF, p.130-146.

Jospeh Schovenec : *Je suis à l'Est*, Paris, Plon, 2012.

Evelyne Séchaud : préface du *Moi-peau*.

Hanna Segal : *Théorie et pratique de la psychanalyse de l'enfant*, in *Journal de la Psychanalyse de l'enfant*, vol. 3, colloque de Monaco, 1987.

Daniel Stern : *Le monde interpersonnel du nourrisson*, le fil rouge, P.U.F, 1989

Daniel Tammet : *Je suis né un jour bleu*, *À l'intérieur du cerveau extraordinaire d'un savant autiste*, Paris, J'ai Lu, 2006.

Frances Tustin : *Le Trou noir de la psyché*, éditions du Seuil, Paris, octobre 1989.

Frances Tustin : *Autisme et protection*, éditions du Seuil, oct.1992, p.274.

D. Williams : *Si on me touche, je n'existe plus*, traduction française, éditions R. Laffont, Paris, 1992.

Donald Winnicott : *Objets et phénomènes transitionnels* (1951), in *De la Pédiatrie à la Psychanalyse*, Payot, Paris, 1969.

Donald Winnicott : *Le Bébé et sa mère*, Science de l'homme, Payot, 1992.

Articles : neurologie, cognition

Anthony : *An experimental approach to the psychopathology of childhood autism*, in *British Journal of Medical Psychology*, 1958, n°.31, 211-225.

Bergman et Escalona : *Unusual sensitivities in very young children*, in *Psychoanalytic Study of child*, 1949, p.3-4, 333-353.

N.Bruneau, S.Roux, B.Garreau et G.Lelord : *Frontal auditory evoked potentials augmenting-reducing*, in *Electroencephalography and clinical neurophysiology*, 1985, n°62, p.364-371.

N.Bruneau, C.Barthélémy, S.Roux, J.Jouve et G.Lelord : *Auditory evoked Potential Modifications according to clinical and biochimical Responsiveness to Fenfluamine Treatment in children with autistic Behavior*, in *Neuropsychobilogy*, 1989, p.21, 48-52.

N.Bruneau, S.Roux, B.Garreau et G.Lelord : *Blow Flow Response to auditory Stimulations in Normal, Mentally Retarded, and autistic children : A Preliminary Transcranial Doppler Ultra sonographic Study of the Middle Cerebral Arteries,* in *Biological Psychiatry*, 1992, 2, 691-699.

N.Bruneau et G.Lelord : *Étude de la perception auditive dans l'autisme de l'enfant, Aspects neurophysiologiques et comportementaux,* Thèse, Université de Tours, 1994, 12, 81,94, Tours 3306.

N.Bruneau, S.Roux, B.Garreau et G.Lelord : *Frontal auditory evoked potentials augmenting reducing,* in *Electroencephalography and clinical Neurophysiology*, 1985, 62,364-371.

M.S.Buchsbaum : *Self-regulation of stimulus intensity,* in G.E.Shwartz and D.Shapiro, *Consciousness and self regulation*, Plenum Press, New York, 1976, p.101-135.

E.Courchesne, R.Yeung-Courchesne, G.Hicks et A.Lincoln : *Functioning of the Brain-Stem Auditory Pathway in Non-Retarded Autistic Individuals,* in *Electroencephalography and clinical neurophysiology*, 1985, vol. 61, p.491-501.

E.Courchesne, G.A Press, R.Yeung-Courchesne : *Pariexal lobe abnormalities detected with M.R.in patients with infantile autism*, A.J.R.Am. J.Roentgenol, 1993 feb.160 (2) p.387-93.

E.Courchesne, J.Townsend, N.R., N.A.Akshoomoff, O.Saitoh, R.Yeung-Courchesne, A.J.Lincoln, H.E.James, R.H.Haas, L.Schreibman et L.Lau : *Impairment in shifting attention in autistic and cerebellar patients, in Behavioral Neuroscience*, 1994, oct, 108 (5), p.848-65.

Damasio : *A neurological model for childhood autism,* in *Arch. neurol.*, 1978, 35, p.777-786.

Jean Decety : *La programmation de l'action,* in *Le cerveau en action, Imagerie cérébrale fonctionnelle en psychologie cognitive*, de Stanislas Dehaene, chapitre 6.

R.E.Dustman, D.E.Shearen and E.W.Snyder : *Age differencies in augmenting/reducing of occipital visually evoqued potentials*, in *Electroencephalography and clinical neurophysiology*, 1982, p.54, 99-110.

B.Gepner et F.Féron : *Autism: a world changing too fast for a mis-wired brain,* in *Neuroscience and Behavioral Reviews*, 2009, 33, 1227-1242.

B.Gepner, D.Mestre : *Rapid visual-motion integration deficit in autism*, Trends in Cognitive Sciences, 2002, 6, 455.

W.Goldfarb : *Receptor preferences in schizophrenic children,* in *Archives of Neurology and Psychiatry*, 1956, 76, 643-652.

W.Goldfarb : *Childhood schizophrenia*, Cambridge, Massachusetts : Harvard University Press, 1961

W.Goldfarb : *Self-awareness in schizophrenic children*, in *Archives of General Psychiatry*, 196 3, 47-60.

A.G.Gordon : *Debate and argument : interpretation of auditory impairment and markers for brain damage in autism,* in *J. Child. Psychol. Psychiatry*, 1993, May,.34 (4) : 587-92, discussion 593-6.

S.L.Hauser, G.R.De Long, N.P.Rosman : *Pneumoence-phalographic findings in the infantile autism syndromes : A correlation with temporal lobe disease*, Brain, 1975, 98, 667-688.

B.Hermelin et N.O'Connor : *Measures of occipital alpha rhythm in normal, subnormal and autistic children*, in *British Journal of Psychiatry*, 1968,114, 603-610.

A.L.James and R.J.Barry : *Respiratory and Vascular Responses to Simple visual Stimuli in Autistics, Retardates and Normals*, in The Society for Psychophysiological Research, 1980, vol,17, n°6.

June, Rapin et Tuchman : *Hearing-impaired autistic children*, in Developmental Medecine and child Neurology, 1991, 33, 1062-1072.

R.Kohen-Raz, F.R.Volkmar and J.Cohe : *Postural control in children with Autism*, in J.Autism. Dev. Disord, 1992, vol 22, n °3.

Kootz, J.P and Cohen, D.J. : *Modulation of sensory intake in autistic children*, in *J. Amer. Acad. Child. Psychiatry* ; 1981, 20, 692-701.

J.P.Kootz, B.Marinelli and D.J Cohen : *Modulation of Response to environmental stimulation in autistic children*, in J.Autism. Dev. Disord., 1982, 12, 185-193.

M.M.Konstantaréas et S.Homatidis : *Ear infection in autistic and normal children*, in *J. Autism.* Dev. Disorders, 1987, 17, 585-593.

A.Klin : *Auditory Brainstem Response in Autism : Brainstem Dysfunction or Peripheral Hearing Loss ?*, in *J. Autism. Dev. Disord.*, 1993, vol. 23, n °1.

Landau, S.G., Buchsbaum, M.S., Carpenter, W.Strauss, J et M Sacks : *Schizophrénia and stimulus intensity control*, in *Arch. Gen. Psychiatry*, 1975, 32, 1239-1245.

O.I.Lovaas et L.Schriedman : *Stimulus over-selectivity in autism: a review of research*, in *Psychological Bulletin*, 1979, 86, 1236-1254.

A.J.lincoln, P.Dickstein, E.Courchesne, R.Elmasian et P.Tallal : *Auditory Processing Abilities in non-retarded adolescents and young adults with developmental receptive language disorder and autism*, in *Brain and Language*, 1992,43 (4),.613-622.

A.J.lincoln, E.Courchesne, L.Harms et M.Allen : *Sensory modulation of auditory stimuli in children with autism and receptive developmental language disorder: event-related brain potential evidence*, in *J. Autism. Dev. Disord.*, 1995 oct, 25(5), 521-539.j

J.Martineau, B.Garreau, S.Roux et G.Lelord : *Auditory evoked responses and their modifications during conditioning paradigm in autistic children*, in *J. Autism. Dev. Disord.*, 1987, vol. 17, 4, 525-539.

F.A.Mettler, C.C.Mettler : *Labyrinthine disregard after removal of the caudate*, Proceedings of the society for experimental Biol. Med, 1940, 45, 473-475.

L.Mottron et S.Belleville : *The approach of cognitive : neuropsychology toward the studies on autism*, in *Journal of Psychiatry and neuroscience*, 1994, mai, 19(2), 95-102.

B.Novick, H.G.Jr Vaughan, D.Kurtzberg et R.Simon : *An electrophysiologic indication of auditory processing defects in autism*, Psychiatry Res. 1980 sep. 3 (1) : 107-14.

O'Connor : *Visual perception in autistic children*, in M.Rutter: *Infantile Autism: Concepts, Characteristics and Treatment*, London, Churchill Livingstone, 1971.

E.M.Ornitz : *The modulation of sensory input and motor output in autistic children*, in *Journal of Autism and Childhood Schizophrenia*, 1974, vol. 4, n°3.

E.M.Ornitz : *Childhood autism: a disorder of sensorimotor integration*, in R.Rutter (Ed): *Infantile Autism: Concepts, Characteristics and Treatment*, London, Churchill Livingstone, 1971.

E.M.Ornitz et E.R.Ritvo, L.M.Panman, Y.H.Lee, E.M.Carre et R.D.Walter : *The auditory evoked response in normal and autistic children during sleep*, in *Electroencephalography and Clinical Neurophysiology*, 1968, 25, 221-230.

W.Phillips, S.Barron-Cohen and M.Rutter : *The role of eye contact in goal detection : Evidence from normal infants and children with autism and mental handicap*, in Development and psychopathology, 1992, 4, 375-383.

Rinconver et Ducharme : *Variables influencing stimulus overselectivity* and *Tunnel vision*,in developmentally delayed children, in AM.J.Ment. Defic., 1987 ; Jan ; 91 (4) : 422-430.

Schopler (1965) : *Early infantile autism and receptor processes*, in Archives of General Psychiatry, 1965, 13, 327-335.

M.Sigman, P.Mundy,T.Sherman and J.Ungerer (1986) : *Social interactions of autistic, mentally, retarded and normal children and their caregivers*,in *J. Child. Psychol. Psychiatry*, 1986, sept. 27 (5), p.647-655.

V.Vaughan, R.Mc Kay, Nelson *Textbook of Pediatrics*, 10th édition, Toronto, W.B Saunders, 1975.

Ann Wainwrightsharp et S.E Bryson : *Visual orienting deficits in high functioning people with autism*, in J.autism. Dev. Disord., 1993, vol 23, n°1

A.M.Wertherby, R.L.Koegel et M.Mendel : *Central auditory nervous system dysfunction in echolalic autistic individuals*, in *J. Speech and Hearing Research*, 1981, 24 : 420-429.

M.Zylbovicius et B.Garreau : *Delayed maturation of frontal cortex in childhood autism*, in *American Source of Psychiatry*, 1995, fév., 152 (2) : 248-252.

Table des matières

PSYCHOLOGIE
AUX ÉDITIONS L'HARMATTAN

Dernières parutions

PERVERS NARCISSIQUES
Un fléau largement méconnu de la société et des juges
Anne-Elizabeth Lacoste
Qui peut prétendre ne pas avoir eu affaire un jour à un individu pervers narcissique ? Nous en croisons tous et pourtant, généralement, nous l'ignorons. En augmentation inquiétante, ce type d'individus dangereux se répand malheureusement dans nos sociétés, semant le malheur et la zizanie autour d'eux, ruinant des carrières, harcelant leurs victimes jusqu'au suicide, commettant toutes sortes d'escroqueries et parfois même des meurtres. Beaucoup d'entre eux occupent des postes haut placés.
(166 p., 18 euros)
ISBN : 978-2-343-17438-9, EAN EBOOK : 9782140121951

SURVIVANCE ET TRANSMISSION
Vers l'intime des familles rwandaises rescapées du génocide
Christine Lebon
Ce livre interroge la transmission psychique de la survivance au sein des familles de rescapés du génocide de 1994. Il retrace un itinéraire de recherche qui, en plongeant dans le vécu des familles, découvre un silence traditionnel permettant le rapport à l'altérité, embrouillé dans un silence imposé par l'irruption de la violence extrême. Ainsi, en écoutant les voix, parfois bruyantes, des enfants, s'esquisse une voie menant vers l'intime, ce qui permet l'étude de la transmission.
Academia (Coll. Passeurs de mondes. Ethnographies cliniques, 244 p., 24,5 euros)
ISBN : 978-28061-0456-4, EAN EBOOK : 9782806110138

LE SYSTÈME BORDELINE
Histoires de familles
Pierre Nantas, Patrick Menu
En l'illustrant de nombreux exemples et témoignages recueillis en près de vingt années à l'écoute des personnes borderline, les auteurs de cet ouvrage ont choisi d'adopter un style volontairement expurgé de références psychiatriques. Ils expliquent comment et pourquoi les évènements stressants, vécus par la mère pendant la grossesse, les premières heures et les trois premières années après la naissance, ont pu être déterminants pour le psychisme de l'enfant. Cet ouvrage apporte un message d'espoir, le trouble de la personnalité borderline se guérit, à la condition expresse que puisse se tisser autour de l'individu un halo de bienveillance et d'amour, dont les proches constituent l'élément fondateur.
(152 p., 16,5 euros)
ISBN : 978-2-343-17395-5, EAN EBOOK : 9782140120701

DIPLOMATE AU PAYS DES JEUNES
Histoires de travail social, de quartier et d'école
Histoires de drari et de flamands
Maryam Kolly
Comment fait-on, en tant que travailleur social mandaté au sein de politiques faisant la guerre à l'insécurité, à la délinquance juvénile, pour être crédible auprès des jeunes en chair et en os qui en forment le public dit « cible » ? De quel côté est-on ? Cette ethnographie assume une problématisation de terrain fondée sur un vécu concret, les noeuds du quotidien, les émotions incorporées et ancrées, voire sur un objectif de survie : « Comment s'en sortir ? ».
Academia (Coll. Passeurs de mondes. Ethnographies cliniques, 186 p., 18,5 euros)
ISBN : 978-2-8061-0449-6, EAN EBOOK : 9782806110091

PSYCHOLOGIE SOCIALE APPLIQUÉE AUX GRANDES THÉMATIQUES CONTEMPORAINES

Sécurité routière, religion, environnement, discrimination, travail

Sandrine Gaymard

La psychologie sociale appliquée peut être définie comme appliquant des théories et des methodes de la psychologie sociale pour comprendre et offrir des solutions concrètes à un grand nombre de problèmes sociaux. Dans une perspective de compréhension et de modification de comportements problématiques, les psychologues sociaux effectuent un examen scientifique des pensées, sentiments et comportements contextualisés et soumis à diverses influences sociales. C'est Kurt Lewin (1890-1947) qui a marqué le début de la psychologie sociale appliquée moderne en proposant aux psychologues sociaux de s'engager dans ce qu'il a nommé "la recherche-action".

(Coll. Logiques sociales, 268 p., 28 euros)

ISBN : 978-2-343-17025-1, EAN EBOOK : 9782140118548

L'ÉCONOMIE DE LA JOUISSANCE

Pierre Christophe Cathelineau

Ce livre est une alerte pour prévenir les citoyens que nous sommes, psychanalyste ou non, pour mettre en garde sur des risques inquiétants qui pèsent désormais sur nous, ou plus précisément sur l'énonciation d'un désir.

EME éditions (Coll. Lire en psychanalyse, 228 p., 23 euros)

ISBN : 978-2-8066-3659-1, EAN EBOOK : 9782806651549

DOCTEUR NAASSON MUNYANDAMUTSA, L'UMUPFUMU

Un psychiatre à l'épreuve du génocide

Marie-Odile Godard

Comment faire face aux effets sans mesure du génocide sur le plan de la santé mentale et communautaire ? Premier psychiatre rwandais à revenir au Rwanda au lendemain du génocide, Naasson Munyandamutsa s'est voué à tenter de « réparer l'irréparable ». Marie-Odile Godard donne ici la parole à ceux qui l'ont côtoyé. Puisant sans cesse dans sa culture d'origine, Naasson apparaît à la fois comme modèle, magicien, sourcier, éveilleur... bref un remarquable « passeur de mondes ».

Academia (Coll. Passeurs de mondes. Ethnographies cliniques, 143 p., 15 euros)

ISBN : 978-28-061-0443-4, EAN EBOOK : 9782806110008

L'ORGANISATION DU MOI

A propos du parasitisme

Cléopâtre Athanassiou-Popesco

Le parasitisme est un sujet assez peu traité dans la littérature analytique. Pourtant l'immense importance qu'il revêt tant pour la compréhension d'un large spectre pathologique chez l'individu que pour celle de groupes au sein d'une organisation sociale, n'a d'égale que le peu de place que nous accordons à ce concept dans l'un et l'autre cas. L'auteur engage le lecteur à revisiter les outils psychanalytiques afin de comprendre la formation de cette pathologie. Le livre commence par la description de l'outil théorique permettant d'appréhender cette pathologie, et ceci à partir d'un commentaire du texte princeps de Freud : Le moi et le ça. La présentation de deux cas cliniques suivra.

(Coll. Études Psychanalytiques, 294 p., 29 euros)

ISBN : 978-2-343-17154-8, EAN EBOOK : 9782140117459

DE L'ÉMERGENCE AU DÉVELOPPEMENT PSYCHIQUE DE LA TEMPORALITÉ CHEZ LE PETIT ENFANT

Sébastien Fournier

Préface de Claude Allione - Postface de Corinne Cammaréri

Toute existence s'inscrit dans le temps. Du jour de sa naissance jusqu'à celui de sa mort, l'Homme ne peut pas s'affranchir de cette contrainte métaphysique. Il est comme « embarqué » dans un mouvement qui lui échappe. Mais contrairement à d'autres êtres vivants, il ne se contente pas de subir la temporalité ; il a le privilège d'apprendre au cours de son développement, à en saisir consciemment et/ou inconsciemment certaines lois. L'étude que nous avons menée démontre que cette relation au temps débute très tôt pendant la petite enfance et probablement même avant, au stade de la vie foetale. Elle se renforce ensuite, grâce aux expériences réalisées par le nourrisson (interactions, rythmes, principe de causalité, etc.) suivant l'évolution de ses capacités psychoaffectives et cognitives.

(Coll. Psycho-Logiques, 160 p., 17,5 euros)

ISBN : 978-2-343-16572-1, EAN EBOOK : 9782140111976

DÉCHIFFRER LA DÉFICIENCE INTELLECTUELLE

La clinique du sujet auprès d'adolescents

Gérard Portier

Préface par Joseph Rouzel

Marin ou Paul donnent ici, dans leur inhibition déchirante, l'impression d'être condamnés à leur situation de handicap et à la dépendance à l'Autre : parental, médical, social... Chloé dans un diagnostic qui l'écrase, la révolte et ne fait pas la part belle à la dimension subjective, rêve pourtant d'un autre monde. Jade ou Lucia, dans l'expression de la honte à ne pas dire, invitent leurs parents à la parole qui délivre du secret. Que fait-on du mal-être et du vécu propre du sujet face à son histoire ? Comment peuvent opérer l'aide éducative et psychologique quand elles prennent en compte la dimension inconsciente chez l'adolescent, chez ses parents et dans l'instance de travail éducateur-psychologue ? L'inhibition ou autres manifestations de l'adolescent ne peuvent-elles pas être des leviers pour qu'advienne le sujet ?

(228 p., 23,5 euros)

ISBN : 978-2-343-16405-2, EAN EBOOK : 9782140111594

PSYCHOLOGIE, SOCIÉTÉ ET CULTURE

Mélanges en l'honneur de Dieudonné Tsokini

Nicaise Léandre Mesmin Ghimbi

Sous la direction de - Préface de Julien Mbambi

Cet ouvrage est l'oeuvre d'un ensemble de chercheurs intéressés par des problématiques liées à la psychologie, à la société et à la culture. C'est dans cette perspective que les contributeurs ont pu explorer les préoccupations humaines et sociales, à travers les thèmes développés dans cet ouvrage. L'interaction entre l'Homme et la société, à partir de la question de l'« entre-deux » a constitué le socle des travaux dirigés par le Professeur Dieudonné Tsokini.

(Coll. Études africaines, 370 p., 37,5 euros)

ISBN : 978-2-343-16088-7, EAN EBOOK : 9782140109508

TRAUMATISME PSYCHOLOGIQUE ET SUICIDE EN ALGÉRIE

Chérifa Sider

Préface de Jean-Luc Roelandt

L'auteure s'appuie sur l'enquête Santé Mentale en Population Générale (SMPG-2003) pour étudier la relation entre le trouble de stress post-traumatique et le risque suicidaire en Algérie. La réalité algérienne contemporaine est marquée par des violences protéiformes. De la guerre civile aux catastrophes naturelles, en passant par un malaise social, le citoyen algérien a vécu des évènements « hors du commun », notamment lors de la décennie noire avec les séquelles du terrorisme islamiste radical. Une violence extrême qui s'intensifie par la négation du droit de la victime à la reconnaissance et à la réparation matérielle et/ou morale.

(Coll. Histoire et perspectives méditerranéennes, 206 p., 22 euros)

ISBN : 978-2-343-15903-4, EAN EBOOK : 9782140106125

PSYCHOSES ET LANGAGES

Scènes psychothérapiques du dire

Jean Broustra

Les patients psychotiques ont de nombreuses scènes cliniques d'expression : verbales, phonatoires, corporelles, scripturaires. Il importe de leur proposer des praticables thérapeutiques qui soient aussi plurilangagiers : où phénoménologie, expression, psychanalyse risquent une heureuse alliance. De nombreuses situations thérapeutiques sont exposées.

(Coll. Psychanalyse et civilisations, 266 p., 26 euros)

ISBN : 978-2-343-15126-7, EAN EBOOK : 9782140104169

LES ALGORITHMES DE L'ÉTRANGÉITÉ

Psychanalyse et Anthropologie critique

Sous la direction de Marie-Laure Dimon et Michel Brouta - Les "rencontres-débat" du Cipa

Le monde du numérique, de l'algorithme et du réseau, fait partie de notre culture et bouleverse nos perceptions. Transformera-t-il notre propre rapport à autrui et à l'étranger ? Réussirons-nous à donner toute son ampleur aux algorithmes du biologique ouvrant sur la genèse de la condition humaine et sur l'étrangéité, son irréductible singularité? Dans ce monde des algorithmes, le politique peut-il encore poser la question de l'étranger? Les auteurs viennent explorer un grand nombre de ces questions liant de façon innovante psychanalyse et anthropologie.

(Coll. Psychanalyse et civilisations, 302 p., 28 euros)

ISBN : 978-2-343-10716-5, EAN EBOOK : 9782140101311

LA MÉMOIRE DE L'ORIGINE

Et si l'humanité était une chance ?

Pascal Elouard

La connaissance des fondements de l'existence montre que les êtres humains sont appelés à se réunir dans l'unité et qu'ils auront toujours ce choix. Les témoignages des patients qui ont suivi la démarche psychologique, la « Mémoire de l'Origine », et ceux des fondateurs de deux arts martiaux, l'Aïkido et le Kinomichi, révèlent cette réalité. Ce livre s'adresse à tous ceux qui veulent répondre à ce que nous propose la vie : réaliser l'humanité dans l'unité, faire de l'humanité une rencontre.

Les Impliqués (218 p., 22,5 euros)

ISBN : 978-2-343-15768-9, EAN EBOOK : 9782140101649

VAINCRE VOS TRAUMATISMES PAR LA MÉTHODE IPSCI

Une histoire naturelle de la souffrance et de la guérison

Myriam Noël-Winderling

Avec la collaboration de Davor Komplita

L'Intégration Psycho-Somato-Cinétique (IPSCi) offre une méthode de résolution des traumatismes engageant le corps et l'esprit. Celui qui l'adopte dispose d'un moyen de se libérer des symptômes post-traumatiques et de leurs réminiscences à long terme. Cet ouvrage présente cette méthode capable de prévenir des rechutes et qui élimine les séquelles psychiques et parfois physiques des traumas.

(Coll. Psycho-Logiques, 258 p., 27 euros)

ISBN : 978-2-343-15265-3, EAN EBOOK : 9782140101120

LE BEAU MÉTIER DE PSYCHOLOGUE

Journal d'un psychodramatiste

Claude Lorin

Oui, être psychologue est un métier formidable ? Vous découvrirez ici des dialogues vivants mettant en scène le « théâtre privé » de deux patients qui nous plongent, entres rires et larmes, dans les conflits et les intrigues de leur vie quotidienne. Vous saisirez leur évolution, leurs défis et leurs soucis, leurs hardiesses et leurs faiblesses, leurs déboires et leurs victoires. Vous accéderez enfin aux éléments cliniques et théoriques nécessaires pour comprendre l'enjeu des scènes improvisées et peut-être entreprendre une formation.

(250 p., 26 euros)

ISBN : 978-2-343-15828-0, EAN EBOOK : 9782140100543

www.ingramcontent.com/pod-product-compliance
Lightning Source LLC
LaVergne TN
LVHW011254061026
849535LV00005B/1260
9782343171364

Structures éditoriales du groupe L'Harmattan

L'Harmattan Italie
Via degli Artisti, 15
10124 Torino
harmattan.italia@gmail.com

L'Harmattan Hongrie
Kossuth l. u. 14-16.
1053 Budapest
harmattan@harmattan.hu

L'Harmattan Sénégal
10 VDN en face Mermoz
BP 45034 Dakar-Fann
senharmattan@gmail.com

L'Harmattan Cameroun
TSINGA/FECAFOOT
BP 11486 Yaoundé
inkoukam@gmail.com

L'Harmattan Burkina Faso
Achille Somé – tengnule@hotmail.fr

L'Harmattan Guinée
Almamya, rue KA 028 OKB Agency
BP 3470 Conakry
harmattanguinee@yahoo.fr

L'Harmattan RDC
185, avenue Nyangwe
Commune de Lingwala – Kinshasa
matangilamusadila@yahoo.fr

L'Harmattan Congo
67, boulevard Denis-Sassou-N'Guesso
BP 2874 Brazzaville
harmattan.congo@yahoo.fr

L'Harmattan Mali
Sirakoro-Meguetana V31
Bamako
syllaka@yahoo.fr

L'Harmattan Togo
Djidjole – Lomé
Maison Amela
face EPP BATOME
ddamela@aol.com

L'Harmattan Côte d'Ivoire
Résidence Karl – Cité des Arts
Abidjan-Cocody
03 BP 1588 Abidjan
espace_harmattan.ci@hotmail.fr

L'Harmattan Algérie
22, rue Moulay-Mohamed
31000 Oran
info2@harmattan-algerie.com

L'Harmattan Maroc
5, rue Ferrane-Kouicha, Talaâ-Elkbira
Chrableyine, Fès-Médine
30000 Fès
harmattan.maroc@gmail.com

Nos librairies en France

Librairie internationale
16, rue des Écoles – 75005 Paris
librairie.internationale@harmattan.fr
01 40 46 79 11
www.librairieharmattan.com

Librairie l'Espace Harmattan
21 bis, rue des Écoles – 75005 Paris
librairie.espace@harmattan.fr
01 43 29 49 42

Lib. sciences humaines & histoire
21, rue des Écoles – 75005 Paris
librairie.sh@harmattan.fr
01 46 34 13 71
www.librairieharmattansh.com

Lib. Méditerranée & Moyen-Orient
7, rue des Carmes – 75005 Paris
librairie.mediterranee@harmattan.fr
01 43 29 71 15

Librairie Le Lucernaire
53, rue Notre-Dame-des-Champs – 75006 Paris
librairie@lucernaire.fr
01 42 22 67 13